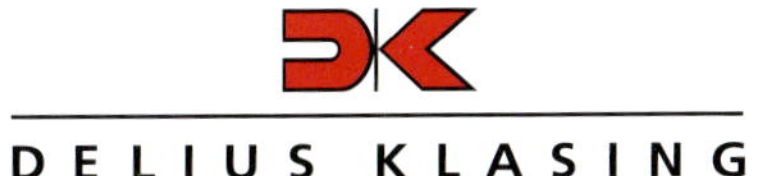

NIK LINDER • PHIL SIMHA

# APNOE & MEDITATION

## MIT RELAQUA ENTSPANNT ZUM ERFOLG – IM WASSER UND IM ALLTAG

DELIUS KLASING VERLAG

# INHALT

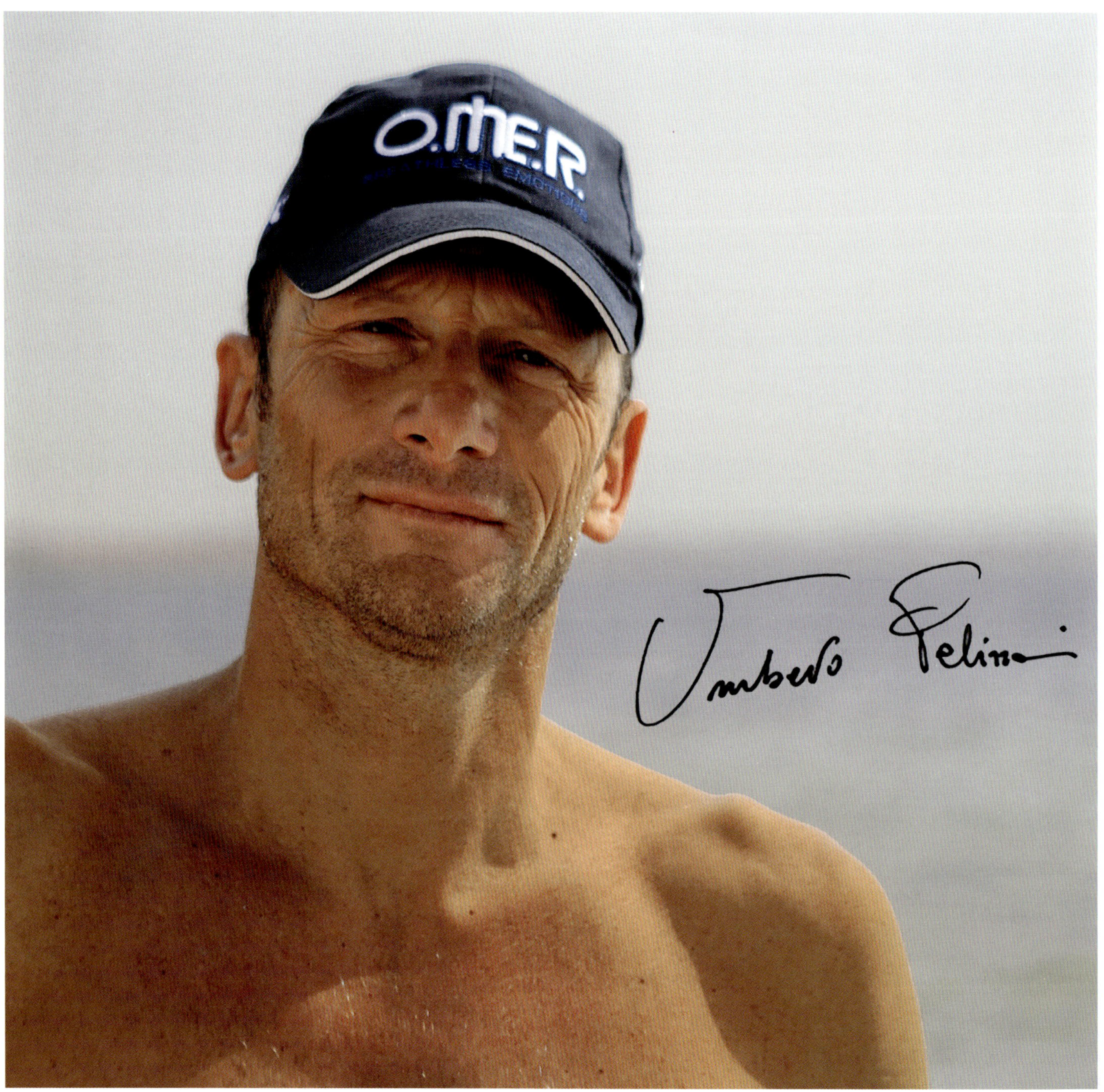
O.ME.R.

# VORWORT

## VON UMBERTO PELIZZARI

In den Anfangszeiten wurde das Freitauchen vor allem als Kampf zwischen Mensch und Wasser wahrgenommen. Die Muskeln angespannt, aufgeblasen bis zum Platzen, brachen Bucher und Maiorca als Erste mit dem, was die Wissenschaft bis dahin als gegeben betrachtete. Dann kam Jacques Mayol und mit ihm die Transformation des physischen Apnoetauchens hin zu einer Disziplin höchster Entspannung. Diese bildete auch für mich die Basis, den menschlichen Körper immer weiter zu bringen; ganz im Sinne dieser frühen Helden.

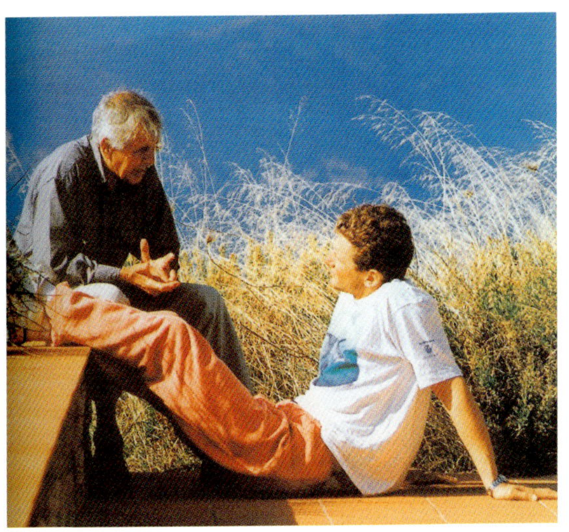

Jacques Mayol, einem meiner wichtigsten Mentoren, ist es zu verdanken, dass Atemtechniken aus der Pranayama-Wissenschaft und Körperübungen aus dem Yoga in den Apnoesport übernommen wurden. Dadurch entstand eine Schönheit und ein Fließen, welche eine Art Symbiose zwischen Mensch und Wasser ermöglichten, dem Element, das mich seit jeher bei meinen eigenen Erkundungen geführt hat, hinab in neue Tiefen, hin zu meinem innersten Wesen.

In der modernen Gesellschaft wird das Bedürfnis nach einem Zustand wahrer Entspannung immer augenfälliger. Einige beschweren sich, »nicht mehr atmen zu können«, andere glauben »zu ersticken«. Immer mehr Menschen sind von Schmerzen und chronischen Krankheiten betroffen. Die Lösung zur Bekämpfung dieser Krankheiten führt allzu häufig über den pharmazeutischen Weg, der zwar vorübergehend Linderung ermöglicht, aber nicht immer langfristig zu heilen vermag. Vor diesem Hintergrund wächst ein neues Bewusstsein, das Menschen nach Alternativen für mehr Wohlbefinden suchen lässt. Das Freizeit-Apnoetauchen hat sich in den letzten Jahren zu einem solchen gesunden Weg entwickelt, der es erlaubt, sich dem Atmen und der Entspannung zu öffnen. Denn ohne die richtige Atmung, ohne die totale Entspannung, gibt es Apnoetauchen nicht.

In diesem Buch sind einfache Techniken beschrieben, die eine gesunde und positive Lebensweise unterstützen. Sie sind nicht neu, aber die durch langjährige Praxis und Training gewonnene Erfahrung der Autoren, die sie auch in Coachings weitergeben, hat einen klaren und reich illustrierten Ratgeber entstehen lassen, der die bevorzugten Methoden der größten Freitaucher aufzeigt.

Die einfache Tatsache, dass Sie dieses Buch in Ihren Händen halten, bestätigt, dass Sie auf der Suche sind. Ob Ihre Suche diejenige ist, im Apnoesport weiter zu kommen oder die Suche nach einem neuen Entspannungszustand – die Texte und Bilder im vorliegenden Werk werden Sie berühren. Und jedes Mal, wenn Ihr Blick auf das Buch fällt, sei es auf dem Sofa oder auf der Bettkante, wird es Sie daran erinnern, dass das Wohlbefinden in Ihren eigenen Händen und nirgendwo sonst liegt – das ergänzende Üben oder Austauschen mit einem Meister kann dabei nicht schaden.

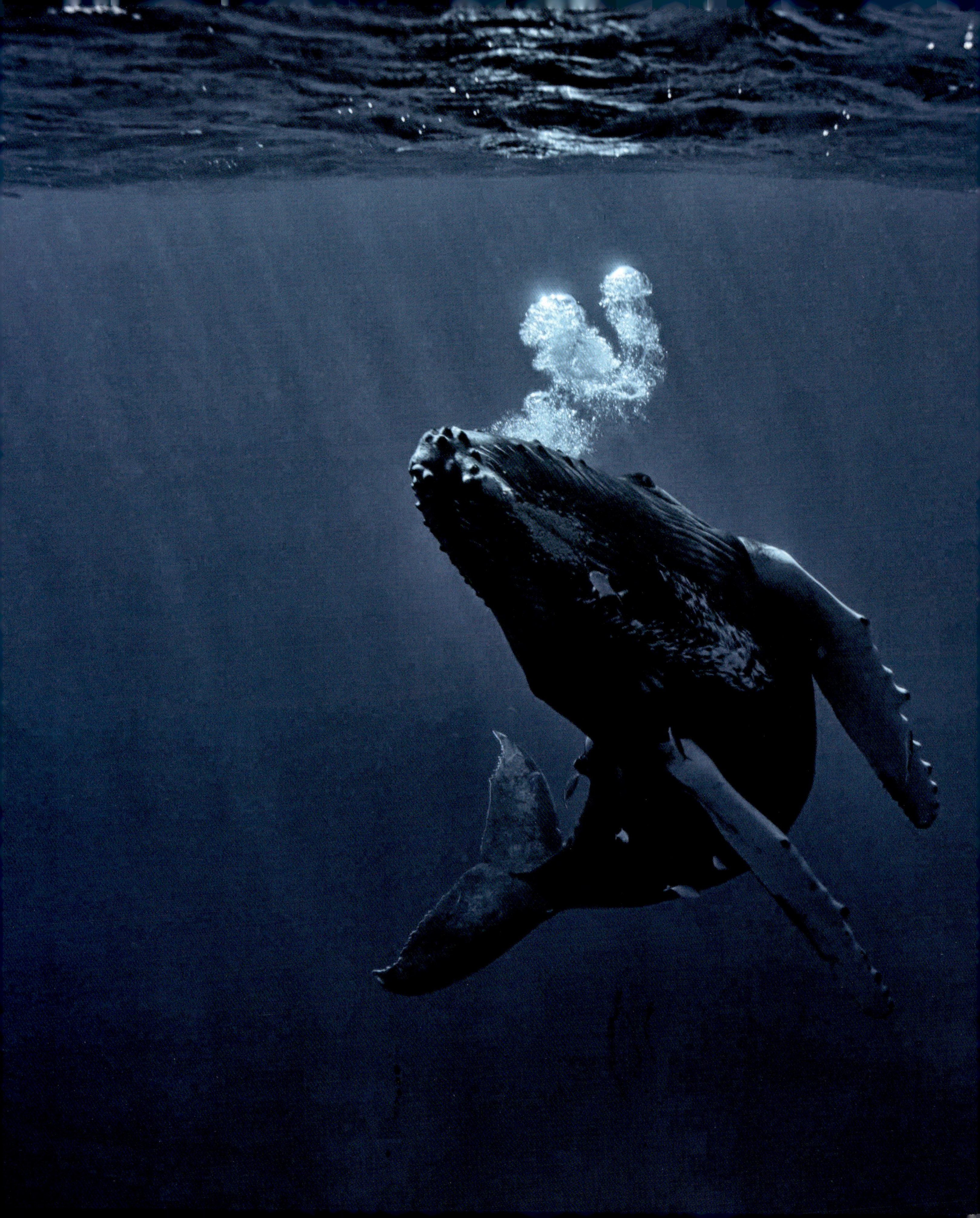

## DER TAUCHREFLEX

*Hat man das Gesicht im Wasser und hält den Atem an, verringert sich der Puls. Gehirn und Lunge werden verbessert mit Blut versorgt. Während die Blutzufuhr zu den Extremitäten verringert wird, entlässt die Milz vermehrt rote Blutkörperchen. Man erfährt also eine Luxusdurchblutung bei niedrigem Puls. Ein Zustand von Aufmerksamkeit und Entspannung, ähnlich dem Yoga Nidra, ist die Folge.*

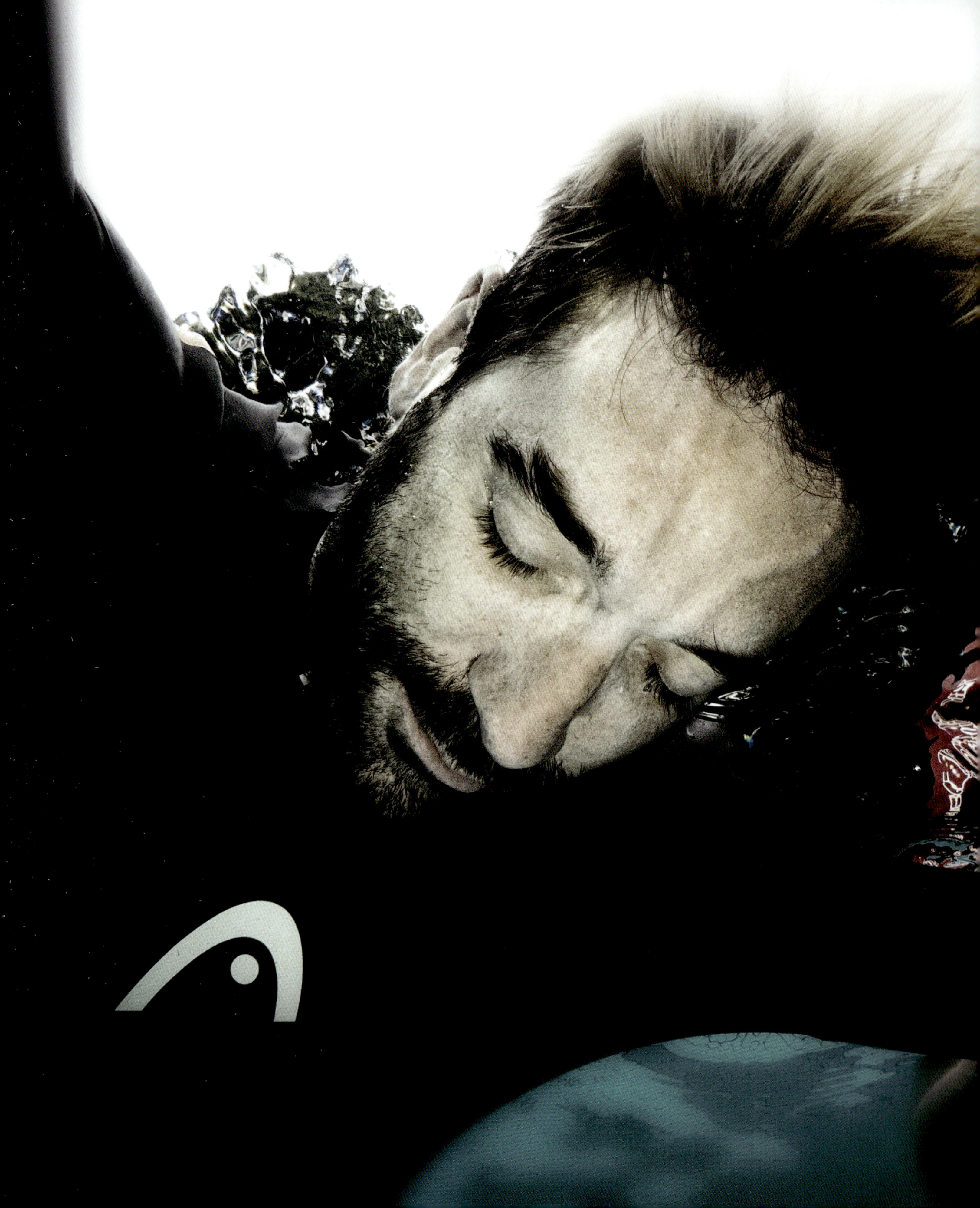

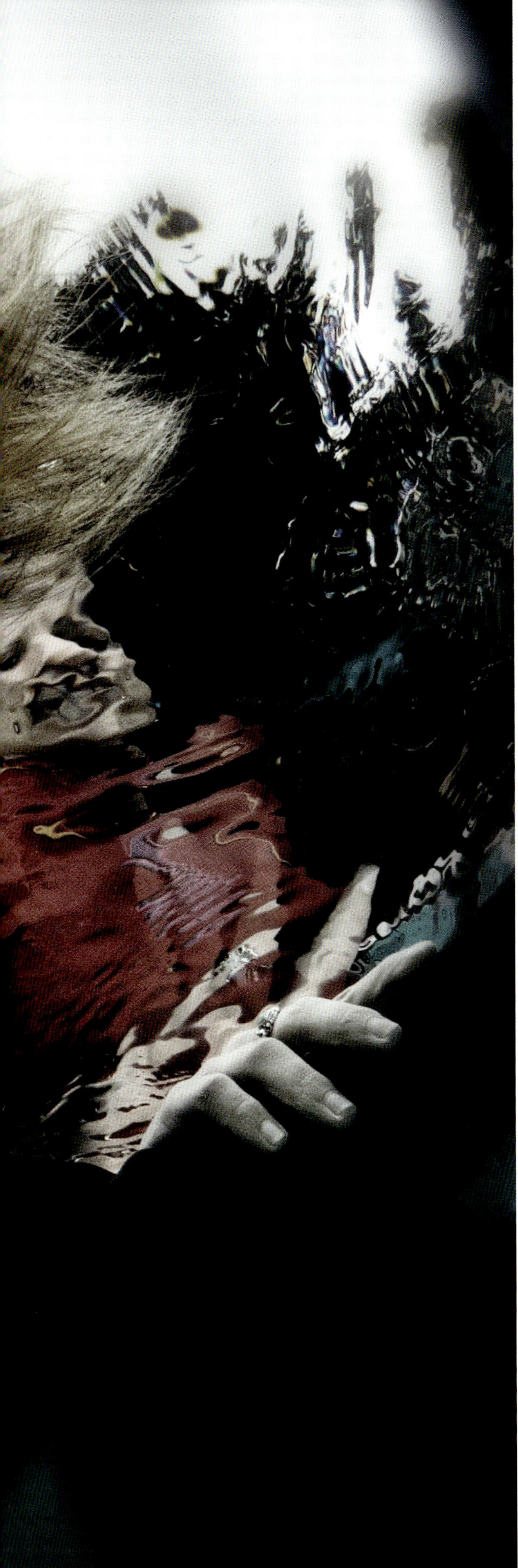

# I. WAS IST RELAQUA UND WOHER KOMMT ES?

Bereits vor fünf Jahren habe ich darüber nachgedacht, warum wir beim Apnoetauchen die Entspannung nur als Mittel nehmen, um Leistung zu bringen. Ich kenne keinen anderen Sport, in dem Entspannung und körperliche, sportliche Leistung so eng zusammengehören.

Beim Freediving bin ich zur Entspannung verdammt. Kann ich nicht entspannen, dann kann ich auch keine Leistung bringen. Ich kann nicht mit einem hohen Puls abtauchen, denn dann verbraucht mein Körper zu viel Sauerstoff. Eine toller sportlicher Erfolg im Apnoetauchen ist nur möglich, wenn ich meinen Organismus so weit heruntergefahren habe, dass ich einen sehr niedrigen Puls habe.

Im Relaqua nutzt man die *Atmung als Tool*, seinen Puls zu senken und eine tiefere Entspannung zu erfahren.

### *BRADYKARDIE*

*Bradykardie bezeichnet ungewöhnlich niedrige Herzfrequenzen. Mediziner sprechen da von unter 60 Schlägen. Das deutet im Allgemeinen auf eine Erkrankung des Herzens hin. Ausdauersportler, Yogis und vor allem Apnoetaucher erreichen aufgrund des Tauchreflexes und der bewussten Atmung deutlich niedrigere Herzfrequenzen.*

# ATMUNG UND NICHTATMUNG

Ist man an Land, dann helfen Atemtechniken nicht nur zum Entspannen. Man kennt diese Übungen vor allem aus dem Pranayama, dem Atemteil des Yogas, um die Lunge zu reinigen, sich zu vitalisieren, seine Konzentrationsfähigkeit zu erhöhen und vieles mehr. Hauptsächlich aber helfen diese Atemübungen, ein Bewusstsein für die Atmung zu entwickeln. Dadurch ist man aufmerksamer darin, Stress zu erkennen und ihn wegzuatmen.

Im Wasser kommt vor allem der Teil der Nichtatmung zum Zug und in dieser Phase, in der man noch nicht mal durch die Atmung abgelenkt wird, öffnet man ein Fenster nach innen. Man erfährt eine tiefe Art der Meditation.

Dabei helfen Entspannungstechniken aus dem Yoga, dem autogenen Training, der Meditation, dem mentalen Training und natürlich Übungen aus dem Pranayama, dem Atemteil des Yoga. Vor allem aber nutzt man einen seit jeher in sich schlummernden, körpereigenen Reflex – den Tauchreflex. Er ist ein ganz wichtiger Mechanismus des Körpers, der dafür sorgt, dass man lange und unbeschadet unter Wasser bleiben kann. Die erfolgreichen Apnoetaucher nutzen den Tauchreflex meisterhaft.

Die Yogis sprechen im Pranayama von der Kunst des Atmens und des *Atmen-sein-lassens*. Es geht also nicht darum den Atem anzuhalten, sondern *»eine Pause von der Atmung zu nehmen«*. Teile des Apnoetrainings sind Entspannungstraining und Atemübungen. Das regelmäßige Training schafft entspanntere Menschen, die ihre Atmung bewusster einsetzen, Stress schneller erkennen und Übungen haben, mit diesem umzugehen.

Apnoetaucher nutzen diese Techniken, um bessere Leistung zu bringen. Relaqua nutzt diese und andere Techniken, *um entspannen und Stress vermeiden zu können.*

## प्राणायाम – *PRANAYAMA*

*»Prana« ist eine Bezeichnung für die Lebensenergie (vergleiche auch Qi); »Ayama« kann mit »kontrollieren« oder auch mit »erweitern« übersetzt werden. Der Begriff »Pranayama« bezeichnet also die bewusste Regulierung und Vertiefung der Atmung durch Achtsamkeit und beständiges Üben.*

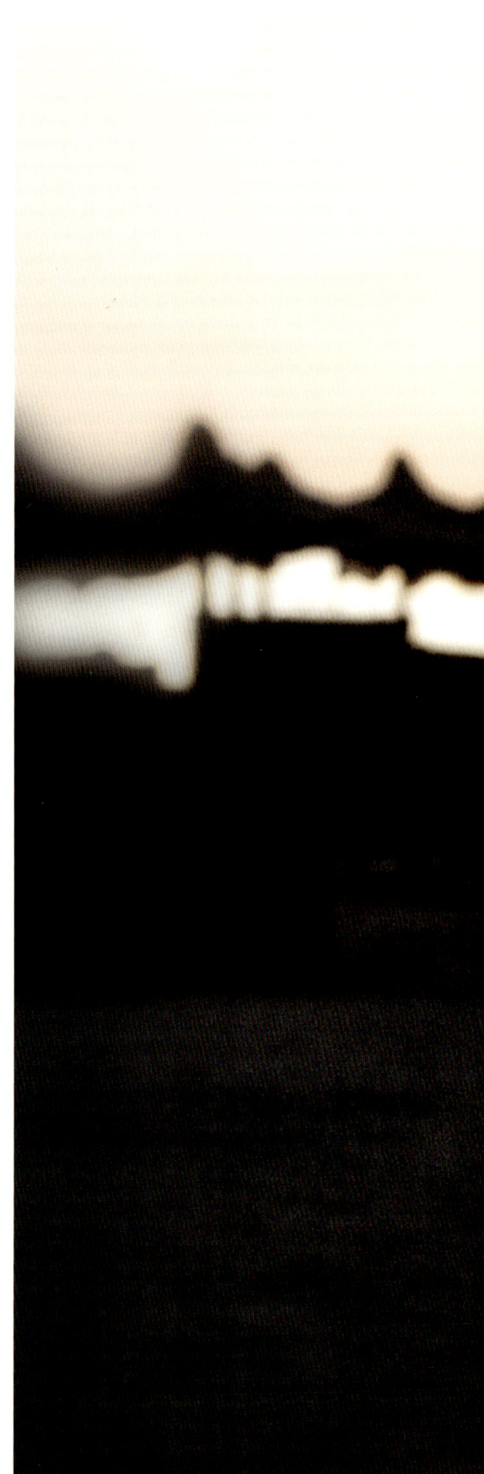

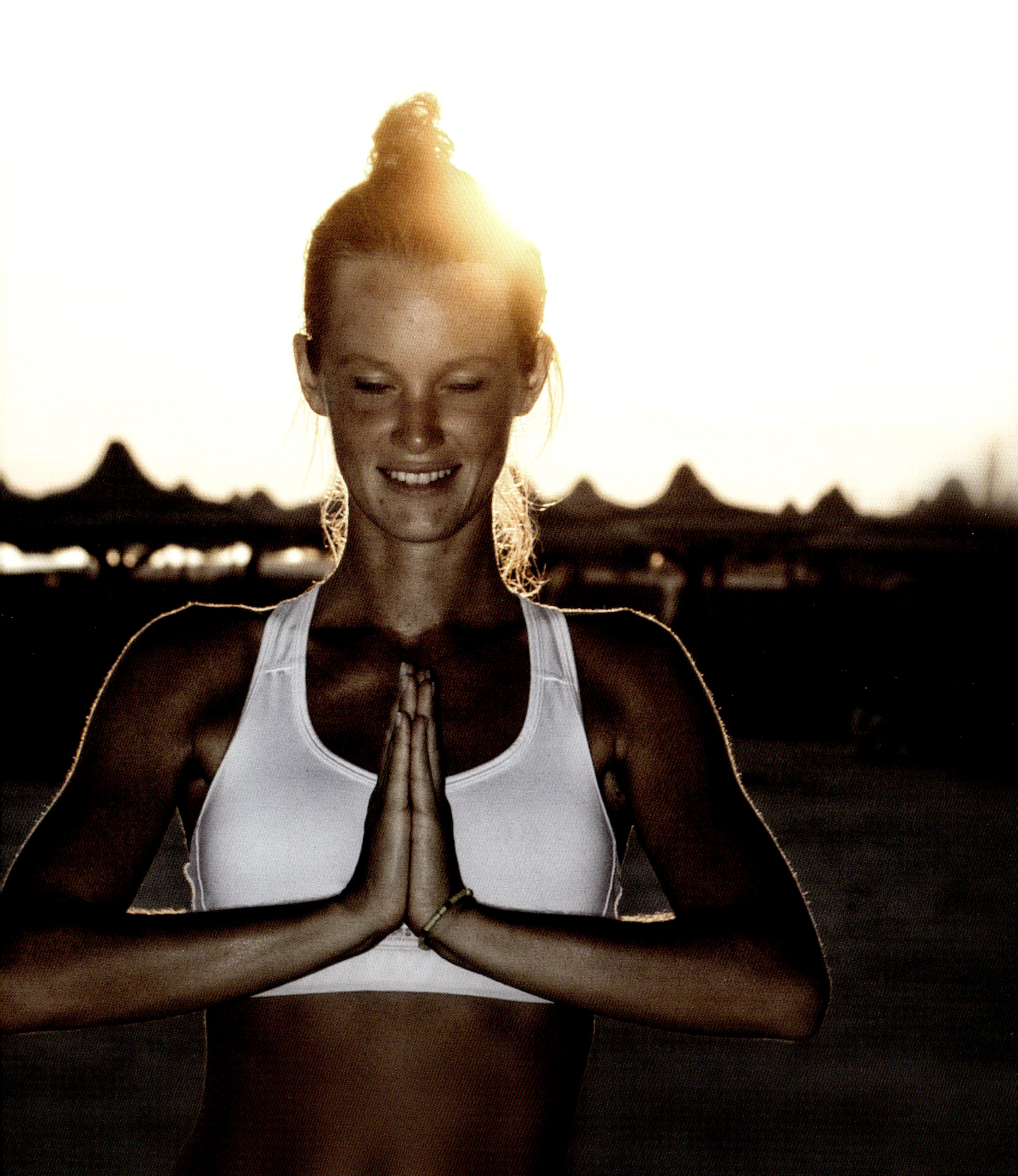

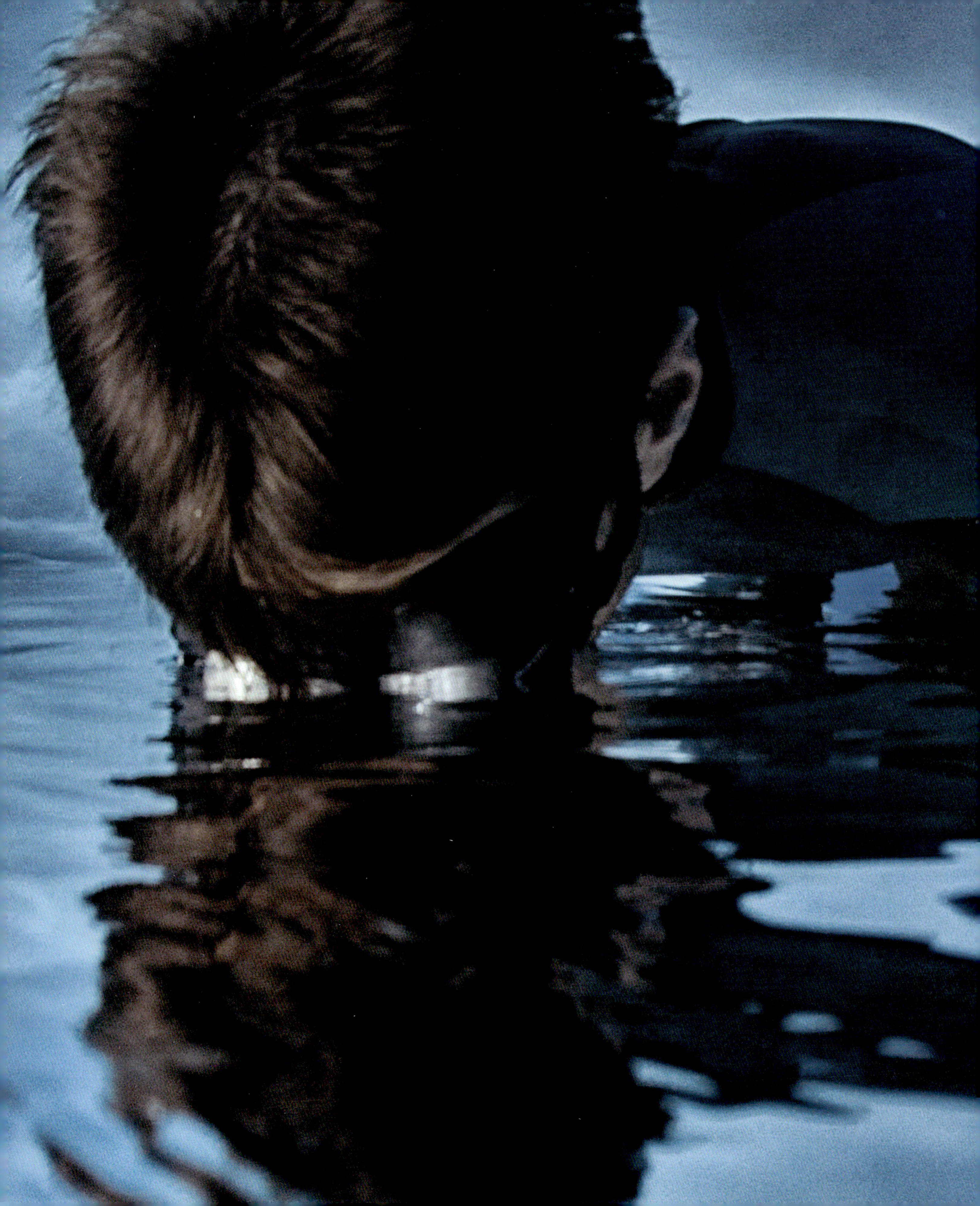

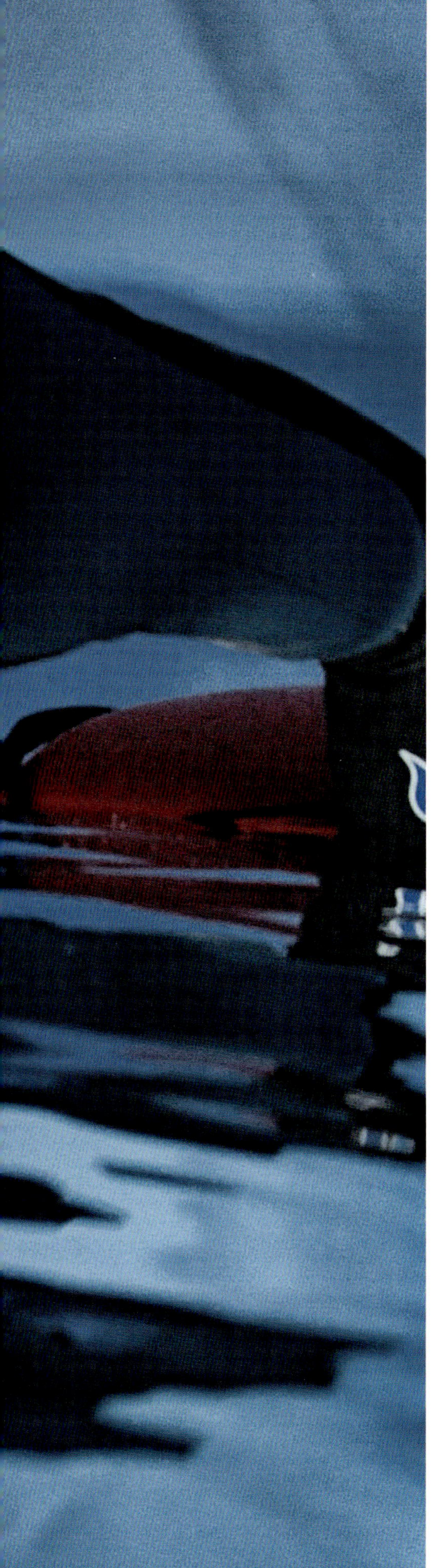

# APNOETAUCHEN UND TAUCHREFLEX

Eine Schülerin sagte einmal zu mir: *»Ich weiß echt nicht, was daran toll sein soll, die Luft anzuhalten«*. Das war natürlich, bevor sie die Apnoe-Erfahrung im Wasser machte.

Während meiner vielen Kurse habe ich immer wieder Teilnehmer danach gefragt, an was sie beim Apnoetauchen gedacht haben. Gerade beim Zeittauchen, wenn man bewegungslos im Wasser liegt, hat man überhaupt nichts zu tun, keine Möglichkeit sich abzulenken. Die häufigste Antwort war dabei: *»Sobald ich mit dem Kopf unter Wasser bin, ist alles weg, alles was mich beschäftigt und bedrückt, ist weg«*.

Hier eine kurze Beschreibung, wie sich das Zeittauchen anfühlt:

Es sind die *letzten Atemzüge* vor dem Abtauchen. Ich habe meine Lunge ventiliert, gestretcht und den Puls mithilfe der Entspannungsatmung auf 66 Schläge gesenkt. Mein letzter tiefer Atemzug und ich tauche mit viel frischer Luft in den Lungen ab zu einem sogenannten Maximalversuch im Zeittauchen.

Sofort mit dem *Abtauchen* entspanne ich den Nacken, gehe nach und nach durch meinen Körper. Die Achtsamkeit auf die einzelnen Körperteile ist ein Dialog, der die völlige Entspannung jeweils überprüft und gegebenenfalls herstellt. Die Augen halte ich dabei geschlossen, um einen Sinn, der sich mit der Außenwelt beschäftigt, abzuschalten. Meinen Herzschlag höre ich jetzt sehr deutlich. Mit jeder Sekunde, die ich mit dem Gesicht nach unten auf der Wasseroberfläche liege, fällt mein Puls weiter nach unten – relativ schnell ist mein Puls bei 50 Schlägen und fällt weiter.

Aus dem bewussten Dialog mit meinem Körper steige ich langsam aus. Eine gefühlte Entspannung der Augen führt mich noch tiefer in eine Art Schlaf. Ich habe den Moment der *absoluten Tiefentspannung* erreicht. Das leichte Schaukeln des Wassers gibt mir das Gefühl im Meer zu treiben, die minimale Berührung durch den Sicherungstaucher gibt mir die Sicherheit komplett loszulassen.

## कुमाक *-KUMBHAKA*

*Kumbhaka kommt interessanterweise vom Ausdruck »Kumbha«, und Kumbha heißt Gefäß, Topf. Der menschliche Körper ist wie ein Topf, ein Gefäß für Prana, Lebensenergie, auch ein Gefäß natürlich für Luft. Wenn man die Luft anhält, dann hält man das Prana im Gefäß, dann sammelt man Prana im Gefäß an, dann hält man den Atem im Gefäß, daher Kumbhaka.*

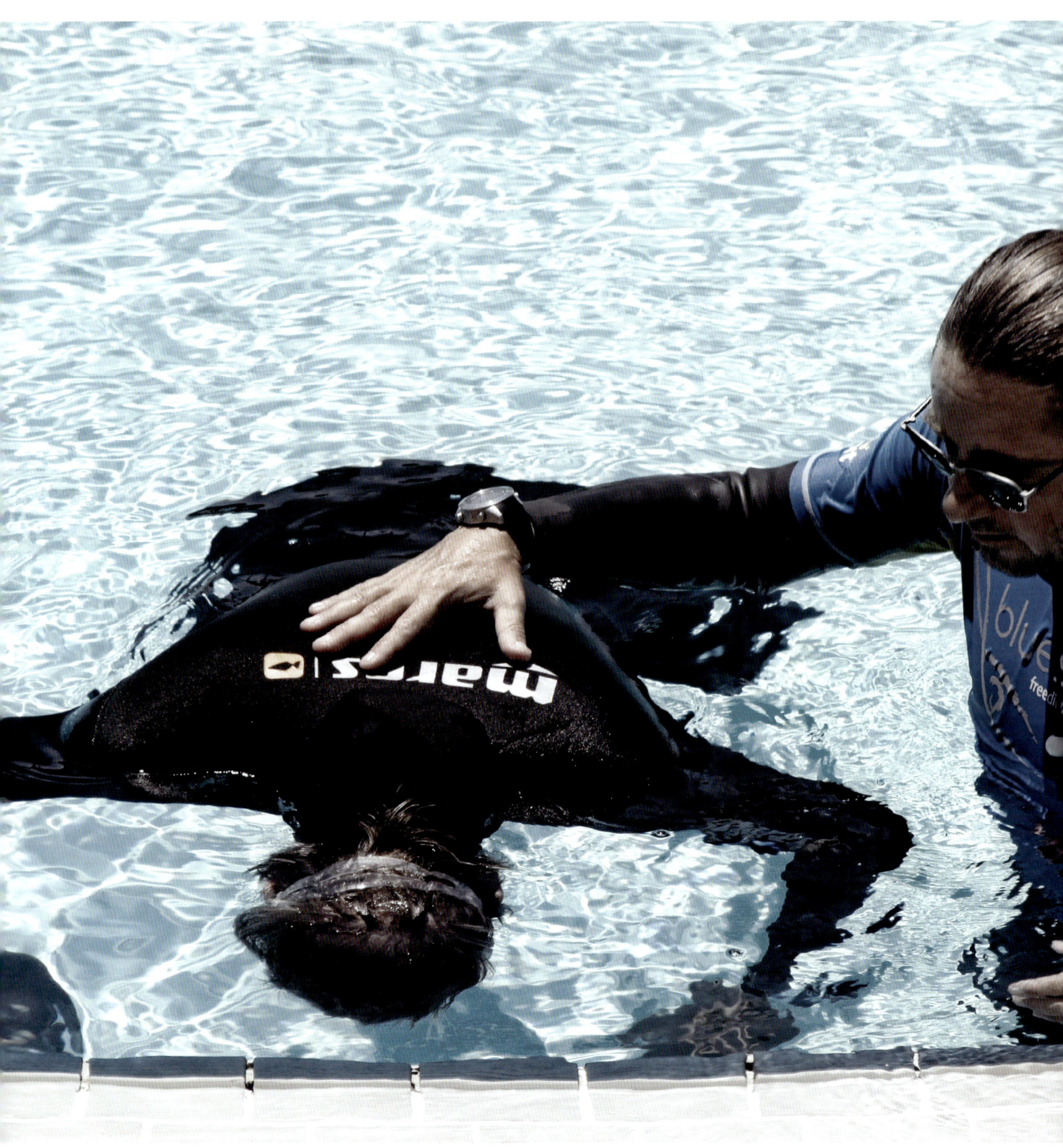
mares

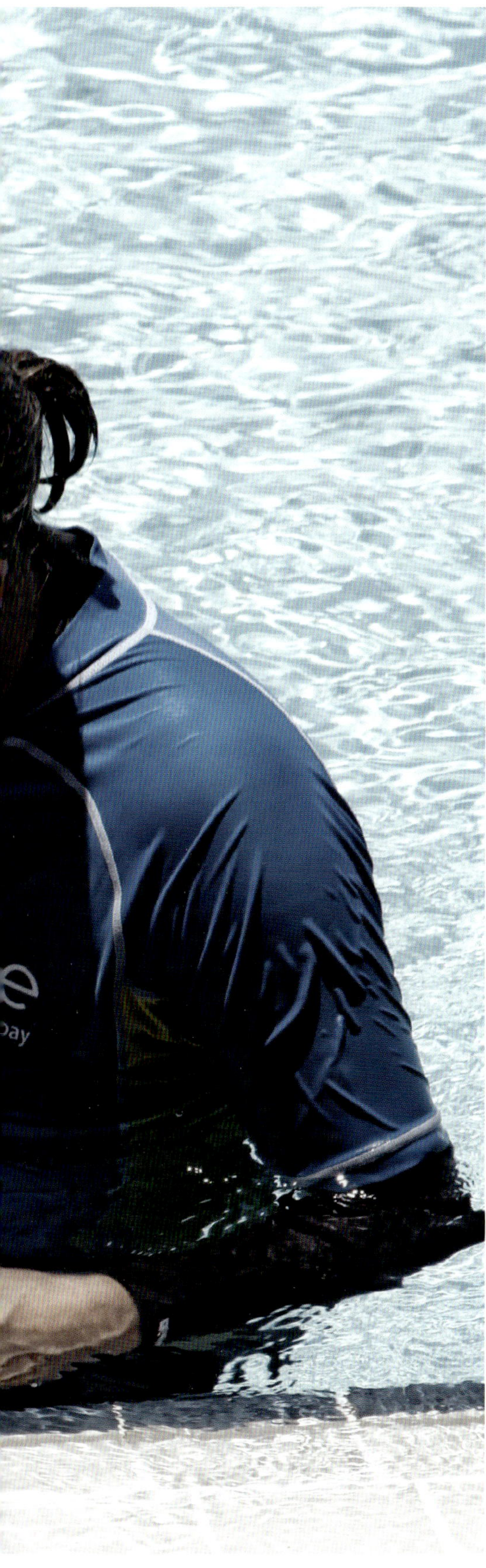

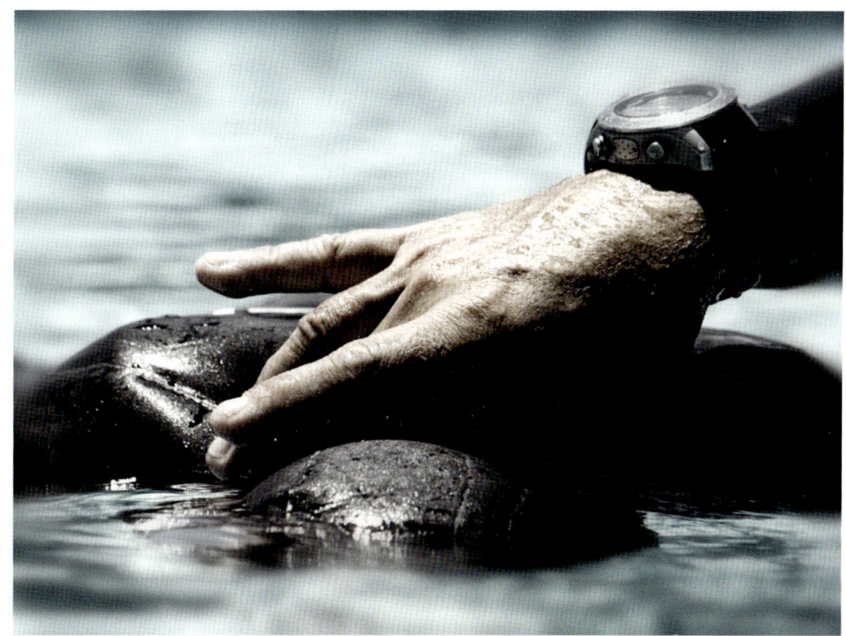

*»Wie lange kannst Du die Luft anhalten?«* Das ist eine der häufigsten Fragen von Apnoeinteressierten. *»Warum kannst Du länger als sechs Minuten die Luft anhalten? Ich schaffe nur 30 Sekunden.«* Um lange die Luft anzuhalten, muss ich meine Lunge effektiv nützen. Während bei einem normalen Atemzug nur 0,5–1 Liter Luft hin und herbewegt wird, was gemessen an der totalen Lungenkapazität wirklich wenig ist, schaffe ich durch Stretching und Atemübungen, meine Lunge optimal zu nutzen. Das ist wichtig, denn wenn ich nur einen Atemzug zur Verfügung habe, muss dieser sehr tief sein. Ein Apnoetaucher weiß einen einzelnen Atemzug wirklich zu schätzen.

### *ENTSPANNUNG*

*Apnoe setzt eine tiefe Ruhe und Entspannung voraus. Am besten kann man den Grad der Entspannung an der Nacken-Schulter-Region erkennen. Ist er Nacken entspannt, kommt auch der Rest des Körpers zur Ruhe. Hier hilft der Partner, indem er immer wieder auf die Entspannung des Nackens hinweist.*

# II. DIE VIER ELEMENTE

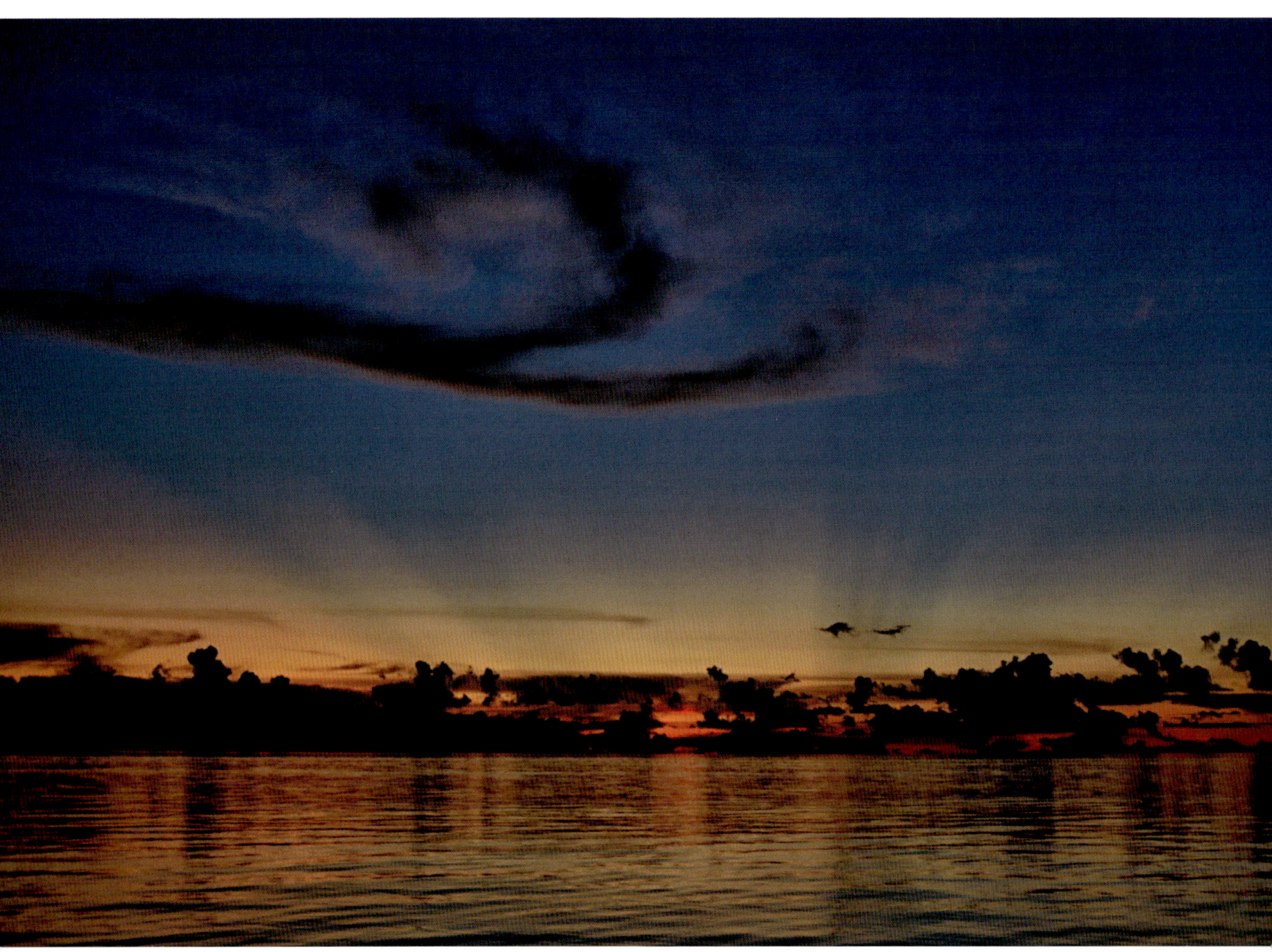

## DAS RELAQUA-PRINZIP STÜTZT SICH AUF DIE VIER FUNDAMENTALEN PFEILER **WASSER, FEUER, ERDE UND LUFT.**

Anhand dieser Elemente lässt sich das Prinzip am besten erklären.

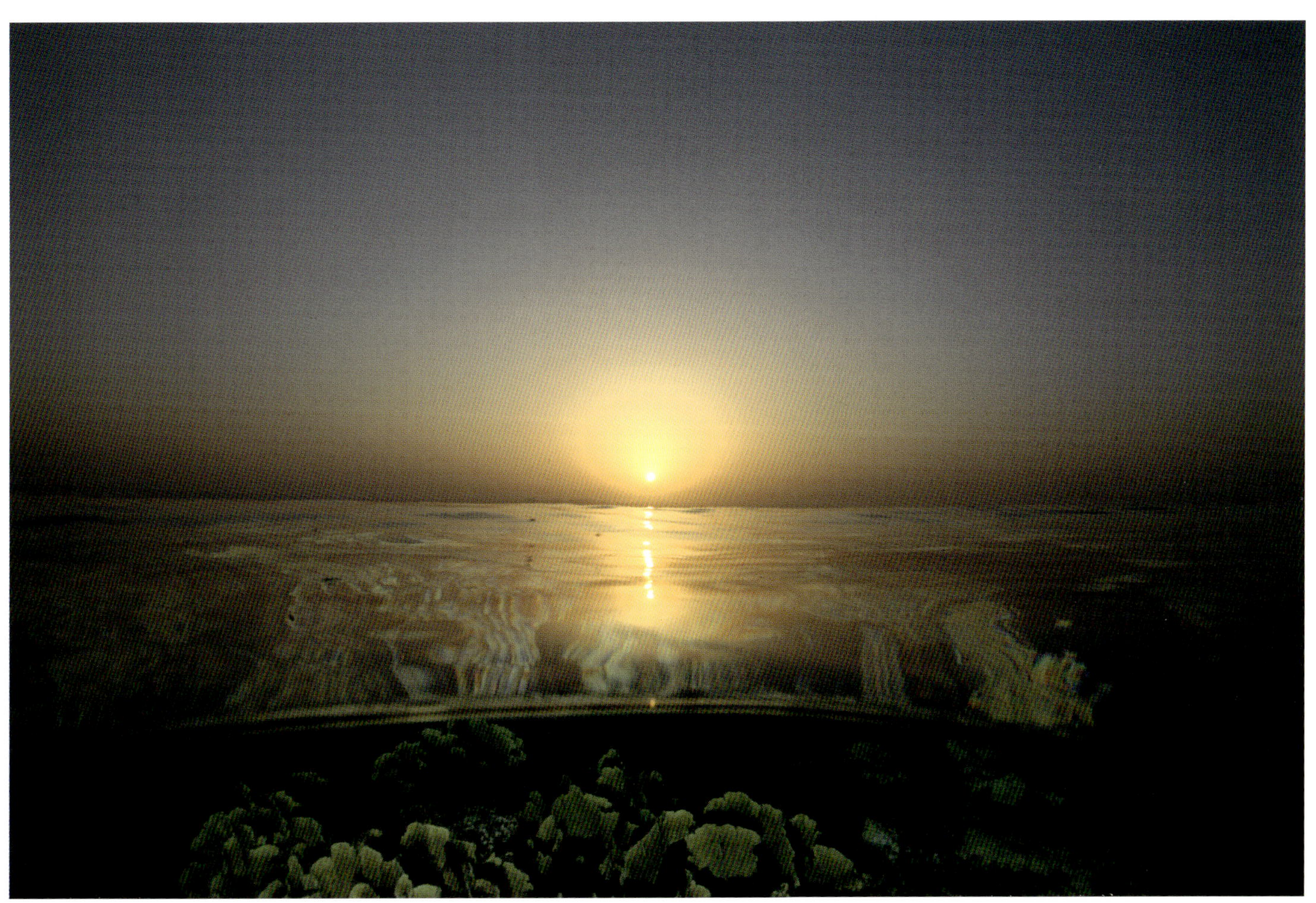

### *VIER BESTANDTEILE*

*Ganz bewusst setzen wir deshalb auch den Begriff Elemente für Luft, Erde, Wasser und Feuer entsprechend der klassischen Betrachtung der griechischen Naturphilosophen ein, die unsere Bezüge zu uns und unserer Umwelt tiefsinniger erfassen als der moderne chemische Elementbegriff.*

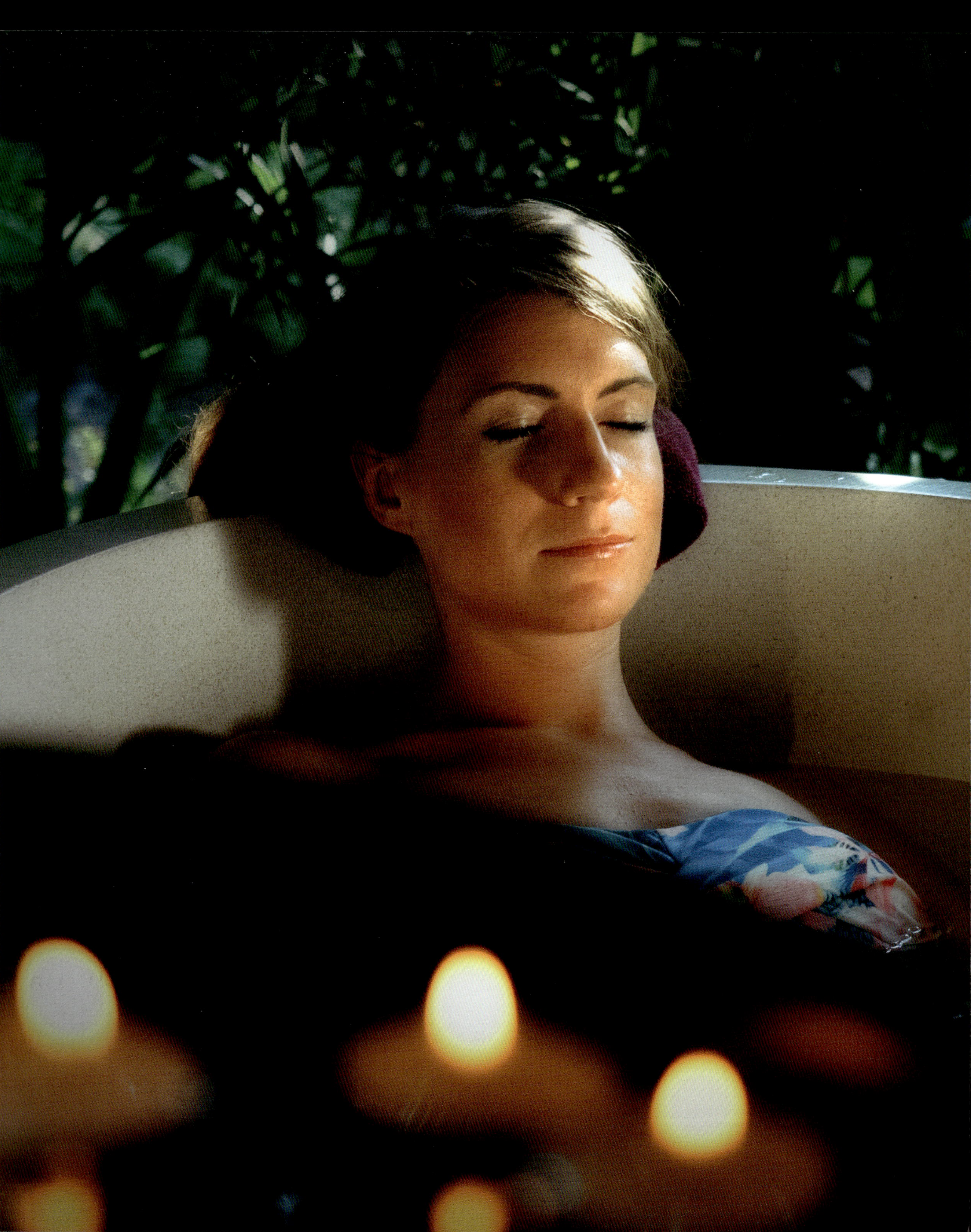

# WASSER

Wasser ist der zentrale Bestandteil der Entspannung. Es gibt zahlreiche Beispiele dafür, warum Wasser für uns Menschen so wichtig ist. Wasser ist heilig, wie beim Weihwasser. Es ist heilsam, wie in der Hydrotherapie von Kneipp, der Meerwasserbehandlung namens Thalasso, dem Einsatz von Wasser in der Ayurveda-Therapie.

Außerdem ist das Wasser in Form von Heilwasser als Heilmittel anerkannt. Als Heilwasser wird es nicht wie ein Lebensmittel behandelt, sondern unterliegt dem Arzneimittelrecht. Das heißt: da, wo Heilwasser drauf steht, muss etwas drin sein, das nachweislich heilt oder Krankheiten vorbeugt.

Die Inhaltsstoffe Calcium-, Magnesium-, Natrium-, Hydrogenkarbonat-, Fluorid-, Sulfat-Ionen und etwas Kohlensäure haben wichtige Funktionen und wirken sich positiv auf Magen Darm, Bauchspeicheldrüse, Leber und Gallenblase, Nieren und Harnwege, Mineralstoffmangel und den Stoffwechsel aus.

Für uns ist wichtig, dass wir gut hydriert sind, dadurch funktioniert der Körper besser. Man fühlt sich wohler, vitaler, hat weniger Verdauungsprobleme und kann sich besser konzentrieren und entspannen.

## आयुर्वेद – *AYURVEDA*

*Der Ayurveda – »Wissen vom Leben« – ist eine traditionelle indische Heilkunst, die bis heute viele Anwender in Indien, Nepal und Sri Lanka hat. In Asien, insbesondere in Indien, wird Ayurveda als Heilmethode auch wissenschaftlich gelehrt und von der Bevölkerung akzeptiert. Auch in unserem Bereich ist Ayurveda inzwischen anerkannt.*

# FLOATING

Ein ganz wichtiger Punkt, der mit dem Wasser in Verbindung steht, ist das Floating. Beim Floating Tank handelt es sich meistens um eine Art Ei. Darin enthalten ist Salzwasser, welches fast Körpertemperatur hat. Bei geschlossenem Deckel und bei Dunkelheit sind äußere Reize vollkommen ausgegrenzt. Man liegt dabei unbekleidet auf dem Rücken, die Ohren sind im Wasser. Diese geschaffene Umgebung lässt die Grenzen des Körpers verschwimmen. Man weiß nicht, wo der Körper aufhört und das umgebende Wasser beginnt. Durch das Salzwasser ist man schwerelos. Sobald die Reize von außen weg sind, kann der Körper mental und körperlich entspannen. Daher wird das Floaten auch als besonders wirksam im Bereich des Stressmanagements, insbesondere in der Burnout-Prävention und -Behandlung, angesehen.
Die positiven Effekte des Floating werden beim Relaqua ebenfalls aufgegriffen. Dabei wird sowohl auf dem Rücken, als auch mit dem Gesicht im Wasser praktiziert. Durch die Entspannung der Muskulatur und die Reduzierung der Sinneseindrücke kann man sich selbst, seinen Herzschlag, seine Anspannung, seine Gedanken besser wahrnehmen. Es gibt wenig Ablenkung durch das Hören, Sehen oder Riechen.

### *FLOATING*

*Die Behandlungen im Floating Tank betreffen außerdem die Orthopädie und die Sportmedizin. Durch die Entspannung aller Muskeln, der Wirbelsäule, der Gelenke und der Bandscheiben lösen sich auch hartnäckige Verspannungen. Auch Verletzungen, heilen durch die Ruhigstellung besser. Es gibt unzählige Studien, warum das Floaten uns gut tut. Viele sind im Anhang dieses Buches aufgelistet.*



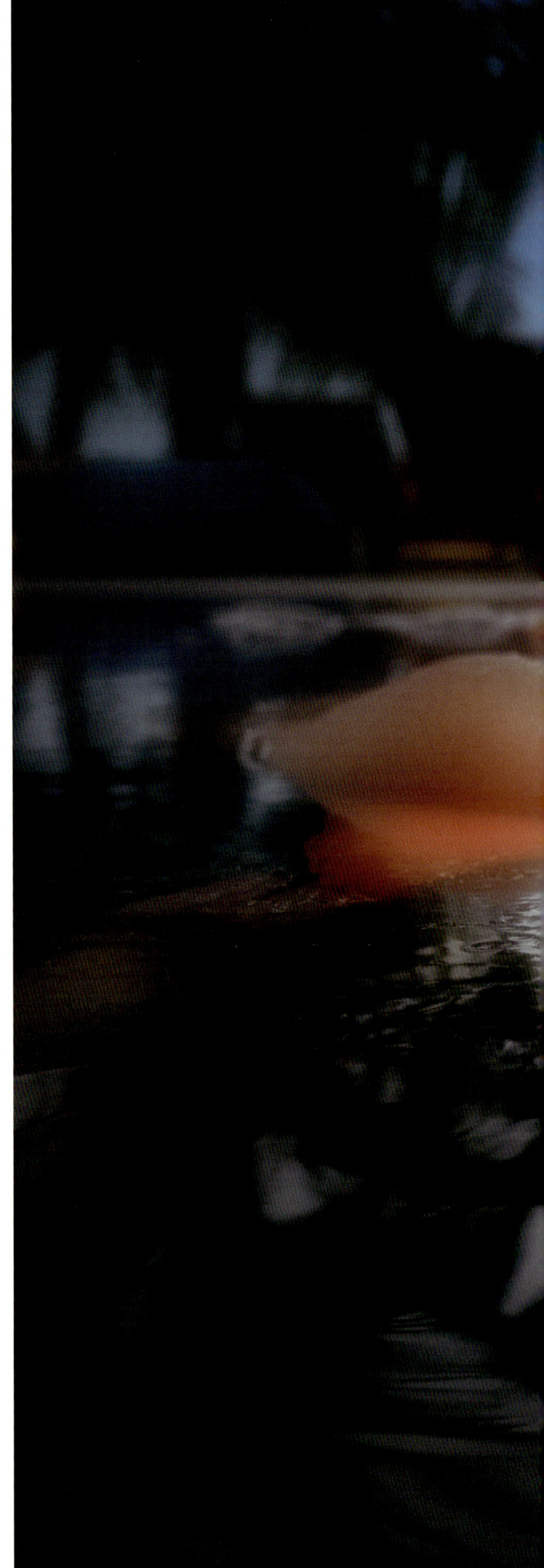

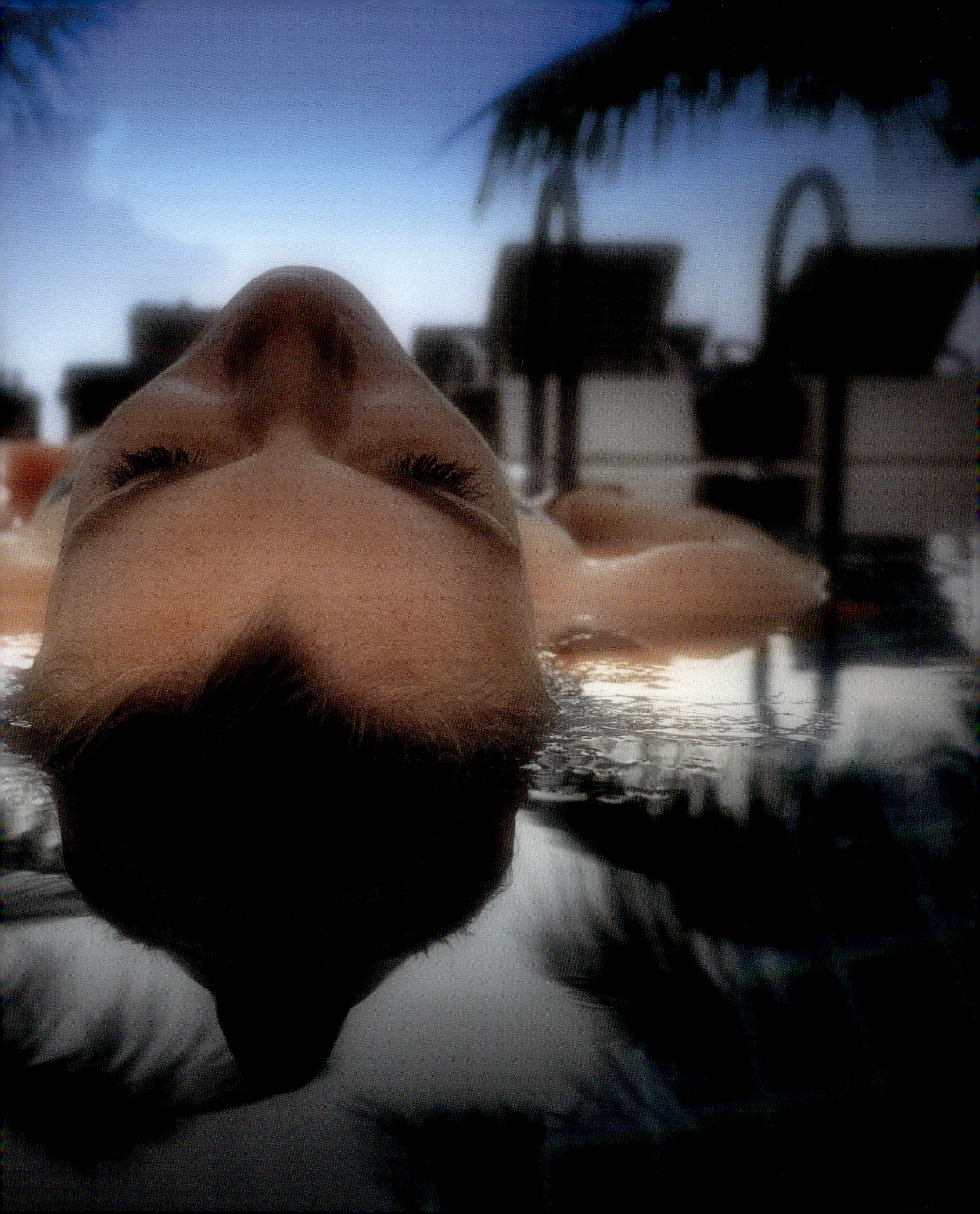

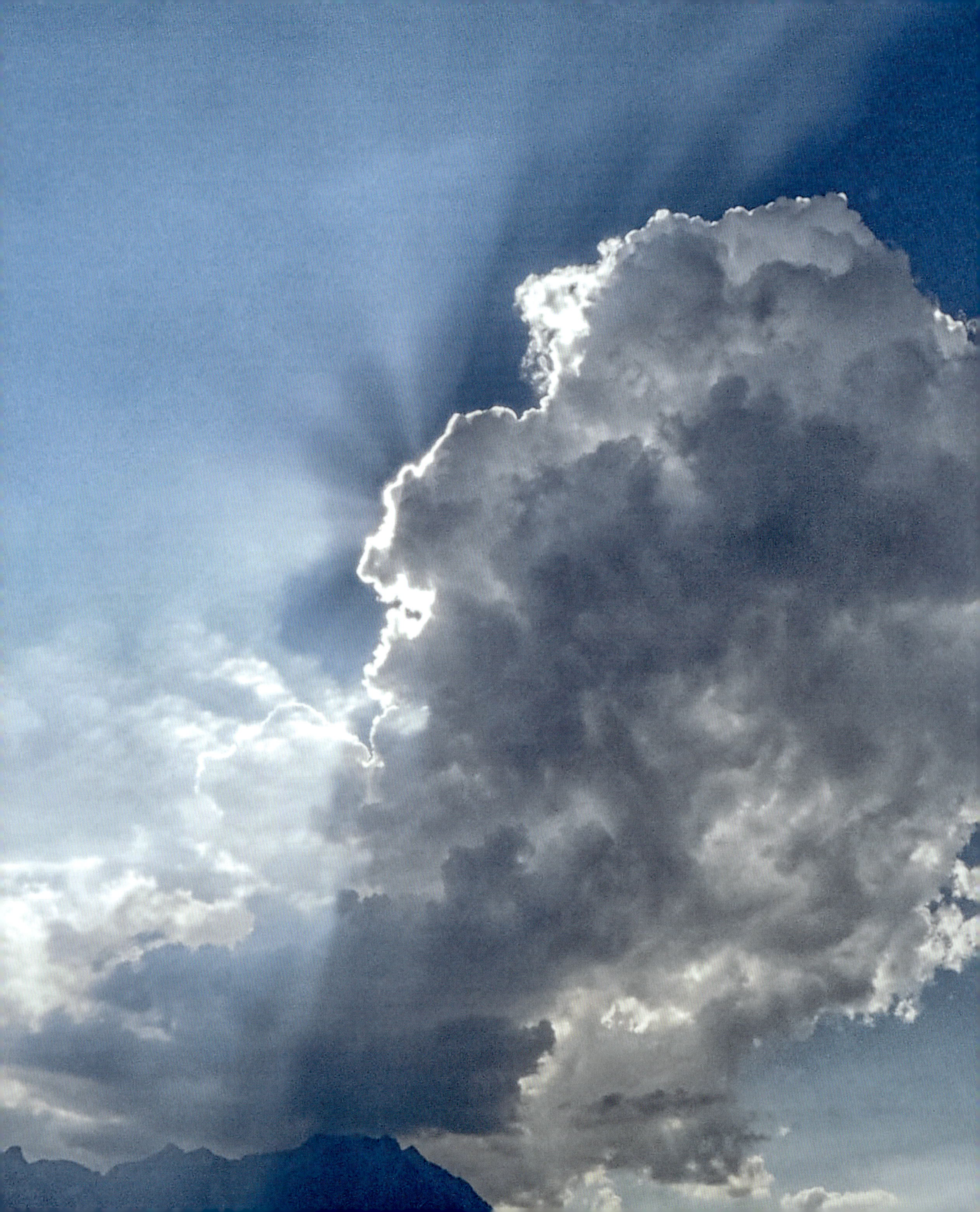

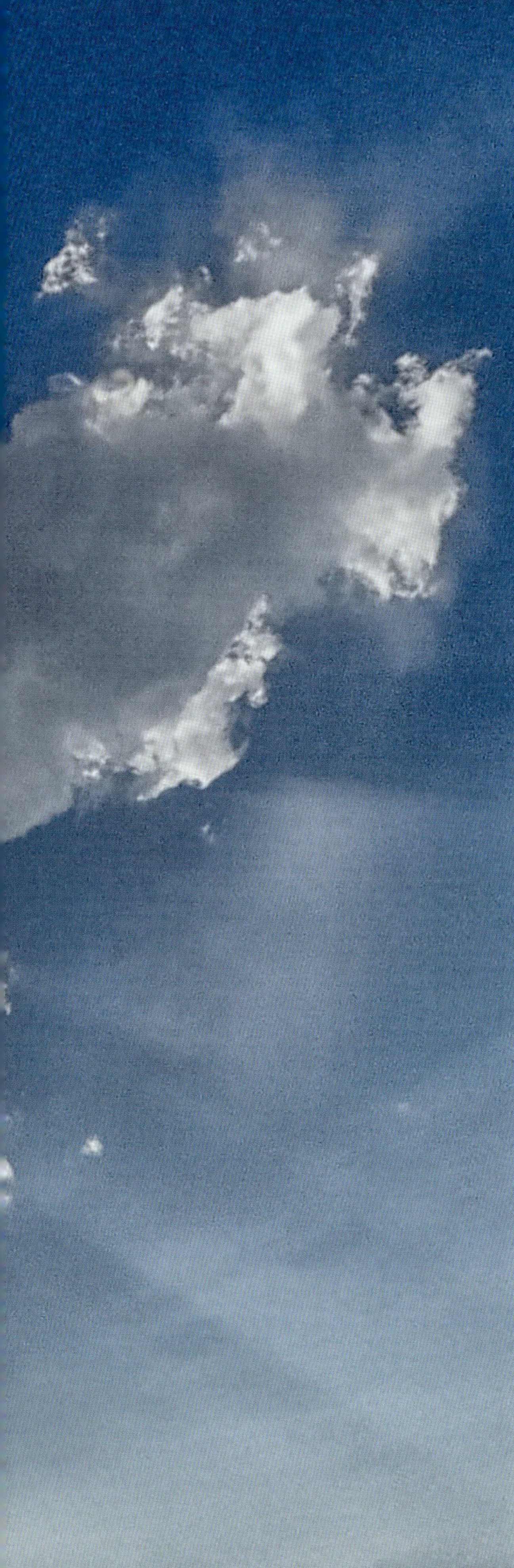

# LUFT

Die Luft, die uns umgibt, enthält 21 % Sauerstoff und 78 % Stickstoff sowie ca. 1 % Edelgase und Kohlenstoffdioxis. Das sind ziemlich trockene Fakten. Die Luft ist da und wir nutzen sie unbewusst, gesteuert durch komplexe Messsysteme, das Atemzentrum und unser Nervensystem. Das Atmen geht nebenher. Wenn wir im weiteren Verlauf des Buches nach und nach die Herrschaft über unser Haus (unseren Körper, unser Leben) wieder zurückgewinnen möchten, dann ist ein sinnvoller Ansatz, die Luft nicht mehr nur als einen Stoff zur Nahrungsverbrennung zu sehen, der nebenher konsumiert wird.

Der Mensch ist eines der wenigen Lebewesen, welches bewusst und damit aktiv in die Atmung eingreifen kann, vielleicht sogar das einzige. Wir können im Gegensatz zu unseren tierischen Mitbewohnern die Atmung gezielt einsetzen, um uns besser zu konzentrieren, uns zu entspannen und sogar, um Schmerzen zu lindern.

Man kann sich vorstellen, dass ein Apnoetaucher einen Atemzug wirklich zu schätzen weiß. Denn er kann mit diesem Atemzug tief, weit und lange tauchen. Doch ein fortgeschrittener Tauchgang ist immer auch eine Meditation, bei der es darum geht, in sich selbst hinein zu hören. Ein Apnoetaucher schaut sich (im Gegensatz zu einem Gerätetaucher) keine Dinge an, sondern schaut in sich hinein. Man muss in diesem Schritt den Atemzug bewusst wahrnehmen, um ihn zu schätzen.

## *LEBEN OHNE LUFT*

*Ohne Essen kann der Mensch mehr als 30 Tage überleben. Ohne Wasser geht es nur noch 3 bis 4 Tage. Ohne Atmung hat man im Prinzip nur noch Minuten. Doch der Weltrekord im statischen Apnoe liegt bei über 11 Minuten. Mit der Voratmung von reinem Sauerstoff sogar über 22 Minuten. Wir sind also noch weit von dem entfernt, wozu man mit der entsprechenden Vorbereitung im Stande wäre. Wissenschaftler haben Yogis beobachtet, die über 30 Minuten im Kumbhaka bleiben können. Ob die Extremapnoeisten oder die Yogis, alle kommen von der Reise unbeschädigt zurück.*

# DIE BAUCHATMUNG

Der erste Schritt zur richtigen Atmung ist die Bauchatmung.

Die Bauchatmung ist die entspannteste Art der Atmung. Wenn man tief in den Bauch atmet, schafft man eine Gratwanderung aus perfekter Sauerstoffversorgung und niedrigem Puls – also tiefe Entspannung. Während dieser ruhigen Bauchatmung, die auf dem Boden auf der Yogamatte liegend in absoluter Ruhe und bei geschlossenen Augen stattfindet, nutzt man das Gewicht (nicht mehr als 500 Gramm), um die Atmung bewusst auf den Bauch zu lenken.

Man atmet langsam gegen den Widerstand des Gewichtes ein und lässt das Ausatmen langsam geschehen, wobei das Gewicht die Bauchdecke tief nach unten sinken lässt. Das Einatmen geschieht sehr langsam und das Ausatmen erheblich langsamer.

Während der Atmung, die durch die Nase erfolgt, fühlt man die kühle Luft in seinen Körper eindringen und stellt sich vor, wie sie sich im ganzen Körper verteilt. Die warme Luft verlässt auf demselben Weg den Körper. Wenn man es schafft, sich in diesen 10 Minuten auf die Atmung zu konzentrieren und sich trotz störender Gedanken wieder zur Atmung zurückbringt – perfekt, dann hat man schon die erste Meditation, die Atemmeditation, durchgeführt. Man wird zum Genussatmer.

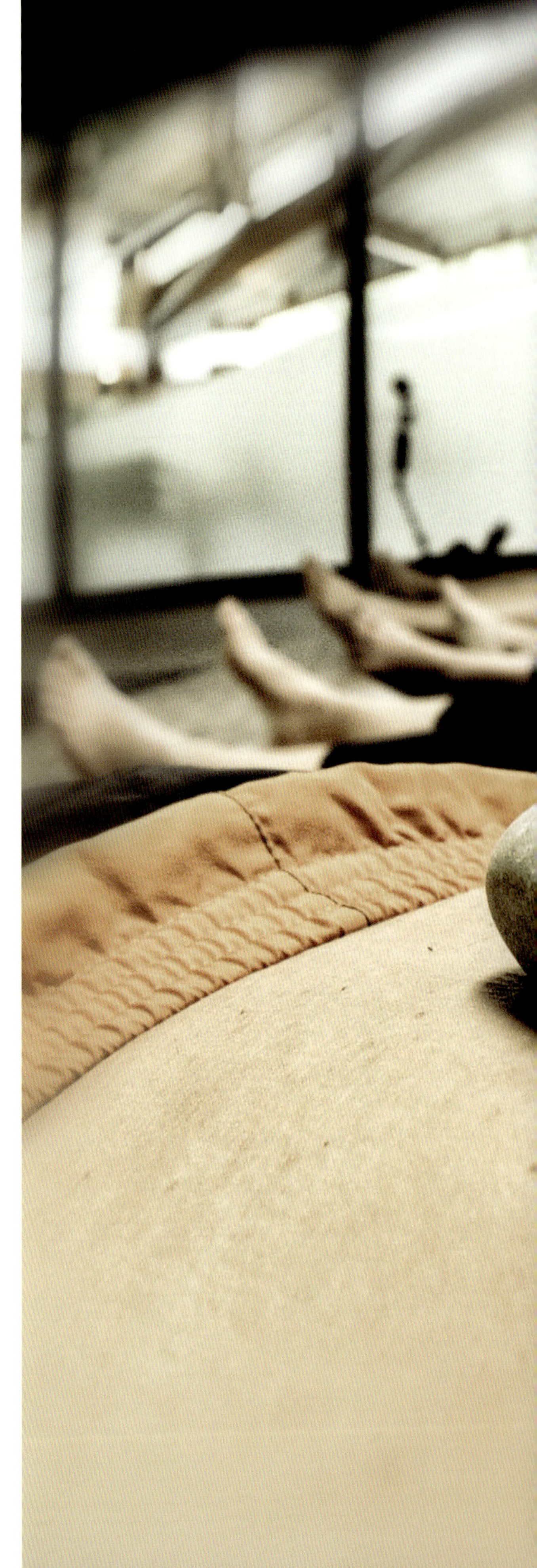

## *DER KONSTANTE HERZSCHLAG*

*In der normalen Atmung übt man mit jeder Einatmung Druck auf das Herz aus. Mit diesem Druck steigt der Puls, bevor er beim Ausatmen wieder ruhiger wird. Die Bauchatmung vermeidet, dass dieser Druck auf das Herz ausgeübt wird. Ein meditativer Zustand kann leichter erreicht werden, weil das Herz langsamer schlägt, was zu einer größeren Ruhe führt.*

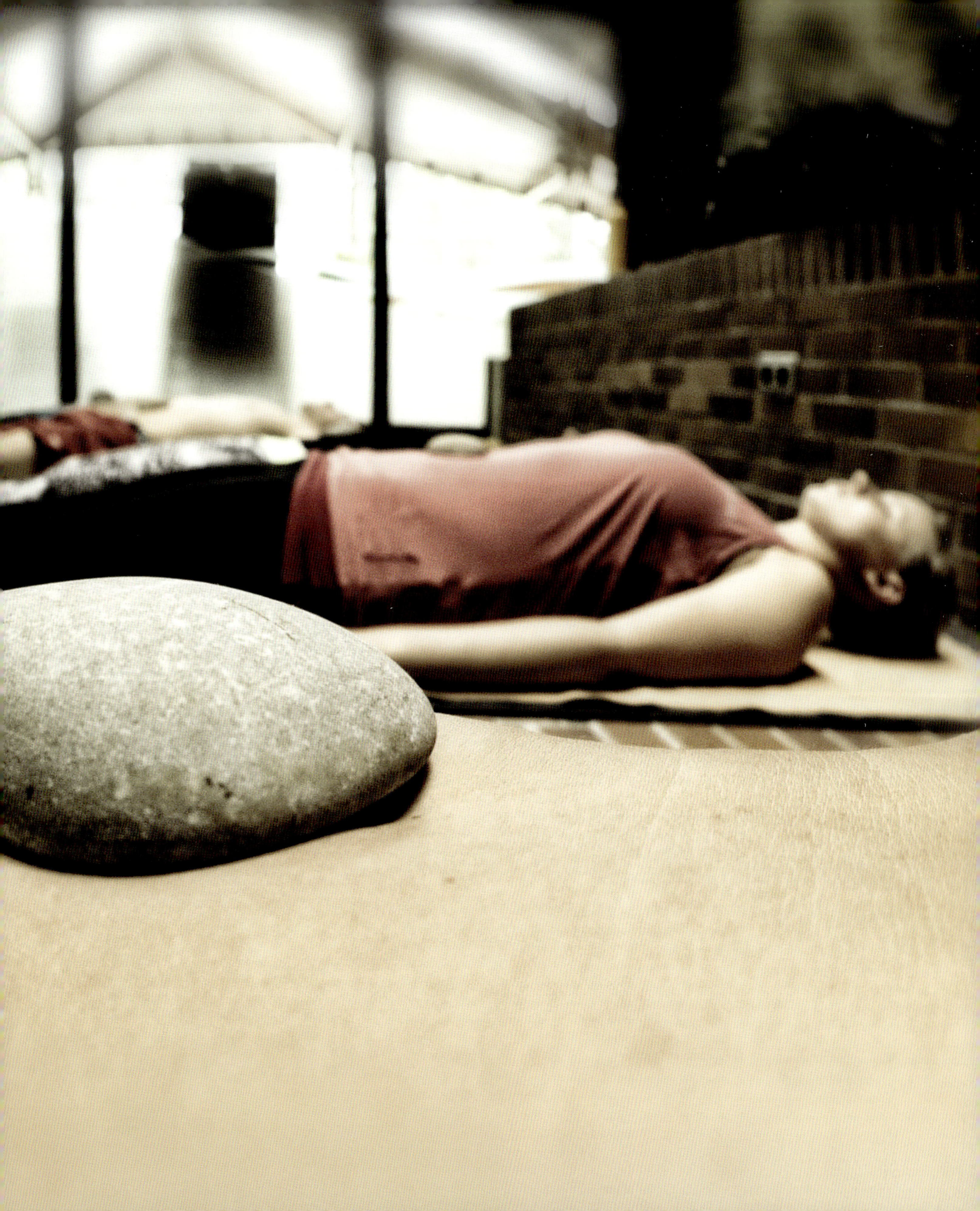

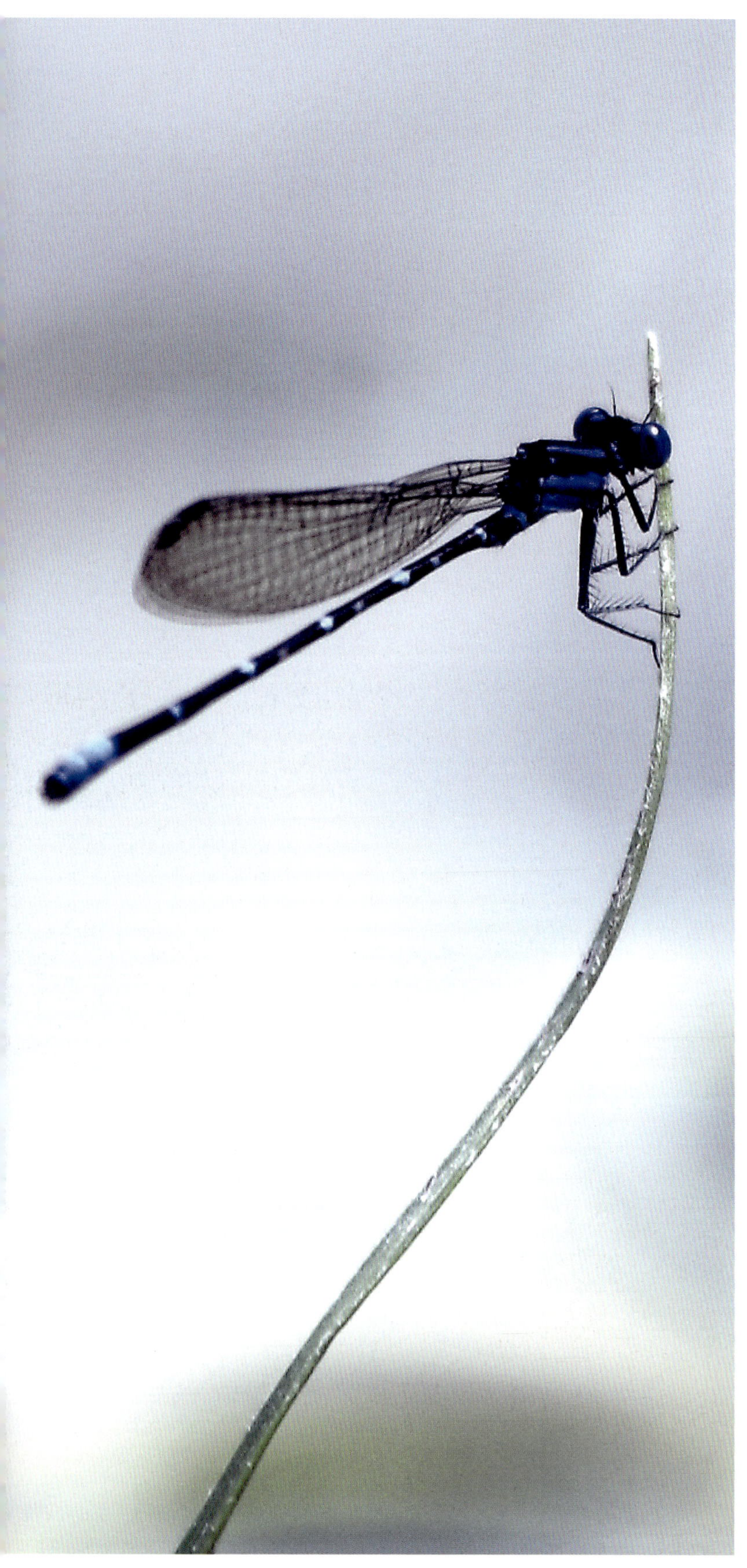

# LUFTKONSUM

Kennen Sie das? Man läuft durch eine Gärtnerei und riecht einen bestimmten Nadelbaum. Sehr schnell nimmt man den Geruch in sich auf und die verankerte Erinnerung an einen Urlaub in den Bergen. Oder der Campingplatz am Meer oder Ähnliches kommen einem wieder in den Sinn. Sämtliche Sinne, die man nutzt, hinterlassen Spuren in unserem Bewusstsein. Genauso, wie Musik, die man aus seiner Jugend kennt, einen an den einen Sommer erinnert und das Gefühl nochmal hochkommen lässt, ebenso wirken die Gerüche auf uns.

Man ordnet bestimmten Gegenden auch spezielle Gerüche zu. Geht man z. B. über einen Jahrmarkt, nimmt man den Geruch von gebrannten Mandeln und Zuckerwatte auf. Auf einem Sport- oder Golfplatz ist es vielleicht der Geruch von frisch gemähtem Gras. Geht man im Wald spazieren, atmet man die feuchte Luft ein, riecht das frisch geschlagene Holz und nimmt auch die Gerüche von Pflanzen und Pilzen in sich auf. Der neue Ansatz ist daher: Man schätzt die Luft, die man atmet. Man geht einfach spazieren und gönnt seiner Lunge frische und gute Luft. Wer einen schönen Herbstspaziergang macht, erkennt sehr schnell, wie sättigend das ist. Der Körper wird müde und der Geist ausgeglichen. Geht man jetzt durch den Wald und atmet beim Spazierengehen tief und langsam durch die Nase in den Bauch, schätzt man diese gute Luft. Man wird zum »Genussatmer«. Und das Beste daran ist, es kostet keinen Cent. Man konsumiert die beste Luft und alles kostenlos.

## *WAHRNEHMUNG*

*Man sitzt an einem ruhigen Platz in der Natur, z. B. im Wald, und hört mit geschlossenen Augen die Geräusche, die von Vögeln, Insekten und vom Wind verursacht werden. Hast du das bereits vorher so deutlich wahrgenommen?*

# WAHRNEHMUNG RIECHEN

Selbstverständlich hat frische Luft auch noch ganz andere Vorteile, z.B. ist erwiesen, dass sie das Gehirn leistungsfähiger macht. Ein niedriger Sauerstoffpegel lässt einen müde werden. Abgestandene Luft macht träge und aggressiv. Frische Luft hingegen, insbesondere, wenn sie Gerüche von Blumen, Pflanzen, Holz etc. beinhaltet, bringt uns und unser Gehirn auf Hochtouren.

Im Übrigen gilt: Wer erstmals merkt, dass es in sonst so gewohnten Gassen, Straßen etc. auf einmal stinkt, d.h., man riecht, was man bislang nicht wahrgenommen hat, ist ebenfalls auf dem richtigen Weg. Es geht nicht darum, ständig sich und seine Lunge in eine tolle Umgebung zu verfrachten, damit man nur das Beste und Feinste zum Atmen findet. Nein, es geht darum, ein Bewusstsein für die Atmung zu entwickeln und dann besonders aufmerksam, bewusst und voll zu atmen, wenn man sich in einer dafür günstigen Umgebung befindet.

Wenn man dazu in der Lage ist, bewusst zu atmen und jeden Atemzug zu genießen, ist man vielleicht bereits auf einem Weg, der einen den Augenblick genießen lässt und einem hilft im Hier und Jetzt zu sein. Vielleicht geschehen dann einfach viele Tätigkeiten, wie Gespräche, Essen u.v.m. bewusster und mit mehr Aufmerksamkeit.

## *EIN- UND AUSATMEN*

*Viele Leute denken, dass man nur wirklich am Meditieren ist, wenn man keine Gedanken mehr hat. Buddhistische Mönche lachen dabei und sagen: »Nur tote Menschen haben keine Gedanken mehr«. Viel angenehmer ist es in der Meditation die Atmung zu nutzen, um unsere Gedanken zu beeinflussen. Ganz einfach geht das, wenn man beim Einatmen nur an Positives denkt und beim Ausatmen alle negativen Gefühle aus dem Körper lässt.*

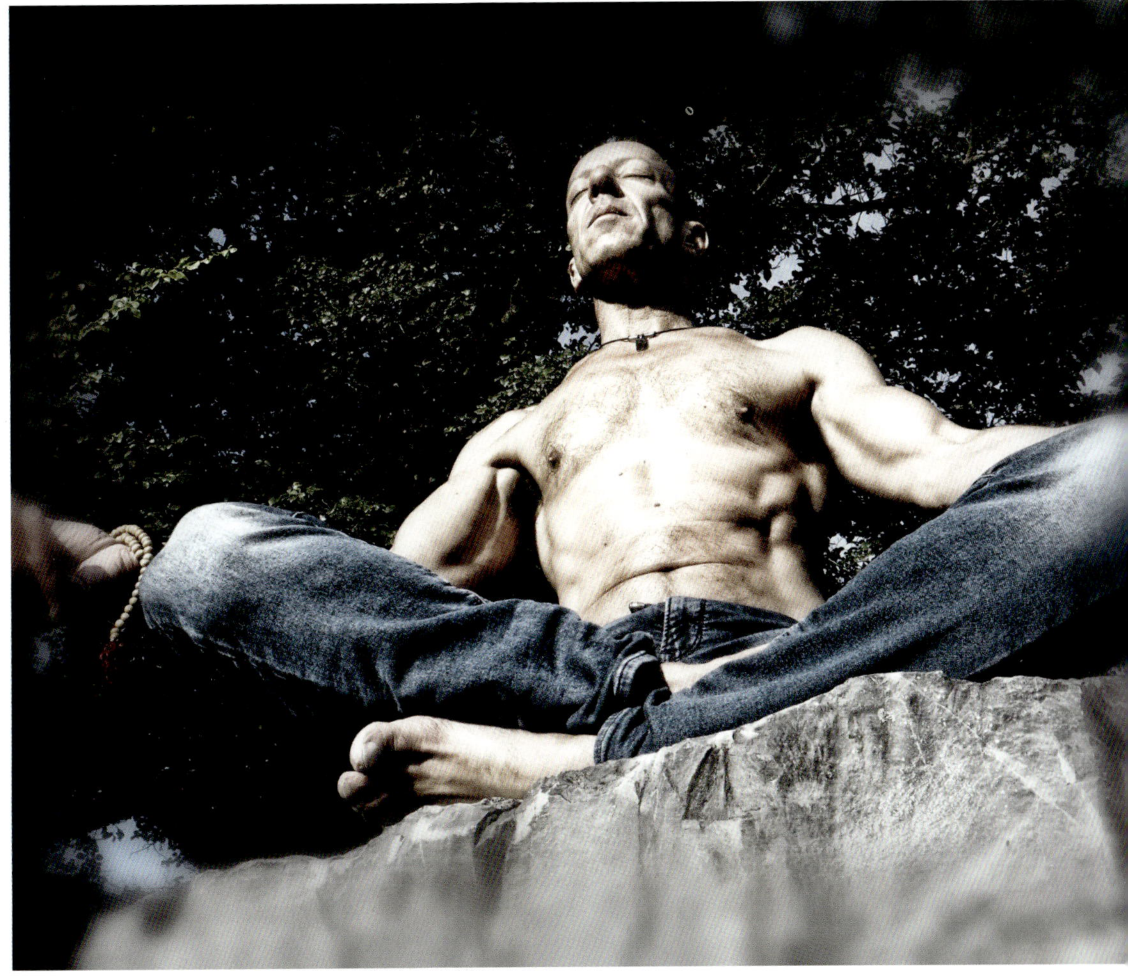

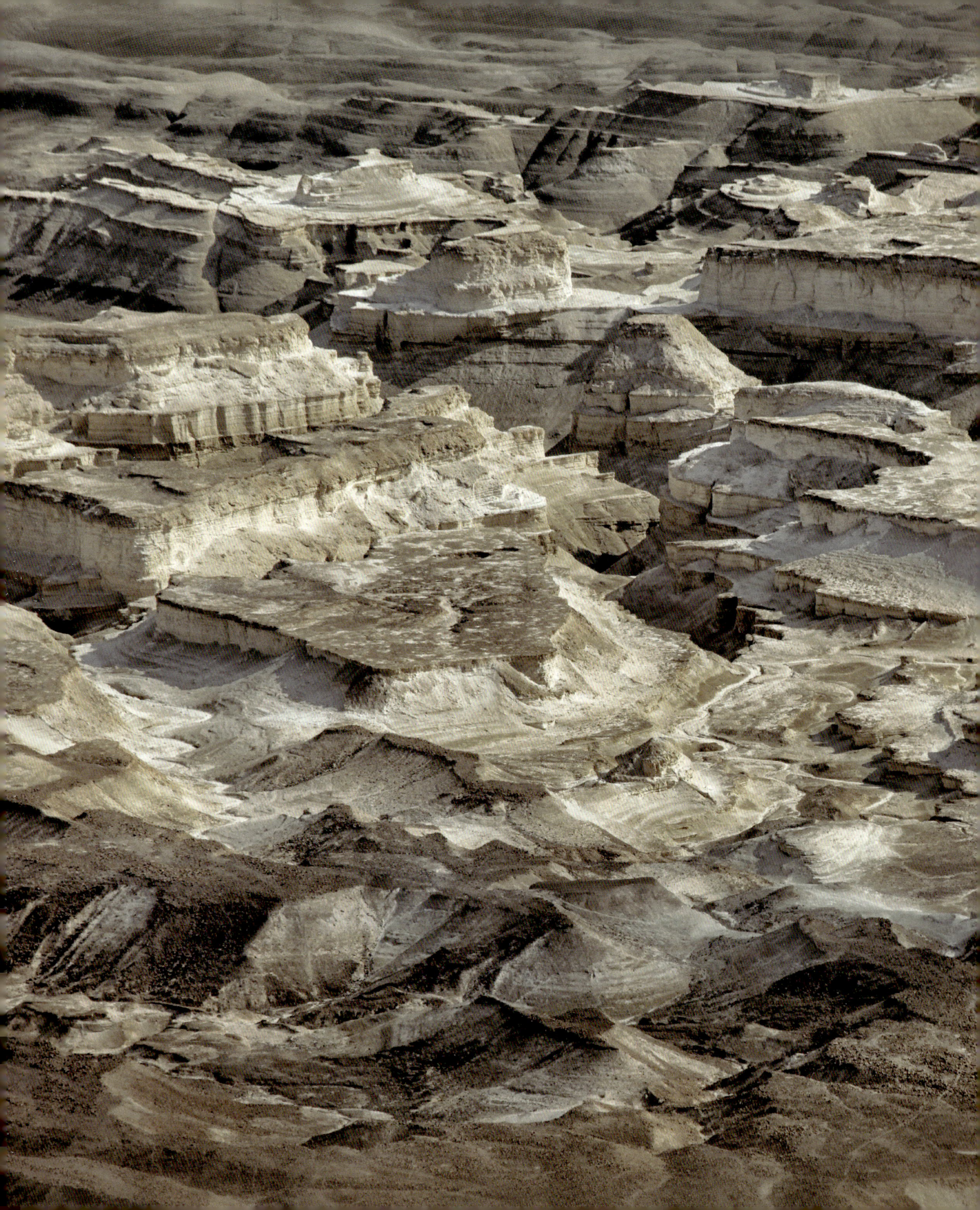

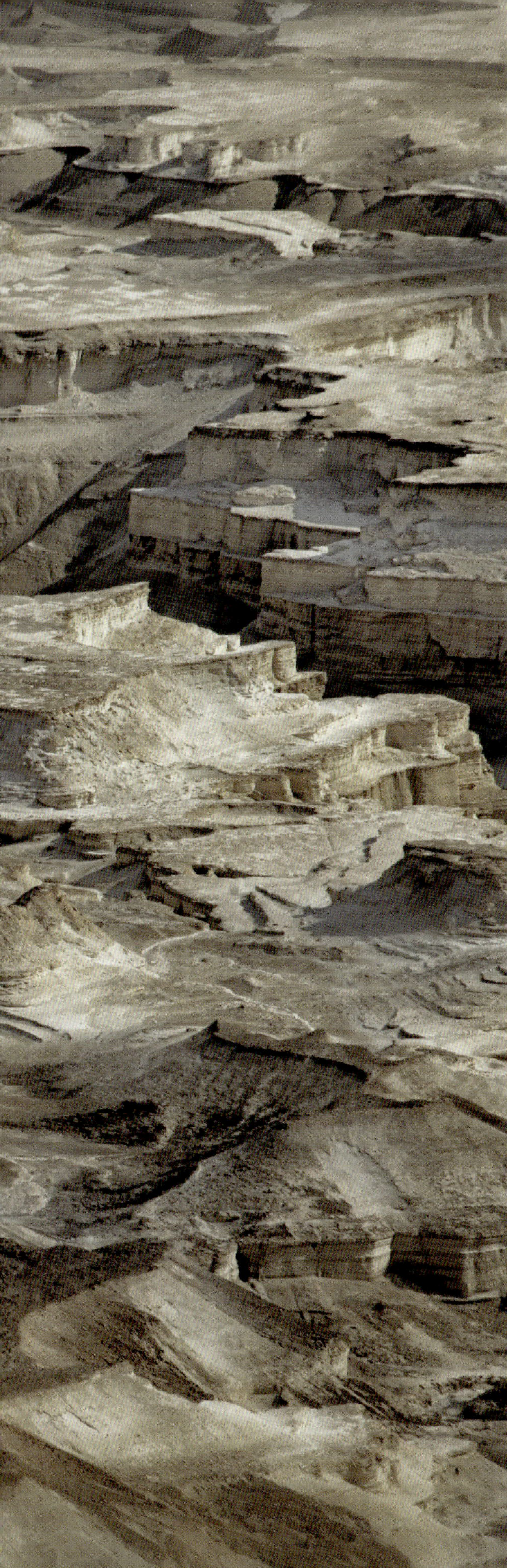

# ERDE

Das Element Erde hat im Relaqua hauptsächlich mit den fünf Sinnen zu tun. Das Riechen haben wir bereits mit dem Element Luft besprochen. Die weiteren Sinne sind Hören, Fühlen, Schmecken und Sehen. Jeden Sinn nimmt man mit anderen Organen wahr. Das Fühlen hauptsächlich mit der Haut, das Riechen mit der Nase, das Hören mit den Ohren und das Sehen - genau, mit den Augen. Das sind nun noch keine revolutionären Neuigkeiten.

Das Element Erde bezeichnet für uns einen Kraftort, einen Rückzugsort und Platz zur mentalen Entspannung. Sicherlich kennen wir alle einen Ort, an dem wir Ruhe bekommen. Wir hören das Plätschern des Wassers, wir hören das Summen der Bienen, vielleicht fühlen wir die Kühle des Wassers an den Füßen an einem heißen Sommertag. Es gibt Orte, die nicht von viel Zivilisationslärm verschmutzt sind. An diesen Orten, können wir unsere Sinne schulen. Wir setzen uns an einen Platz und schließen die Augen. Wir hören vielleicht den Kuckuck, wir hören ein Knacksen im Wald oder eine Amsel.

Es geht hier darum, die Sinnesorgane bewusst zu nutzen, sich auf einen Kanal zu konzentrieren und die anderen Kanäle auf Standby zu halten. Wenn man in der Lage ist zu bestimmen, was man jetzt wahrnehmen möchte, steigert das die Konzentrationsfähigkeit auf dieses Objekt. Außerdem schafft man einen optimalen Ausgleich gegenüber der Informationsflut, die einen im täglichen Leben überfordert.

## *DIE LEERE ERDE*

*Wir sind häufig blind für de Geräusche, Gerüche und die Details unserer Umgebung. Wandern wir in der Wüste, so merkt man zum ersten Mal, was es wirklich heißt Stille zu hören, keine Gerüche zu riechen oder eine endlose Landschaft zu betrachten.*

# FÜHLEN VS. SEHEN:

- Achtsames Gehen, wie beim Kneippen. Man geht barfuß über eine Wiese, die feucht vom kühlen Morgentau ist. Dabei fühlt man den Druck der Ferse, die den Boden berührt.
- Der Rest des Fußes rollt bis zu den Zehen ab und hebt sich wieder. Man fühlt die kühle Feuchtigkeit.
- Man sitzt an einem ruhigen Platz in der Natur, z. B. im Wald, und hört mit geschlossenen Augen die Geräusche, die von Vögeln, Insekten und vom Wind verursacht werden. Hat man das schon früher so deutlich wahrgenommen?

Ein Optiker hat mir einmal erzählt, dass es für das Auge sehr anstrengend ist, dass wir den ganzen Tag auf Objekte blicken, die nicht weit von uns weg sind, z. B. einen Bildschirm, einen Fernseher, ein Smartphone etc. Augen sollten gelegentlich in die Ferne schauen, z. B. sind die unterschiedlichen Grünnuancen eines Waldes Entspannung für die Augen.
Es geht beim Sehen nicht nur um das Große und Kontrastreiche, sondern auch um das Kleine. Wenn man die Schönheit mit allen Sinnen genießen möchte, dann ist es sehr nützlich die Welt im Detail zu betrachten. Ein Blatt mit den adergleichen Linien auf der Rückseite, ein Stein, der wie ein Herz aussieht. Es gibt viele Details zu beobachten, wenn man sich die Zeit dafür nimmt. Wenn man in der Lage ist, ein Detail zu betrachten und sich damit auseinanderzusetzen, dann ist man konzentriert bei der Sache. Auch ein Freediver nutzt die Möglichkeit sich auf etwas Gewünschtes zu konzentrieren und Unerwünschtes auszublenden.

### *BERÜHREN*

*Vor allem denkt man an seine Hände als Berührungsmittel. Es lohnt sich doch wirklich die Erfahrung zu machen, mit den Füßen oder mit dem ganzen Körper Kontakt mit der Natur zu haben. Ob barfuss im Gras oder beim Liegen auf Sand, jede Sekunde, in der man sich auf die Berührung konzentriert, ist eine innere Heilung.*

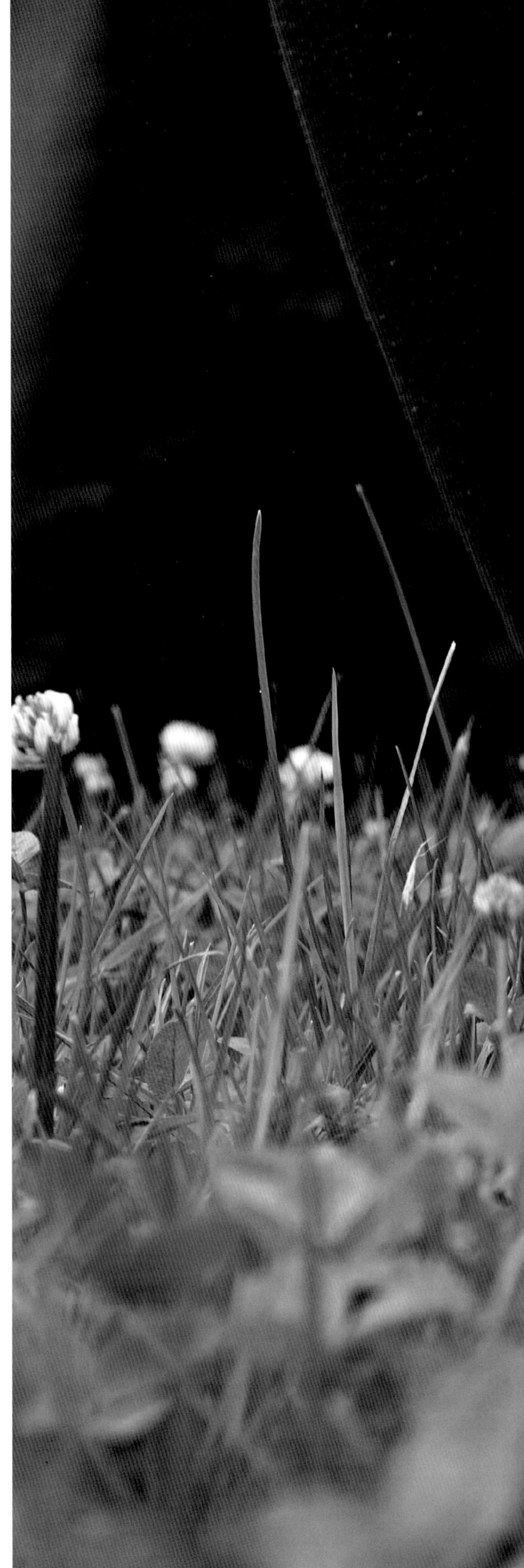

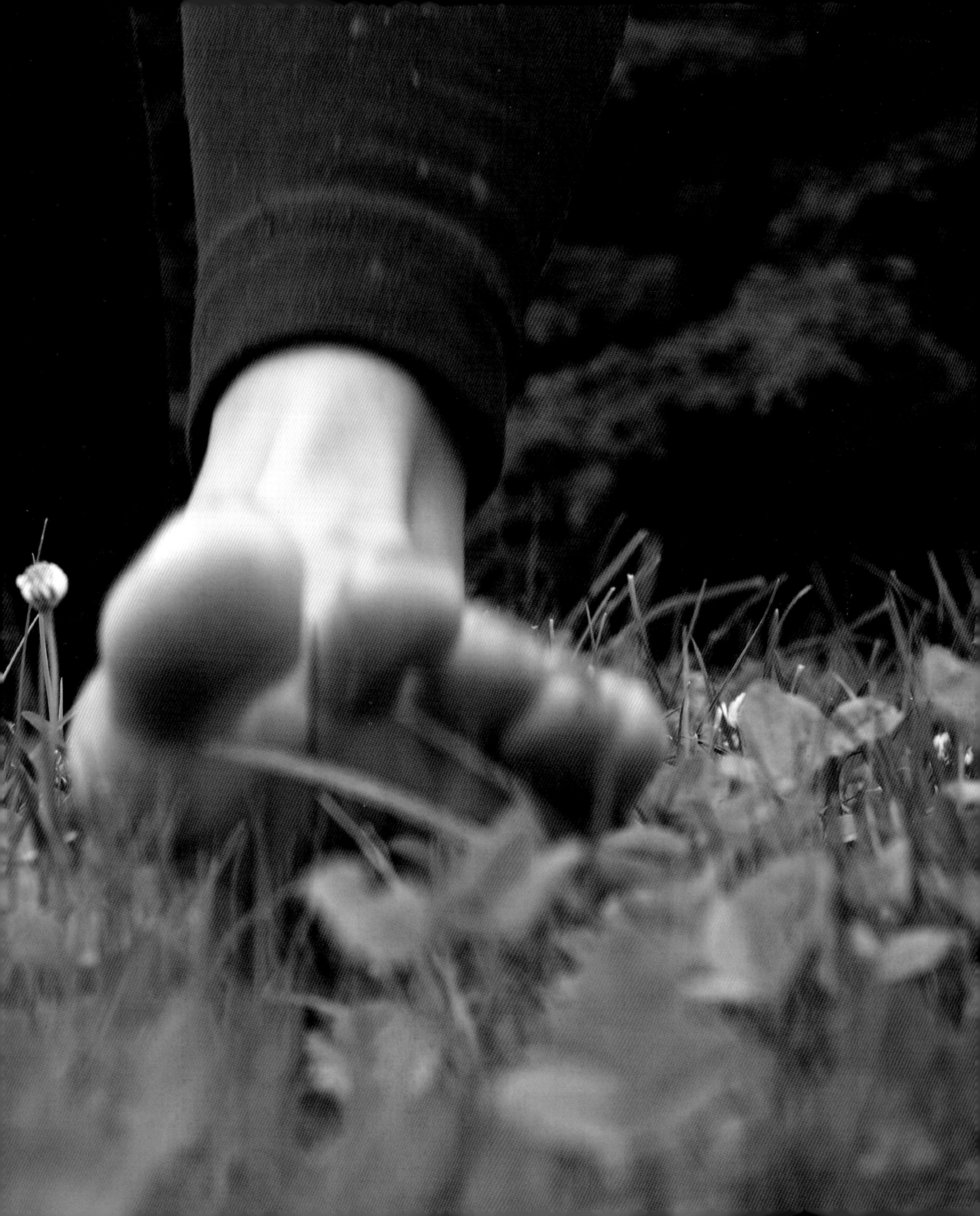

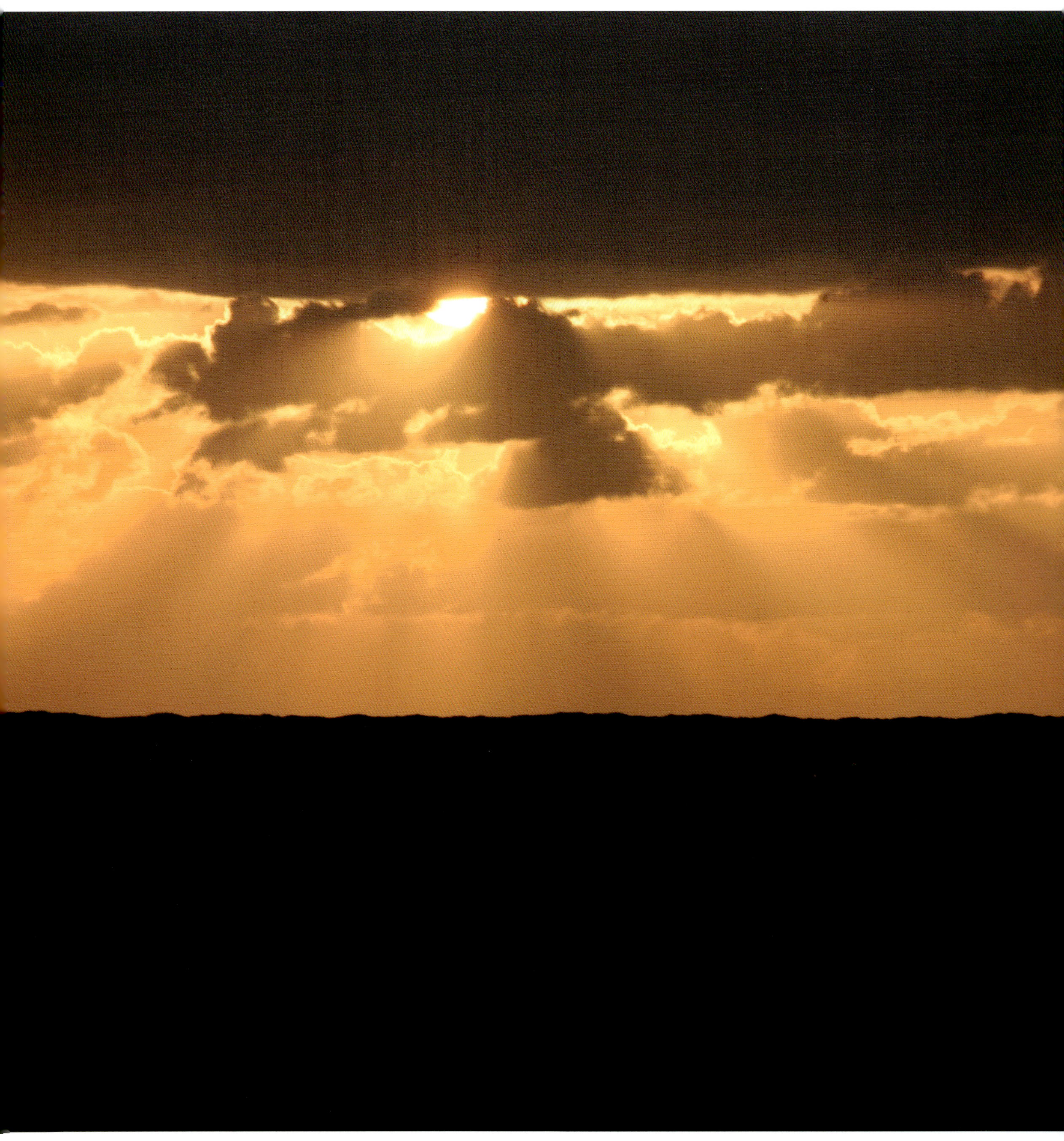

# FEUER

Feuer bezeichnet die Energie und das Feuer, das in uns brennt. Den Wunsch unser Leben zu ändern und heute damit zu beginnen. Dabei war für mich immer die 72-Stunden-Regel besonders bedeutend. In dieser Regel geht es darum, dass von der Idee ein Projekt, eine Vision umzusetzen, bis zu dem Start dazu nur 72 Stunden vergehen dürfen.

Wenn ich z.B. in Zukunft nicht mehr im Büro arbeiten möchte, sondern Winzer in der Toscana werden will, dann sollte ich innerhalb von 72 Stunden damit beginnen, zu überlegen, was zum Erreichen meines Ziels notwendig ist. Evtl. meldet man sich als erste Tat innerhalb dieser 72 Stunden zu einem Italienischkurs an oder man besichtigt ein Weingut in der Nähe etc.

Wenn die Kraft dafür nicht ausreicht, ist das Ziel nicht stark genug und sollte einer Vision weichen, die das Feuer nicht nur kurzfristig entfacht. Wenn ich heute beschließe, dass ich entspannter und weniger impulsiv sein möchte, in der Nacht besser schlafen will, fokussierter oder auch nur konzentrierter sein will, dann gilt auch hier die 72-Stunden-Regel. Man startet heute mit der Übung, die das Feuer entfacht, Blockaden mental und körperlich löst und das Selbstbewusstsein stärkt.

## *DIE SONNE*

*… unseres Lebens ist mit dem größten Feuer unseres zentralen Gestirns direkt verbunden. Die Natur lebt dank der Sonne und wir ebenso. Der Sonnenaufgang ist für die meisten die beste Zeit, um den kommenden Tag zu zelebrieren. Der Sonnenuntergang dient bei vielen Menschen zur Entspannung. Die Sonne schenkt uns auch Vitamin D, das extrem wichtig ist für Calciumstoffwechsel und Knochengesundheit, zwei wichtigen Hauptkomponenten eines langen Lebens.*

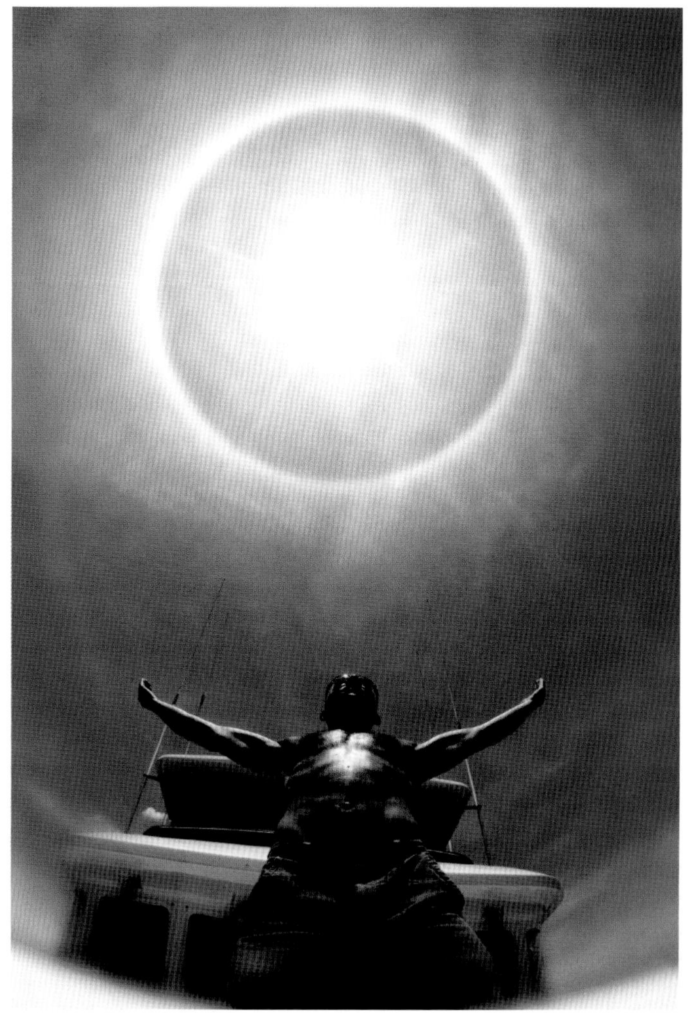

# DIE GORILLA-ÜBUNG

1. Man atmet durch die Nase ein, indem man zuerst tief in den Bauch atmet und anschließend den Brustkorb mit Luft füllt, sodass man das Gefühl hat, dass man nicht mehr Luft einatmen kann.
2. In der ersten Runde trommelt man bei angehaltenem Atem mit den Fingerspitzen seinen gesamten Brustkorb bis hin zum Nacken-Schulterbereich ab.

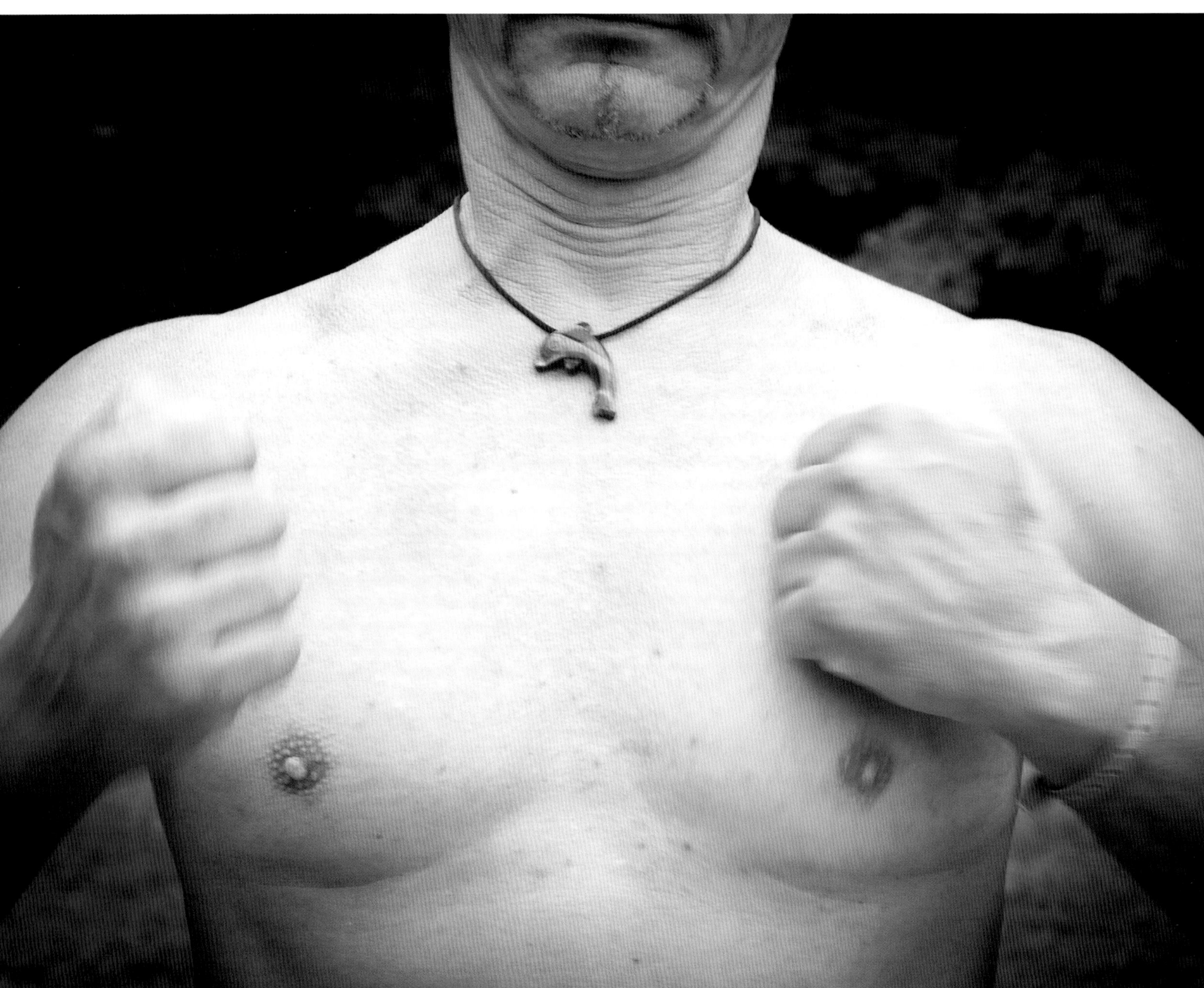

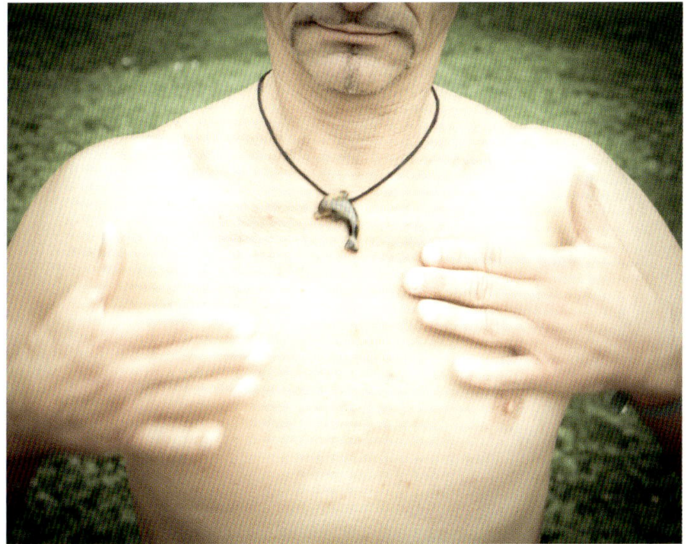

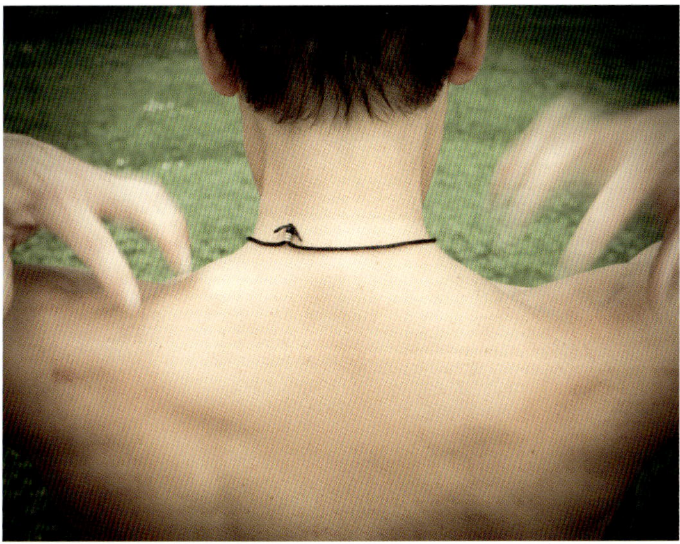

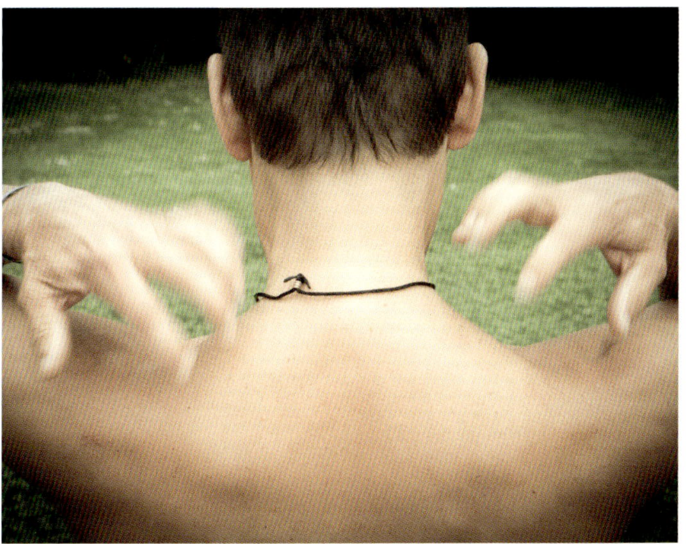

3. Durch den Mund und geschürzte Lippen atmet man stoßweise aus und hält die Luft, wenn man komplett ausgeatmet hat, noch einen Augenblick an.

4. Es folgen ein bis zwei, nicht übermäßig volle Zwischenatmungen.

5. Es folgt der, wie unter 2. beschriebene Vorgang nur mit flachen Händen, 3. und 4. bleiben gleich.

6. Nachdem man sich mit den Fingern und den flachen Händen »abgetrommelt« hat, kommt nun die Runde, die der ganzen Übung den Namen gibt – richtig mit den Fäusten. Aber ... es ist nicht notwendig, sich selbst zu hart durchzuklopfen, es geht darum Blockaden zu lösen, sich zu vitalisieren.

7. Punkt 3. und 4. werden wiederholt.

8. Man fühlt nochmals nach, ob man das Gefühl hat, besser atmen zu können und/oder ob man sich wacher und tatkräftiger fühlt.

Mit dem Start dieser Übung hat man die 72-Stunden-Regel beachtet und den ersten Schritt dazu getan, künftig die Atmung als wertvolle Resource zu erkennen und diese einzusetzen, um einen gewünschten Gemütszustand wie Entspannung, Konzentration, Fokussierung u. v. m. herzustellen.

Die Idee der vier Elemente im Relaqua schafft einen *Gegenentwurf zu dem normalen Alltagsleben,* in dem man sich häufig getrieben fühlt, sich nicht wahrnimmt, keinen Sinn für Details hat, nicht zur Ruhe kommt und Belohnung oft mit Konsum zu tun hat.

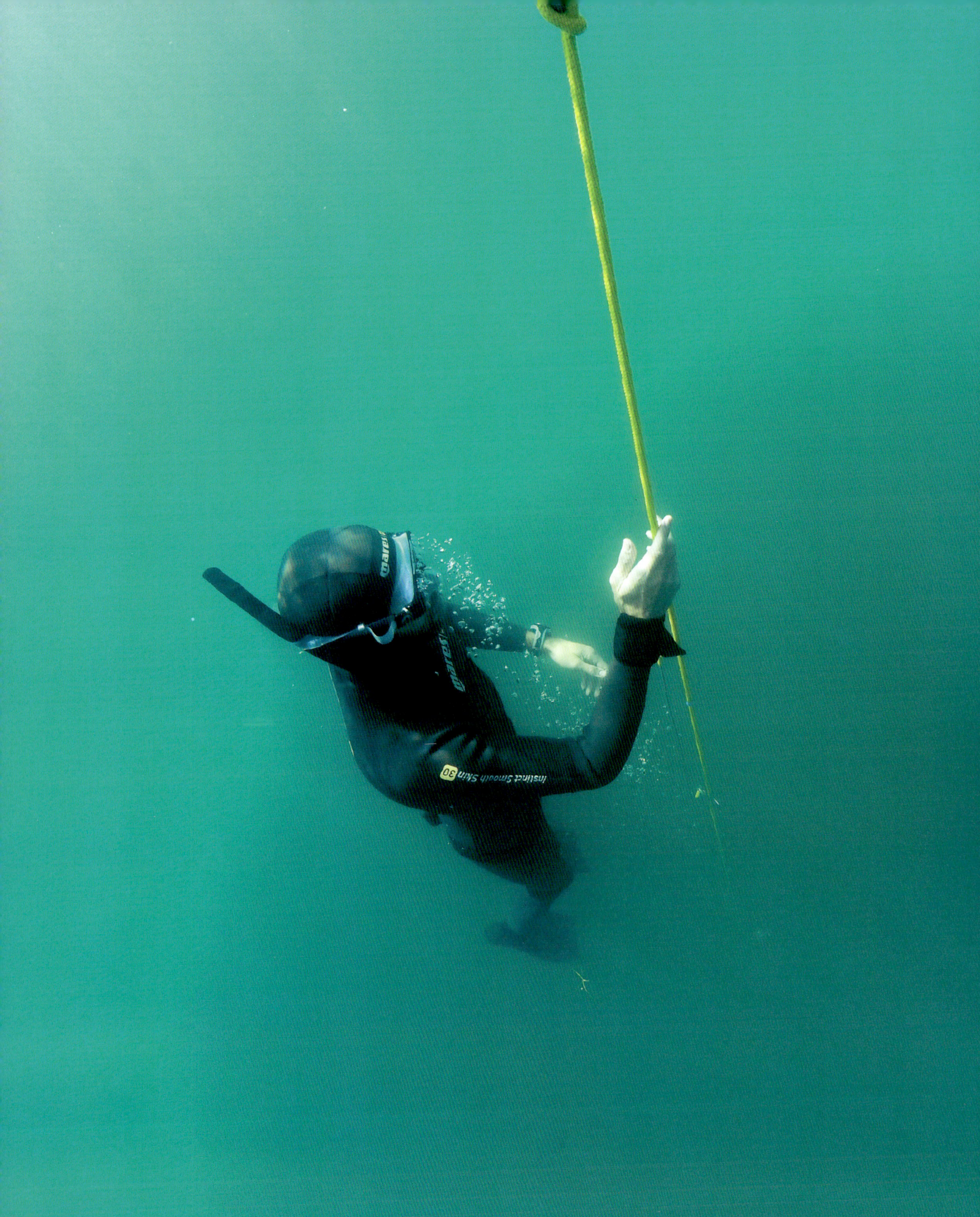
Instinct Smooth Skin 30

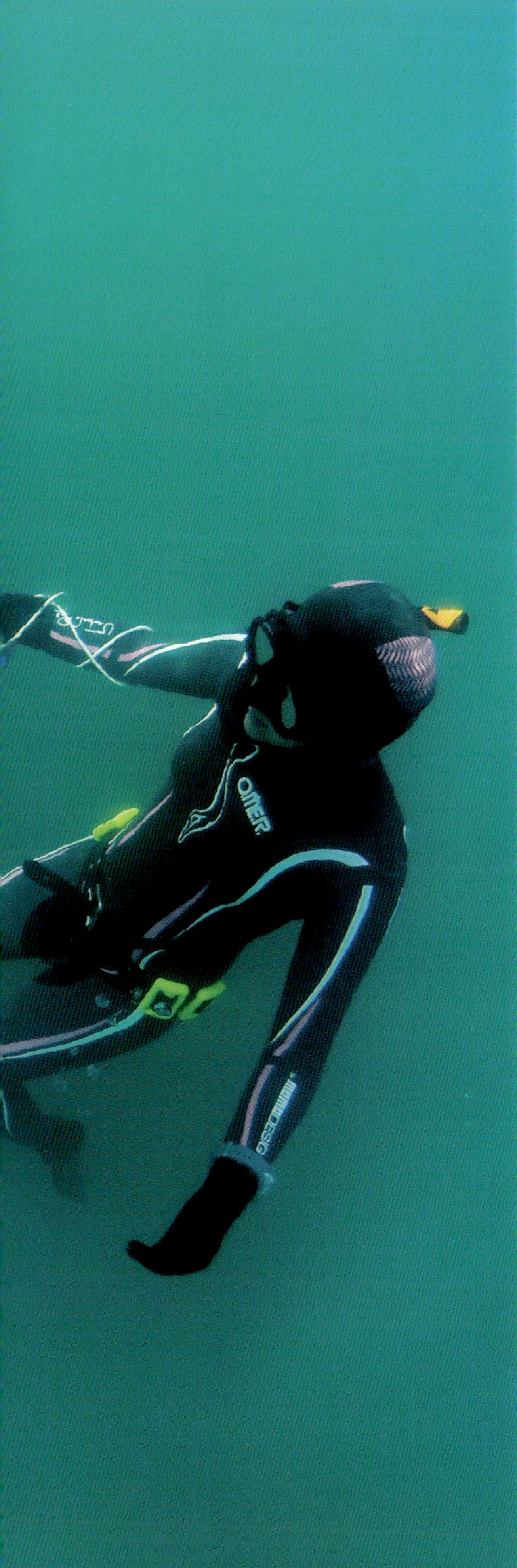

# III. DER APNOE-TAUCHER UND SEIN SPORT

Ein Apnoetaucher, der nicht hin und wieder über den Tellerrand hinausblickt, wird wahrscheinlich nicht begründen können, warum er ein Spezialist im Bereich der Stressreduktion ist. Doch auch er benutzt, wenig wählerisch, Techniken aus allen Bereichen der Entspannungstechniken. Er nimmt sie und reiht sie in eine für ihn logische Reihenfolge, was nicht zwangsläufig die Reihenfolge und die Zusammensetzung ist, die ursprünglich von den Gründern und Lehrern dieser Techniken erdacht oder gelehrt wurde und wird.

## DER ATEMREIZ

*Der erhöhte $Co_2$-Spiegel ist die Ursache für die Kontraktionen des Zwerchfells, welche als Atemreiz bezeichnet werden. Die Easy-Going-Phase beginnt mit der ersten Kontraktion und endet mit dem Auftauchen. Einen fortgeschrittenen Freitaucher erkennt man daran, dass er lange harmonisch mit dem Atemreiz umgehen kann und dabei so gut in sich hineinhört, dass er nicht Gefahr läuft eine Sauerstoffunterversorgung (Hypoxie) zu bekommen.*

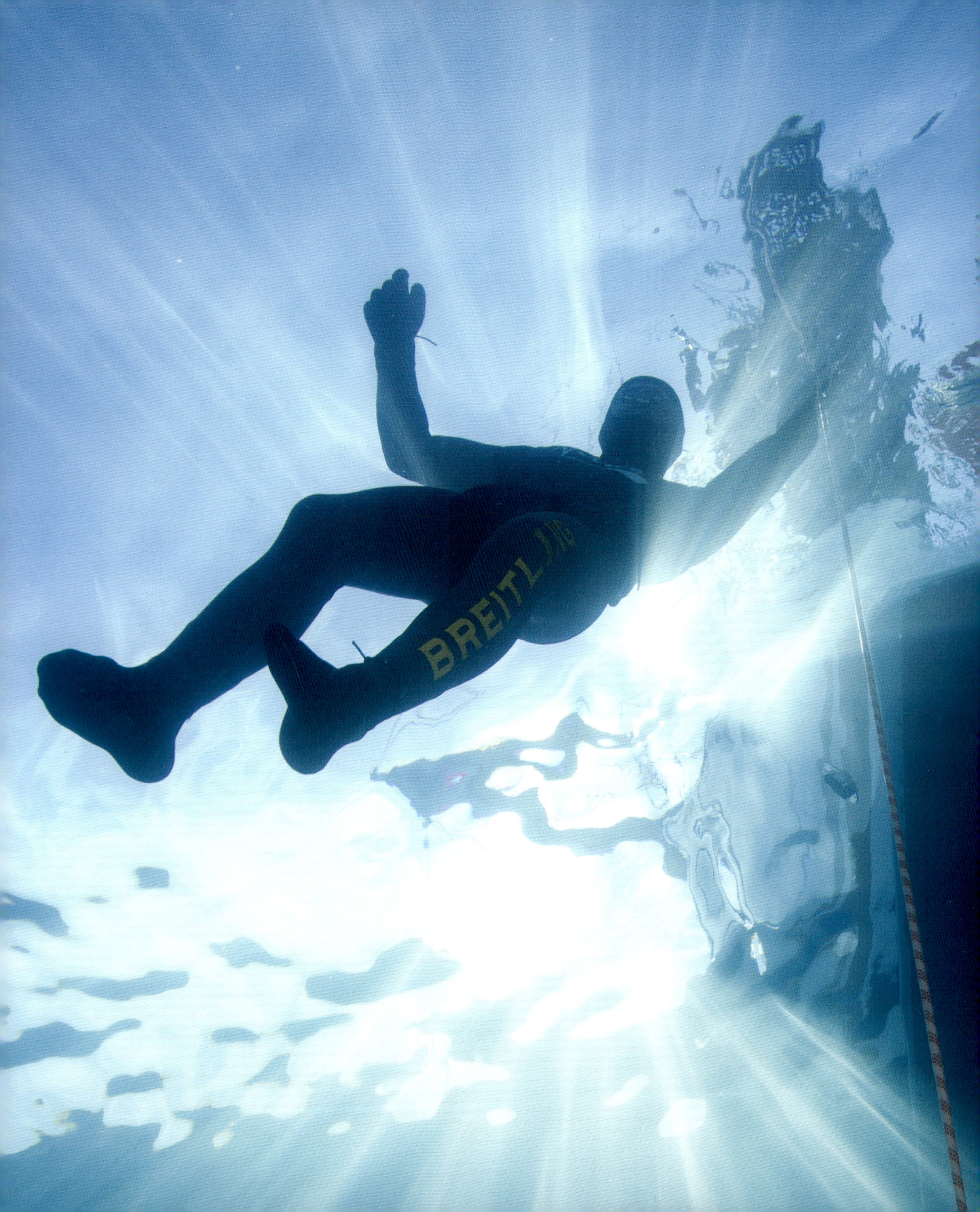
BREITL

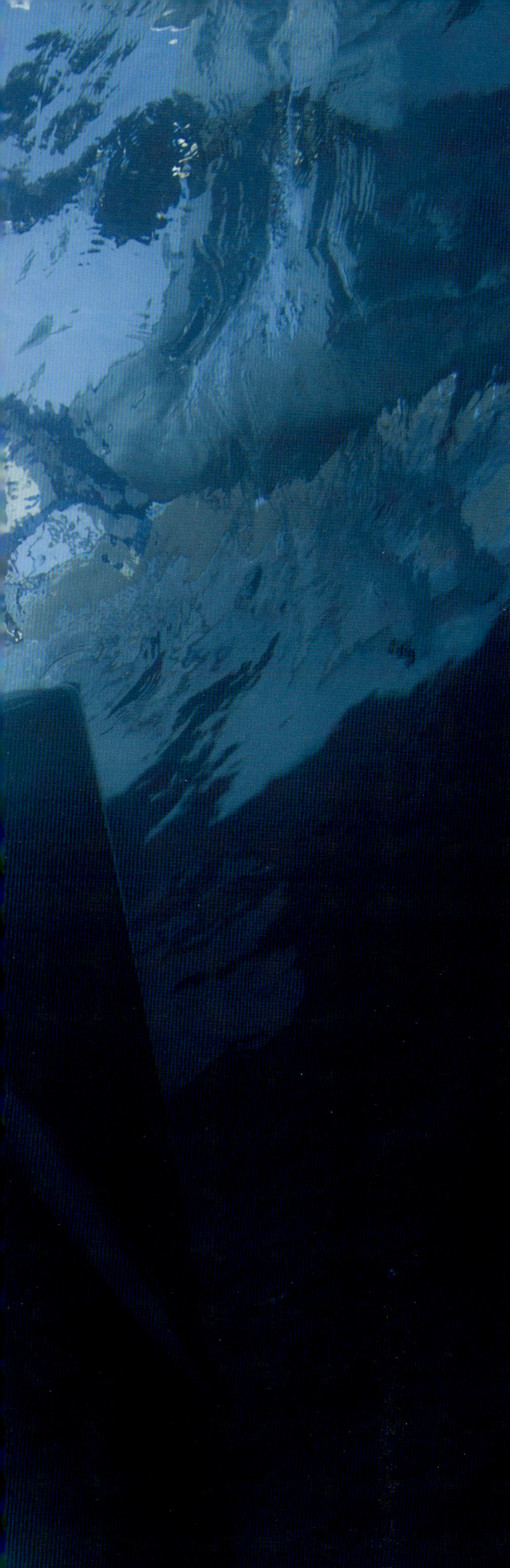

# DIE ENTSPANNUNG

Es gibt eine Reihe von Sportarten, in denen Entspannung immer dann wichtig ist, wenn es um Konzentration und Ruhe geht. Insbesondere Sportschützen, Bogenschützen, Golfer etc. müssen entspannt sein, um nicht zu zittern und fokussiert zu sein. Auch bei ihnen ist es wichtig zu steuern, was sie denken und beim kleinsten Zweifel, gesät durch die innere Stimme, werden sie das Ziel verfehlen. Frei- oder Apnoetaucher aber müssen dazu noch körperlich anstrengende Leistungen bringen. Um erfolgreich frei zu tauchen, kann man nichts forcieren, sich nicht pushen. Ein Apnoetaucher ist zur Entspannung verdammt. Er geht eine Gratwanderung aus perfekter Ausnutzung des finalen Atemzugs, indem er damit eine möglichst weite Strecke oder lange Zeit oder große Tiefe erreicht; das Ganze mit einem möglichst niedrigen Puls. Je höher der Puls, umso mehr Sauerstoff wird verbraucht, umso kürzer die Tauchzeit.
Auch ein Apnoetaucher ist ein Sportler mit Erwartungen, Ambitionen, Willenskraft und Ehrgeiz, doch muss er einen Weg finden, diese Gefühle in Zaum zu halten, um entspannen zu können. Die Kernkompetenz eines Apnoetauchers ist es, sich auf den Punkt entspannen zu können. Und genau das ist es, warum es so interessant ist, diesen Sport im Hinblick auf den Umgang mit Stress zu betrachten und Schlüsse für den »normalen« Menschen zu ziehen. Also – was kann man vom Apnoetaucher lernen und in das tägliche Leben übernehmen?

## WARM UP

*Noch vor einigen Jahren haben Apnoeathleten beim Zeit- und Streckentauchen mehrere kurze Warm-up-Tauchgänge gemacht, um den Körper auf den Maximalversuch vorzubereiten und den Tauchreflex zu wecken. In den letzten Jahren haben die meisten Topathleten auf Warm-up-Tauchgänge verzichtet, weil der Tauchreflex bei einem trainierten Sportler schneller in Gang kommt.*

# DIE MEDITATION

Während eines Tauchgangs ist es wichtig im Augenblick und im Hier und Jetzt zu sein. Es wird kein Gedanken an die nächste Wende beim Streckentauchen oder das Auftauchen etc. verschwendet. Macht man gerade einen Flossenschlag, dann konzentriert man sich auf den Vorgang der, aus der Hüfte über den Oberschenkel auf das Schienbein und den Fussspann übertragenen Kraft. Verlässt man die »Easy Going Phase«, dann nimmt man die Kontraktion des Zwerchfells wahr. Dabei sieht man sich in dieser, für den Beginner, unangenehm angefühlten Situation, aber nicht als Opfer, sondern betrachtet sich aus einer Art externer Position und kontrolliert, dass die Atemreize nicht dazu führen, dass der Körper verspannt.

Meistens werden die Sinne dabei begrenzt, zusätzlich zur Beinahe-Taubheit, weil die Ohren unter Wasser sind, werden, gerade beim Zeit- und beim Tieftauchen die Augen geschlossen. Sobald einige Sinne ausgeschaltet sind, nimmt die Wahrnehmung an einer anderen Stelle zu. So nimmt man häufig den Schlag seines Herzens wahr. Eine faszinierende Situation, weil die meisten Menschen einen langsamen Herzschlag noch nie wahr genommen haben. Man kennt das aufgeregt schlagende Herz nur in Stresssituationen (positiven wie negativen). Beim Zeittauchen, in der völligen Bewegungslosigkeit und Ruhe, nimmt man das immer langsamer schlagende Herz nach ein paar Wochen des Trainings immer deutlicher wahr. Begünstigt wird diese Wahrnehmung durch verschiedene Techniken, die wir später unter »Mentale Techniken« noch besprechen, insbesondere die Ruheformel aus dem Autogenen Training ist hierbei sehr wichtig.

## GEDANKENSTEUERUNG

*Ich kann mir immer wieder sagen, denk nicht an einen roten Elefanten, schließe ich die Augen, tanzen rote Mammuts mit roten afrikanischen Elefanten vor meinem inneren Auge. Ähnlich ist es beim Zeittauchen. Es macht keinen Sinn, sich vorzunehmen nicht an die Zeit zu denken. Im Gegenteil man sollte während des Tauchgangs voll und ganz von der Zeit befreit sein. Das ist auch der Grund, warum Beginner schon nach kurzer Zeit zwei Minuten und länger die Luft anhalten und der Meinung sind, dass das nur wenige Sekunden waren. Hier kann man sehr gut erkennen, welche Tiefenentspannung im Zustand der Apnoe möglich ist.*

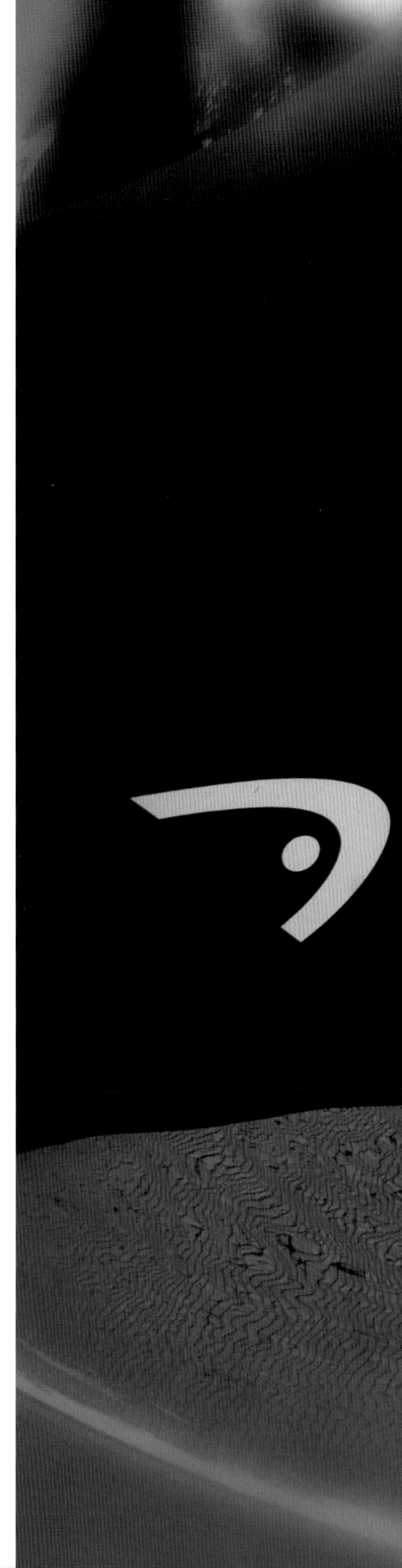

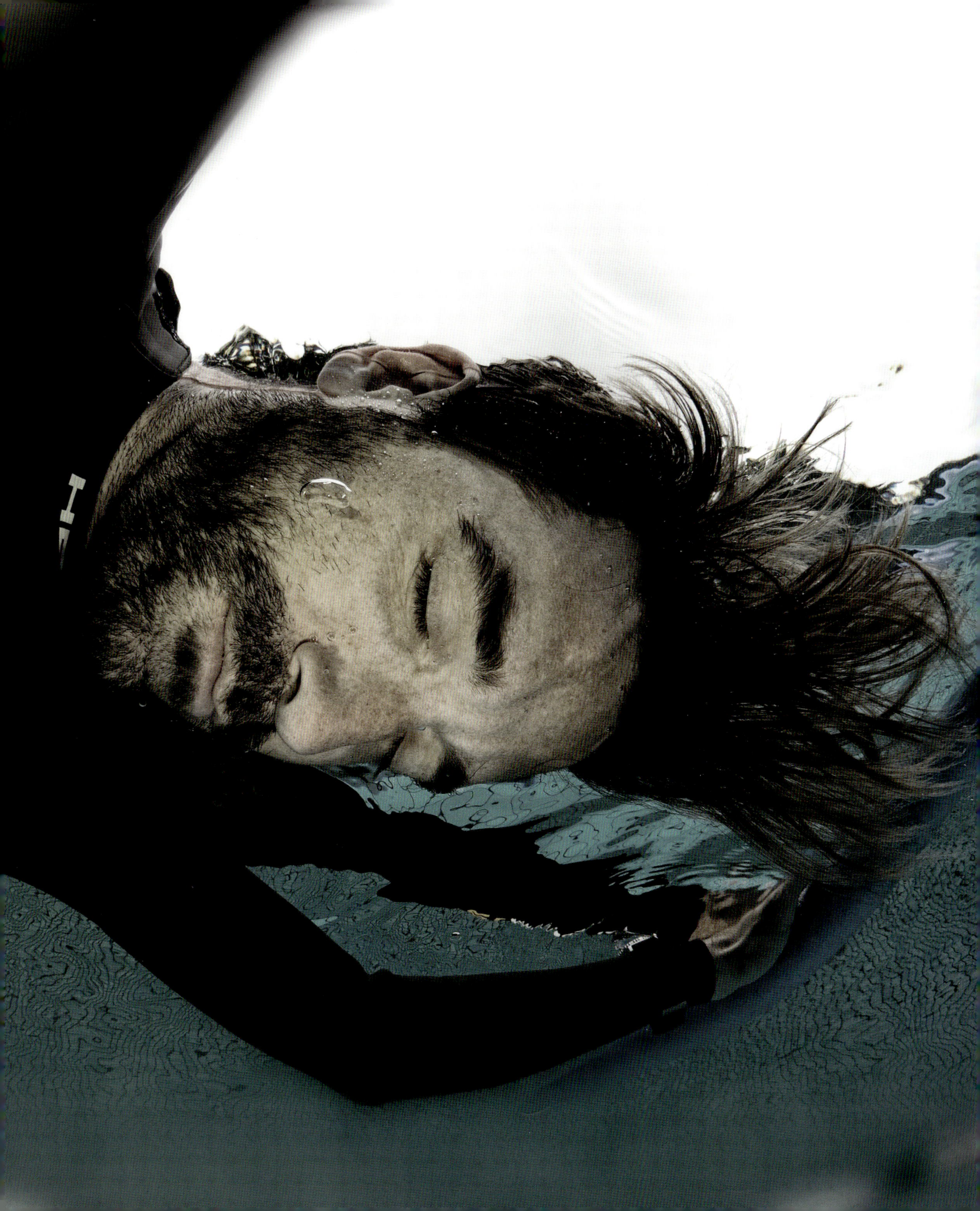

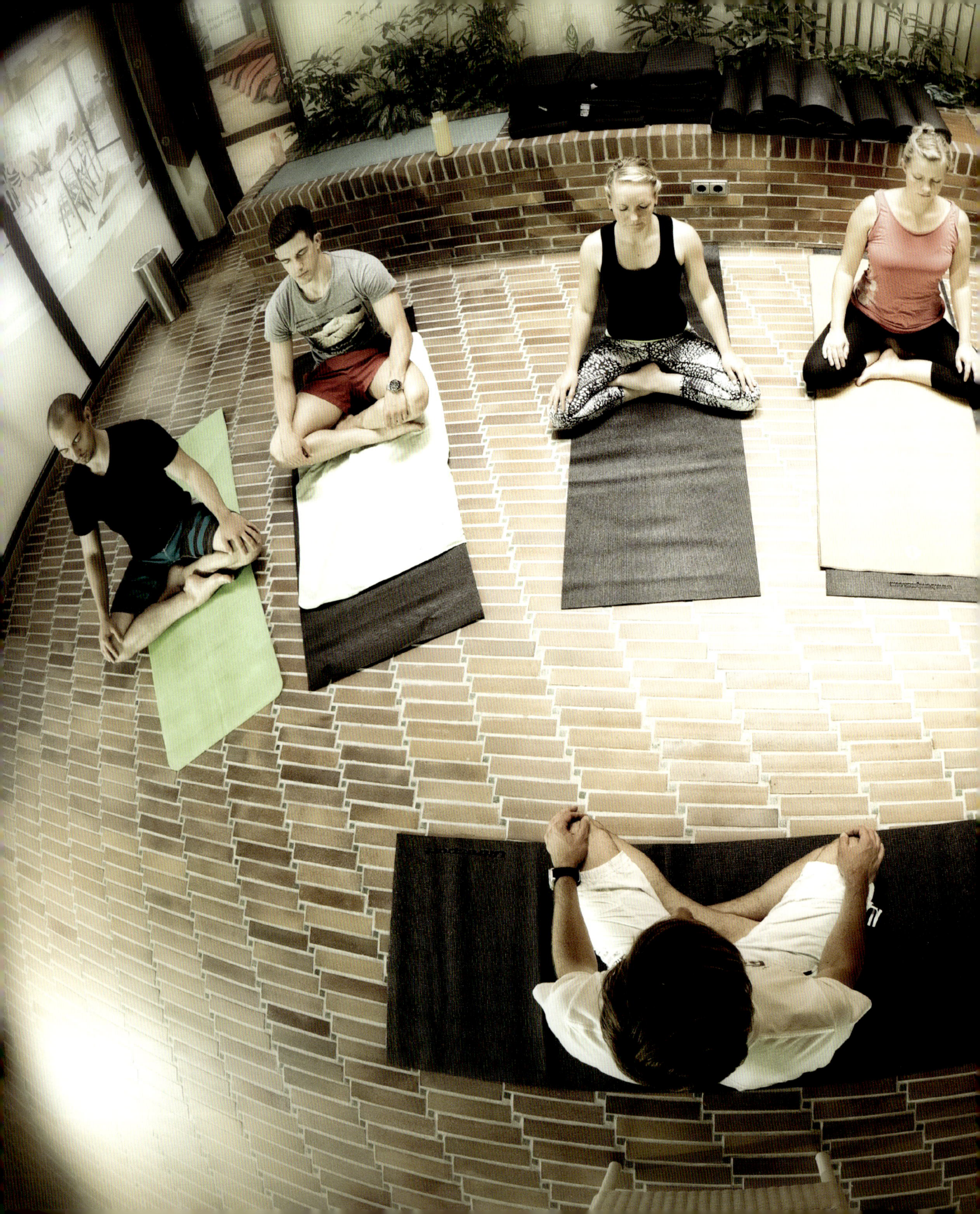

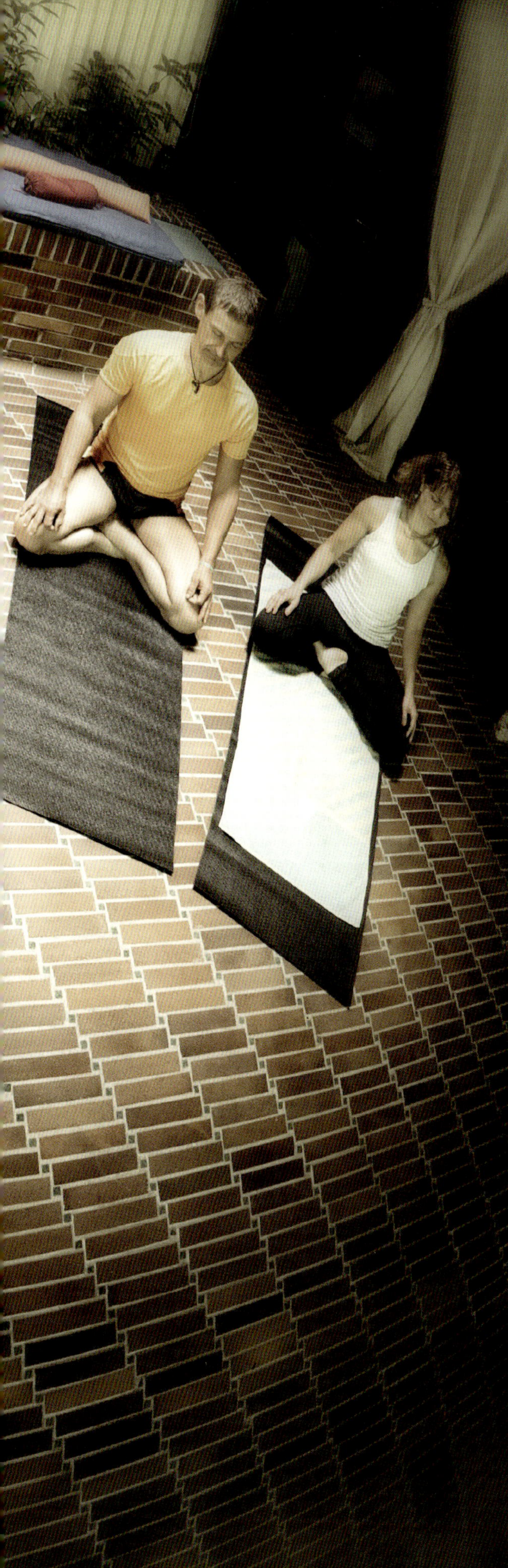

# INTRO IN DIE MEDITATION

Ein Apnoetauchgang ist in erster Linie eine Konzentrationsübung, bei der man versucht, im Hier und Jetzt zu sein und eine Art Puffer zwischen seine Emotionen und unangenehmen Gefühle zu bringen, indem man seine Wahrnehmung schult. Ebenso muss man sich auch die Meditation vorstellen. Meditation ist immer und jederzeit nützlich, denn immer wieder wird man zum Opfer seiner unruhigen Gedanken. Die Meditation erlaubt einem, diese belastenden Gedanken nicht unmittelbar auf sich einwirken zu lassen, sondern sie zunächst neutral zu bewerten und wahrzunehmen. Man muss sich vorstellen, man würde sich von Außen betrachten.

Meditation muss gelernt und trainiert werden, und eine beliebte Art der Meditation ist die Atemmeditation. Man fühlt die kühle Luft durch seine Nase in den Körper einströmen, nimmt diese Kühle in der Luftröhre und den Bronchien wahr und stellt sich vor, wie diese kühle, blaue Luft sich im gesamten Körper verteilt und schließlich mit einer langsamen Ausatmung den Körper wieder als warme Luft verlässt.

### *IN DER MEDITATION*

*Es wäre nicht ganz einfach oder produktiv, ohne Vorkenntnis zu entscheiden, jeden Morgen 15 Minuten zu meditieren. Empfohlen wird mit einem Kurs anzufangen, um sich auf eine ruhige Stimme zu konzentrieren, sich führen zu lassen und bei einer regelmäßigen Atmung zu bleiben. Ein Relaqua-Kurs ist immer inklusive einer geführten Meditation, vielleicht erst im Ruheraum oder auf einer Wiese oder aber auch im Wasser vor dem Tauchen.*

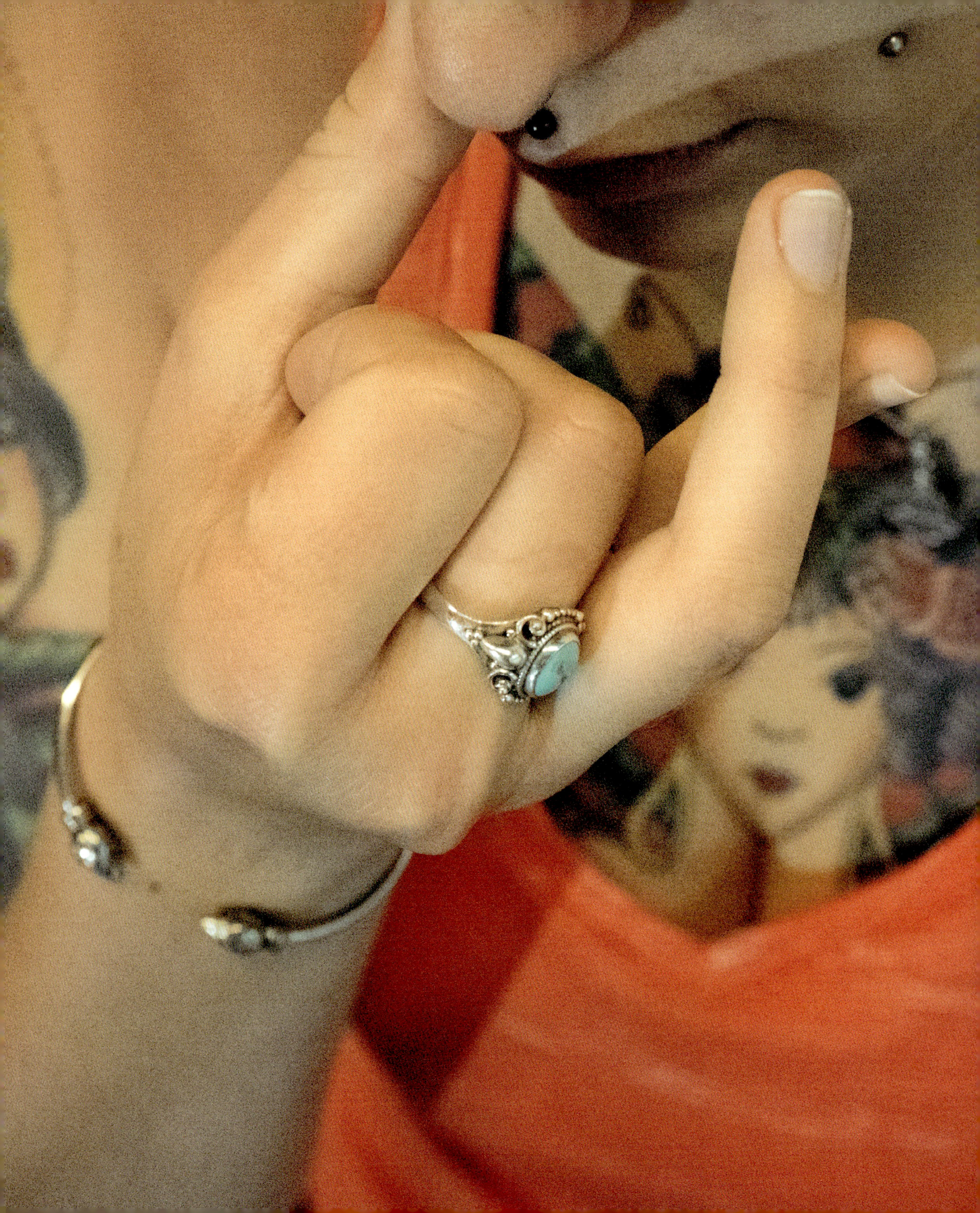

# WECHSELATMUNG - ANULOMA VILOMA

Die Wechslatmung wird als Einstieg in die Meditation gesehen, weil einem der kontinuierliche Wechsel der Ein- und Ausatmung erlaubt, zu jeder Zeit im Hier und Jetzt zu sein. Dabei achtet man auf die Atmung und harmonisiert seine Gehirnhälften sowie die Energiekanäle Ida und Pingala.

Beim Vishnu Mudra - der Handhaltung für die Wechselatmung - soll die Energie der Atmung im Körper versiegelt werden. Hierbei werden Mittel- und Ringfinger der rechten Hand zur Handinnenfläche geneigt. Kleiner Finger und Ringfinger sowie der Daumen bleiben ausgestreckt.

- Man legt seine rechte Hand in Vishnu Mudra, atmet aus.
- Der Daumen der rechten Hand verschließt das rechte Nasenloch.
- Man atmet durch das linke Nasenloch ein.
- Der kleine Finger und der Ringfinger verschließen das linke Nasenloch, man hält die Luft an. Man öffnet das rechte Nasenloch, indem man den Daumen löst und atmet rechts aus.
- Man atmet rechts ein.
- Man schließt das rechte Nasenloch mit dem Daumen und hält die Luft an.

Einatmung, Atem anhalten und Ausatmung sollten in folgendem Verhältnis stehen: 1 - 2 - 2 oder für Fortgeschrittene 1 - 4 - 2, das bedeutet, man atmet z.B. 4 Sekunden ein, hält 16 Sekunden die Luft an und atmet 8 Sekunden aus. Natürlich können diese Zeiten entsprechend angepasst werden. Diese Art der Atemmeditation kann 10–20 Minuten oder länger durchgeführt werden.

### मुद्र - *MUDRA*

*Mudras (hier Vishnu Mudra) sind Haltungen, überwiegend der Hand, können aber auch die Zunge betreffen und haben verschiedene Aufgaben. Sie sind zum Teil erdend oder dem Himmel zugewandt oder dienen dazu, die Energie im Körper nicht entweichen zu lassen.*

# IV. MENTALE FERTIGKEITEN

Welche Grundeinstellungen, welche mentalen Skills muss man entwickeln, um erfolgreich Freitauchen zu können – mit anderen Worten, um eine Grundentspannung zu entwickeln. Auch als Apnoetaucher kann man sich selbst fordern, überfordern, man kann ausbrennen und sich zu stark unter Druck setzen. Jeder Sportler kann in diese Falle treten und wenn man den Bogen in das normale Leben schlägt, dann können Berufstätiger, Hausfrau oder Hausmann, Arbeitsloser oder Freizeitsportler sich so überfordern, dass der Spass am Tun verloren geht.

Die mentalen Fertigkeiten schaffen ein Grundsetting, das jeden Tag gilt, und wenn man es lange genug beherzigt und es in Fleisch und Blut übergeht, nicht mehr verhandelbar ist und einen entspannter in jeden Tag gehen lässt.

### BODY & MIND

*Herbert Nitsch, der bislang erfolgreichste Apnoeist, hat sich 2012 während des Trainings zu einem Weltrekord schwer verletzt. Nach einem 253 Meter tiefen Tauchgang kam er mit mehreren Hirnschlägen an die Oberfläche zurück. Ärzte haben schwere Schäden des Gehirns festgestellt. Die resultierende Prognose lautete, dass er nie wieder laufen und reden könne. So wie seine Tieftauchprojekte, nahm er auch die Reha in seine eigenen Hände. Trotz aller Diagnosen und Prognosen kann Herbert heute laufen, sprechen, ganz normal leben und sogar tauchen. Seine mentale Stärke hat ihm dabei sicherlich geholfen.*

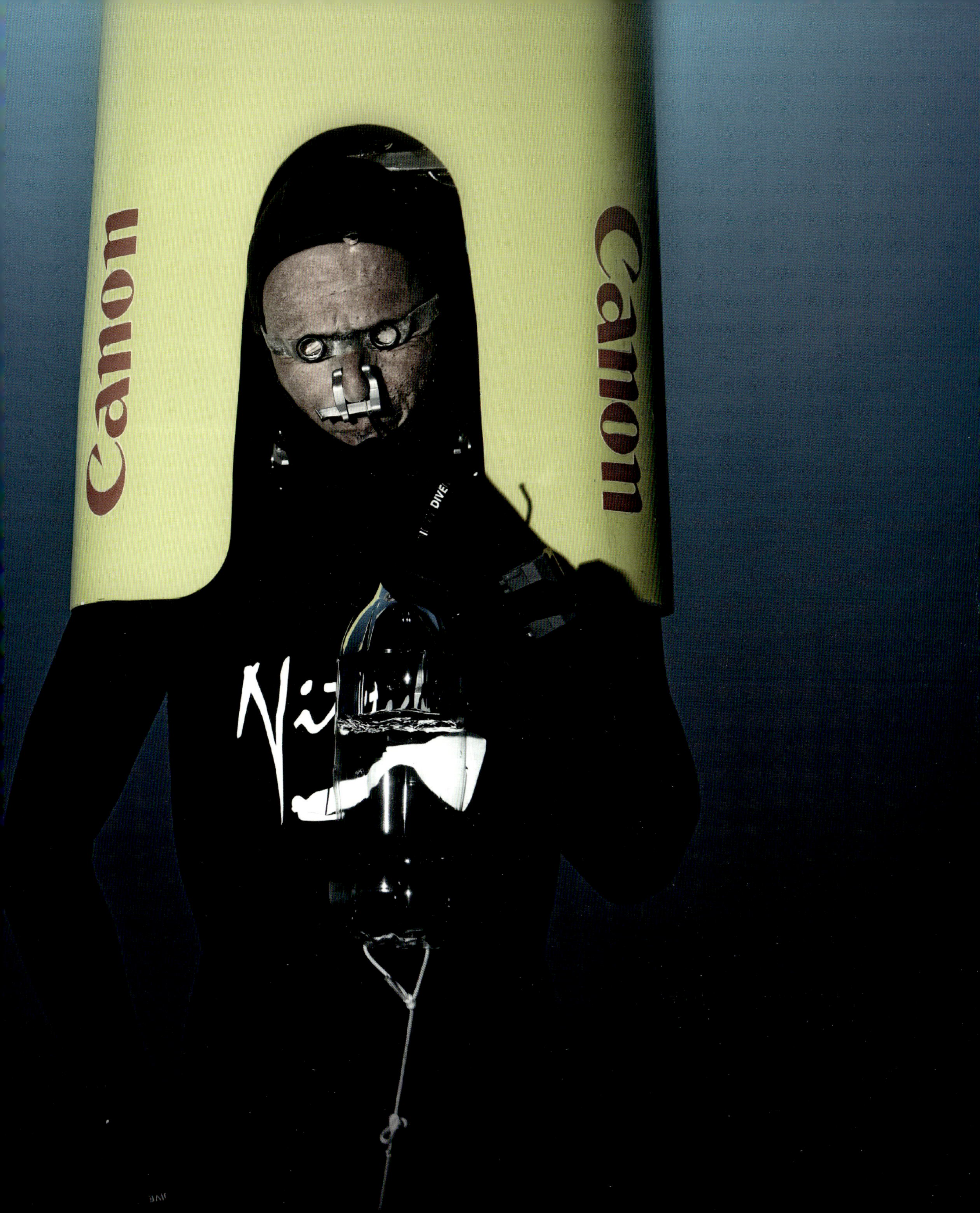
Canon
Canon

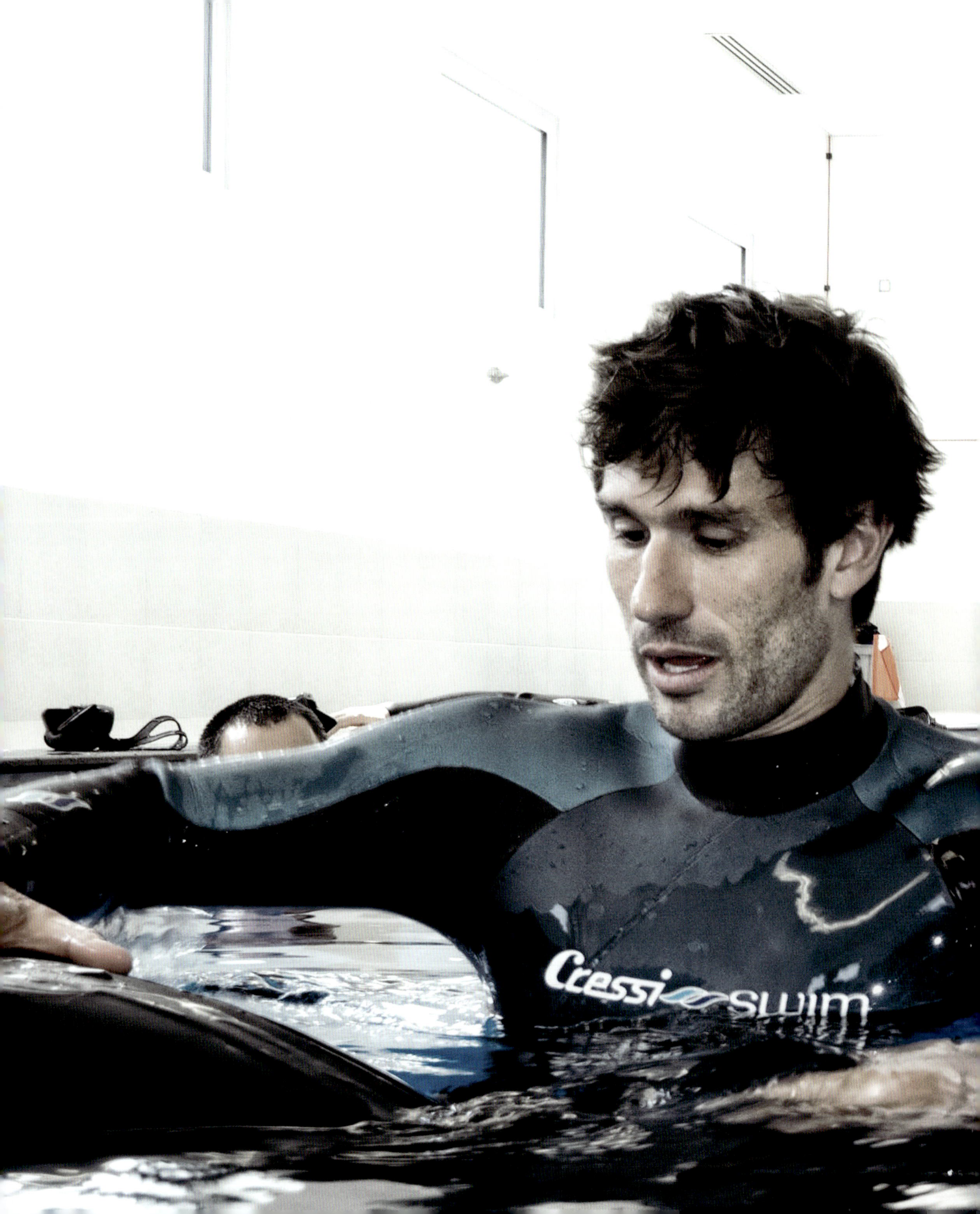
Cressi swim

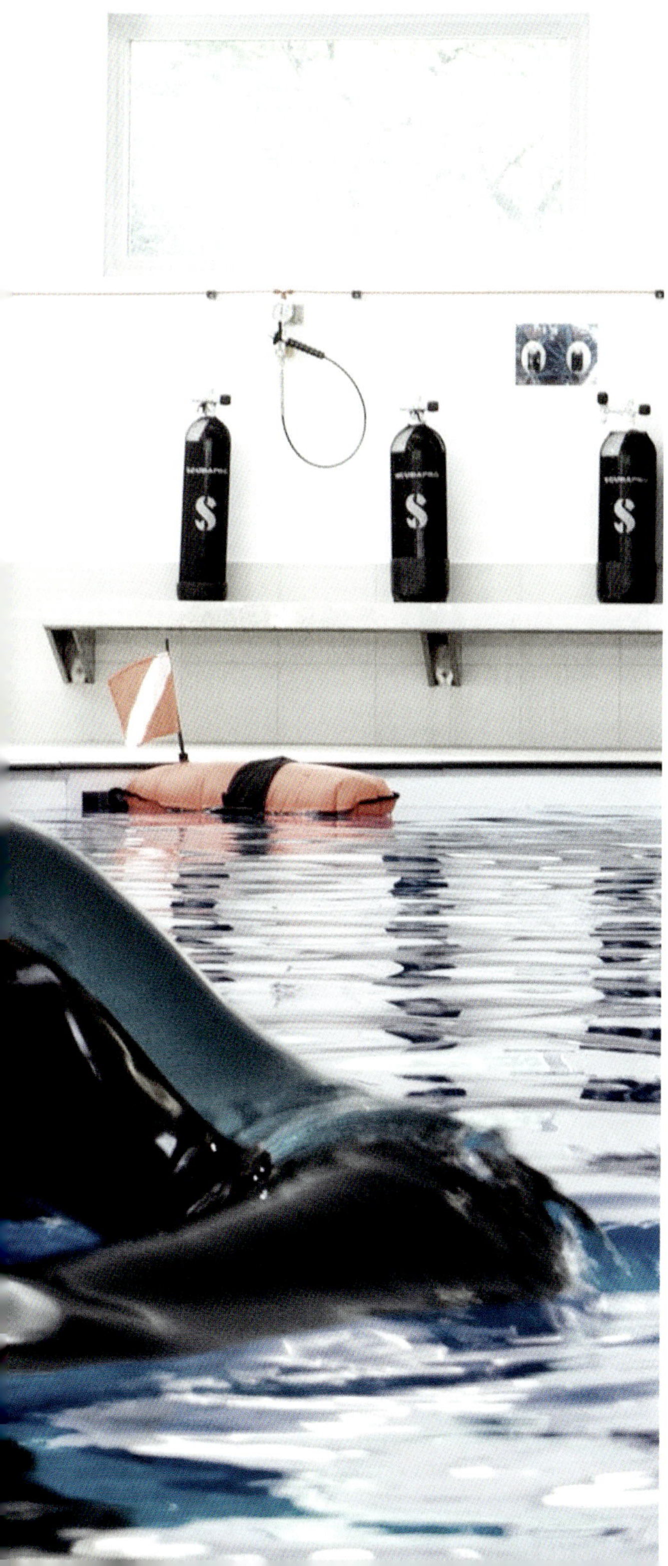

# SEINS VS. DEFIZIT-ORIENTIERUNG

Beim Freediving ist der richtige Moment des Auftauchens sehr wichtig. Taucht man zu lange, bekommt man vielleicht eine Sauerstoffunterversorgung, die zu einem kurzzeitigen Verlust der körperlichen Fähigkeiten oder einem Blackout führen kann. Viele Freediver tauchen auf, und anstatt sich über die erreichte Strecke oder Tiefe zu freuen, kommt sehr oft der Satz *»Mist, da wäre mehr drin gewesen«*. Besonders oft, wenn der Taucher eine persönliche Bestleistung erreicht hat. Also so weit, lange oder tief getaucht ist wie nie zuvor. Das heißt, viele sind so getrieben von ihrem Ehrgeiz, dass sie nicht mehr damit zufrieden sind, etwas erreicht zu haben, was sie noch nie geschafft hatten. Das ist natürlich ein Zeichen von Ehrgeiz, Motivation, hat aber den Nachteil, dass man vor allem, wenn die Erfolge ausbleiben, auf sich und seinen Körper wütend wird. Unser Ansatz ist es aber liebevoll mit unserem Körper umzugehen. Man wird sehr bald merken, dass man seinem Selbst Gutes tut, wenn man seinen Körper gut behandelt. Das bedeutet nicht, dass man seinen Körper nicht mal hart rannehmen darf und auch mal ans Limit bringen kann, doch man macht das Ganze mit einer gewissen Dankbarkeit.

## *ZEIT UND SPASS*

*»Freitauchen steht in einer engen, ebenso leidenschaftlichen wie gefährlichen Beziehung zu Zahlen. Auch wenn sie als Orientierung bezüglich deines Fortschritts und als Motivation dienen, achte immer darauf, eine gewisse Distanz zu ihnen zu bewahren. Wenn die Zahlen zur Obsession werden, ist es vorbei mit deiner Lust und sehr bald auch mit deiner Leistungssteigerung. Deshalb orientiere dich immer am »warum« und nicht am »wie viel«, und ich verspreche dir ewiges Glück bei deiner neuen Lebenskunst.« So der mehrfache Weltmeister Guillaume Néry in seinem Vorwort zu unserem Buch »APNOE«.*

# DEFIZIT-ORIENTIERUNG

Seins Orientierung bedeutet, dass man sich erfreut am Erreichten und sich nicht quält mit dem, was man nicht erreicht hat. Es muss Zeiten geben, in denen man sich hinsetzt und nachdenkt darüber, was in seinem Leben gut gelaufen ist. Was hat man auf der Habenseite zu verbuchen? Man wird sehen, dass man sein Leben nicht ändern kann, aber wenn man sein Denken ändert, wird man entspannter und glücklicher werden.

Das ist natürlich auch wieder eine Übungssache und Gedankenspiele dazu kann man jeden Tag spielen:

- Der Fisch ist voller Gräten? Hmmm, aber die Beilagen sind fantastisch!
- Ich stehe im Stau? Perfekte Möglichkeit, um die Bauch- oder Wechselatmung zu üben!

Der Apnoetaucher, der beim Zeittauchen aufgrund seines hohen $Co_2$-Spiegels von Atemreizen geschüttelt wird und diese unangenehme Situation für mehrere Minuten durchhalten muss, tut das mit einem Lächeln, denn 80 % seines Körpers sind von den Kontraktionen des Zwerchfells nicht betroffen und dürfen entspannen.

Der Kletterer, der an seinem kleinen Finger in der Felswand hängt, unterscheidet sehr gut zwischen dem angespannten Gefühl in der Hand und der Konzentration auf die Entspannung des restlichen Körpers.

## SICHTWEISE

*Der Walhai ist der größte Knorpelfisch der Welt. Siehst du darin den »lieben« Wal oder den »gefürchteten« Hai ? Ändert es deine Sicht, wenn du weißt, dass der Walhai nur Plankton frisst? Es gibt verschiedene Sichtweisen auf ein und dasselbe Objekt. Du entscheidest, ob du dem Alltag mit Angst oder Neugierde und Faszination begegnest.*

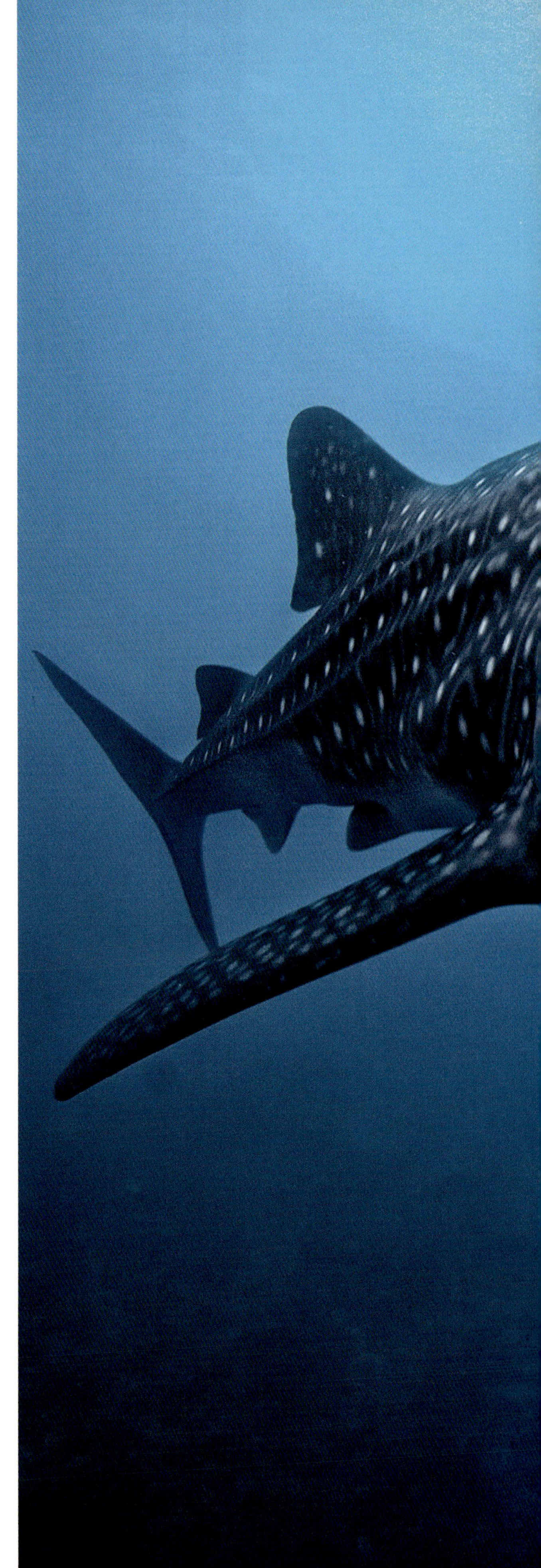

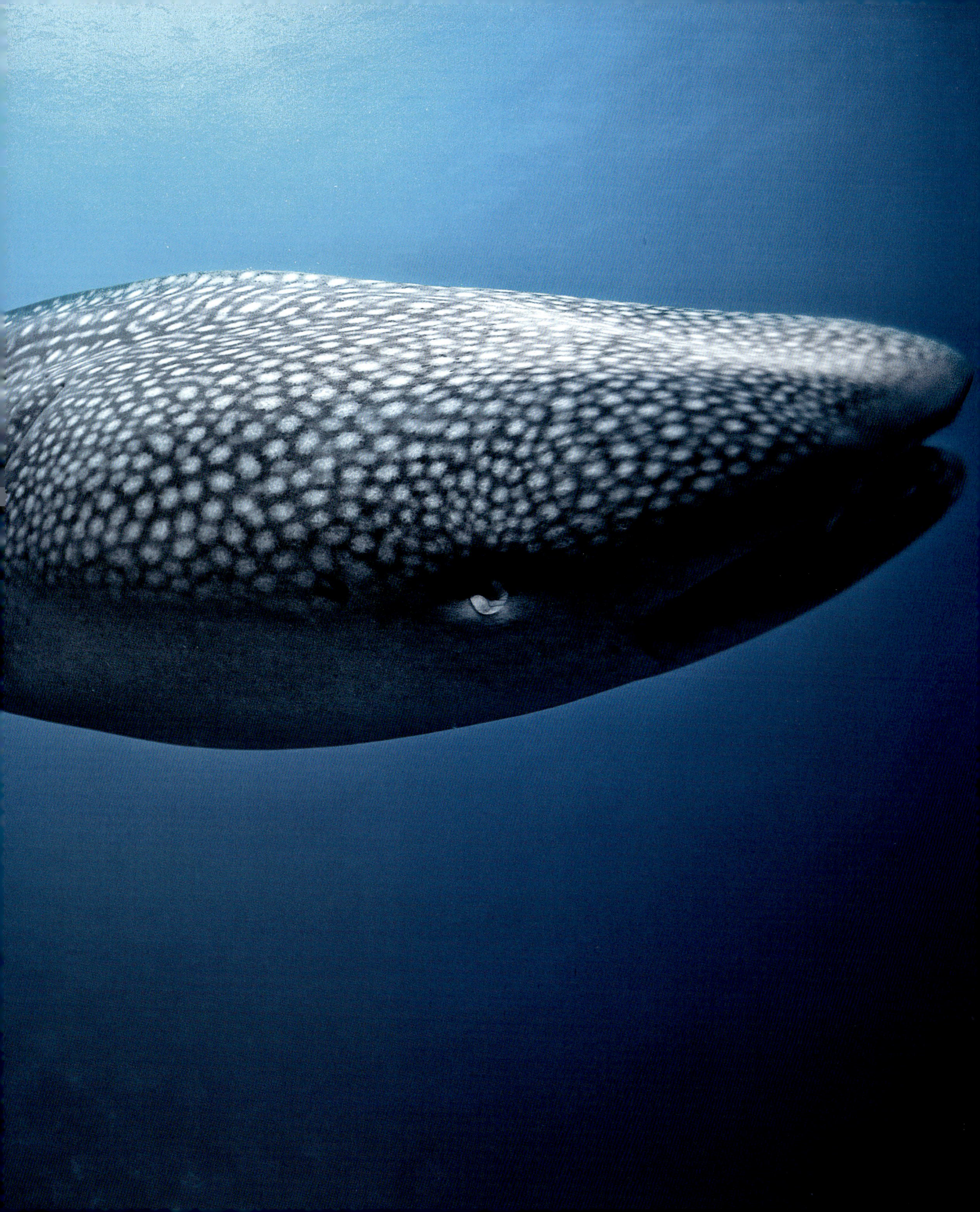

# DAS INNERE UND DAS ÄUSSERE SPIEL

Es gibt vor allem im Sport das Innere und Äußere Spiel. In dem Buch *»Inner game of Stress«* von W. T. Gallwey werden das Innere und Äußere Spiel sehr gut beschrieben. Das Ganze lässt sich in einer Formel zusammenfassen: Leistung = Potenzial – Störung
Einfach gesagt, unser Innerer Zweifler ist dafür zuständig, dass man sein Potenzial nicht vollständig ausschöpfen kann. Seine Kritik fällt dabei auf fruchtbaren Boden, denn er weiß exakt, wo man am verletzlichsten ist und welche Kritik einen am besten aus der Ruhe bringt. Ist man in der Lage seinem Kritiker die passenden Antworten zu liefern, dann ist man eher dazu imstande sein Potenzial vollständig auszuschöpfen.

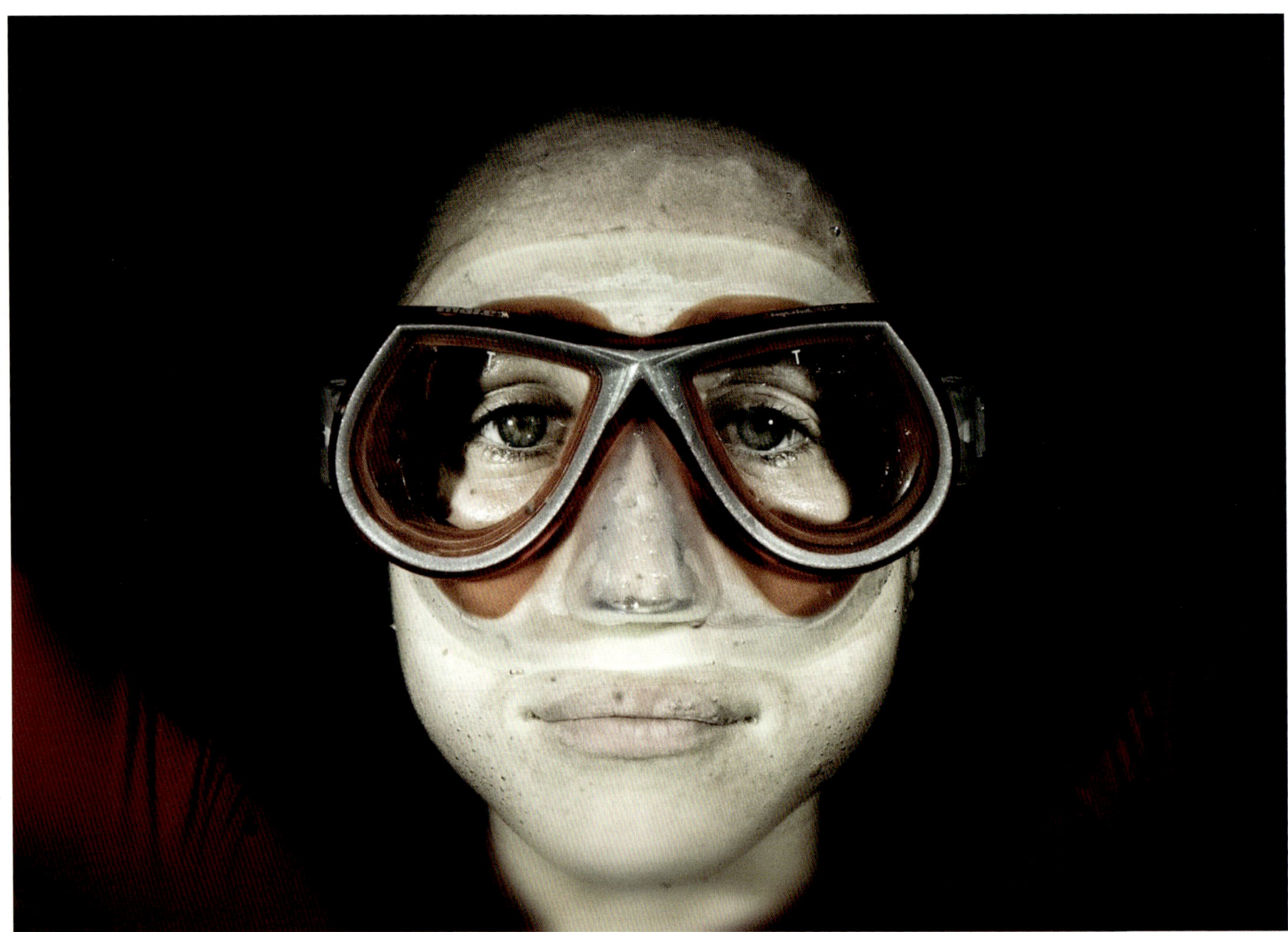

## OFFEN UND GESCHLOSSEN

*Umberto Pelizzari, Freitauchlegende der 1990er-Jahre, sagt, dass man beim Gerätetauchen nach außen schaut, während man bei einem Apnoetauchgang nach innen schaut. Während der Apnoe sind Herz und Seele im Kern unseres inneren Blicks. Das Herz dient der Ruhe, die Seele der Entspannung.*

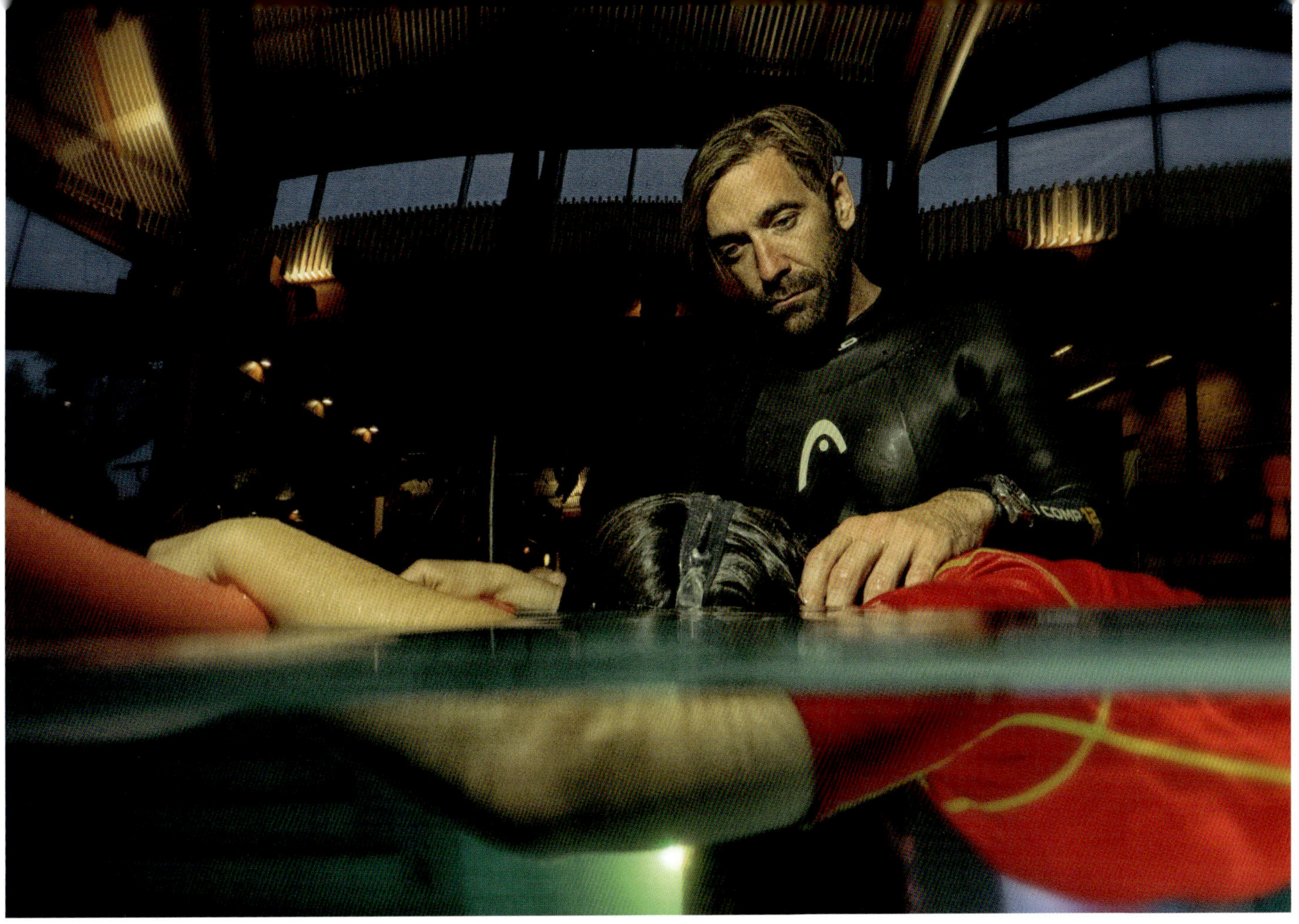

### *EFFIZIENTES COACHING*

*Apnoe ist vor allem eine Reise mit sich selbst. Extrem wichtig ist trotzdem die Rolle des Coaches und vor allem die Energie, die er übermitteln kann. Gute Coaches sind auch geübte »Atmer« und wissen sich zu entspannen, um diese Ruhe dem Taucher zu übermitteln.*

# DAS INNERE GESPRÄCH

Wenn ich beim Apnoetauchen bewegungslos im Wasser liege und versuche so lange wie möglich das Atmen sein zu lassen, dann kommt der innere Zweifler:

- *»Nik, heute ist nicht dein Tag.«*
- *»Nik, das letzte Mal war das alles viel einfacher.«*
- *»Nik, unter uns: Wozu machst du den Scheiß?«*

Er redet mich tatsächlich mit Namen an, sodass ich nicht mehr davon ausgehen kann, dass er jemand anderen meint. Ich aber muss die richtigen Antworten haben und dazu konditioniere ich mich schon vorher. Indem ich weiß, dass er irgendwann kommt, habe ich bereits die Antworten bereit:

- *»Doch, ich fühle mich gut.«*
- *»Auch das letzte Mal war anstrengend, es läuft doch gut.«*
- *»Weil ich es so will und weil ich so gut darin bin.«*

Das Innere Spiel bedeutet nicht nur, dass ich mich in meinem inneren Dialog gut behaupten kann, sondern dass ich meinen persönlichen Plan erfülle.

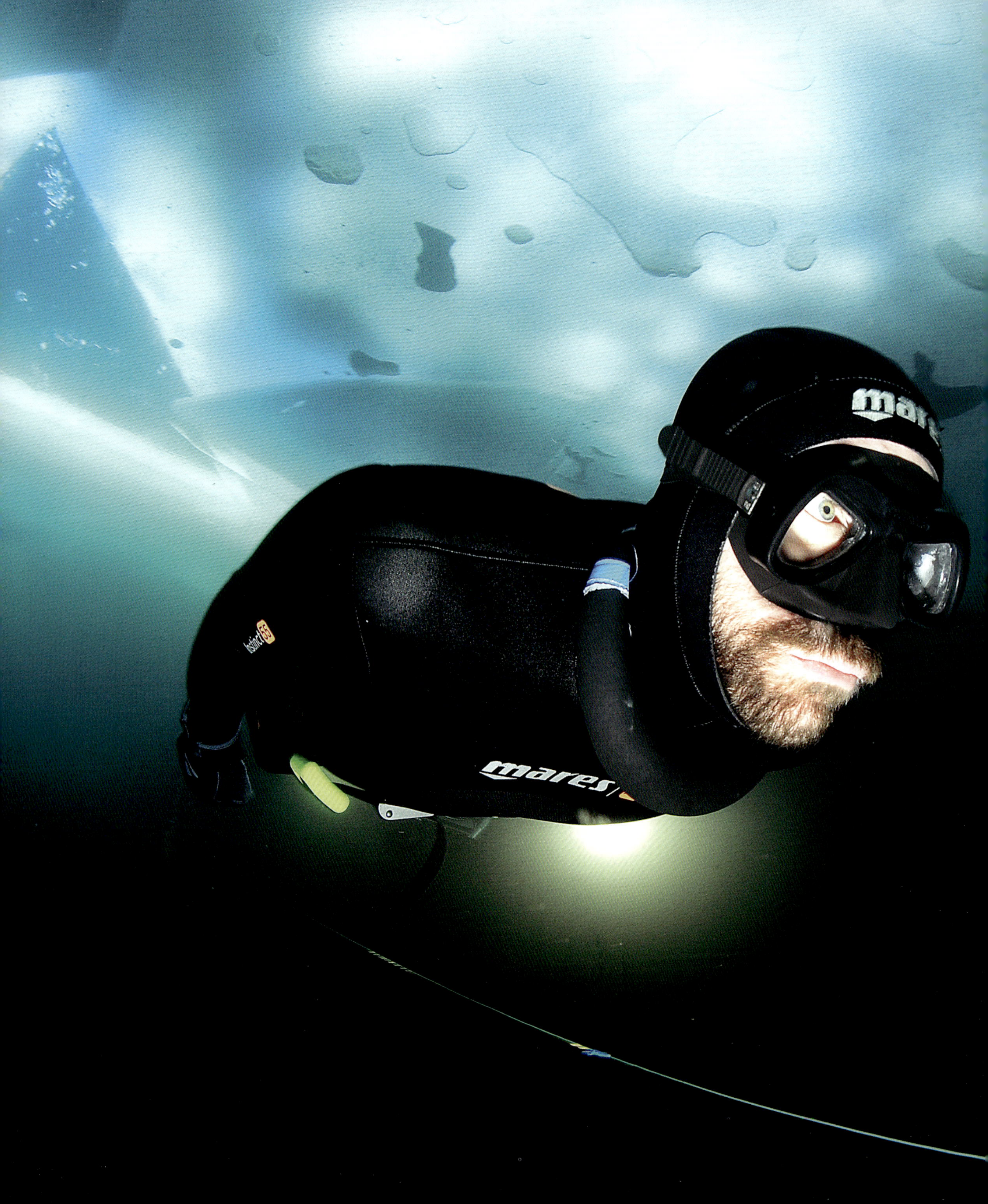
mares

# EIN ERLEBNIS

Im Jahre 2011 hatte ich vor, den Weltrekord im Streckentauchen zu brechen. Mehr als 100 m weit musste ich dazu unter einer geschlossenen Eisdecke tauchen. Um mich im Inneren Spiel gut vorzubereiten, hatte ich einige Monate intensiven Trainings hinter mir und war extrem fokussiert auf den Rekord. Ich beherrschte den Inneren Dialog perfekt und freute mich auf den Tauchgang.

Nach meinen letzten Atemzügen ließ ich mich ins Wasser gleiten und tauchte los. Bereits nach einer kurzen Strecke begannen die Kontraktionen, nach 70 m wusste ich, dass irgendwas nicht stimmt und ich das Loch vielleicht nicht erreichen würde. Bei 105 m erreichte ich das Loch, doch leider mit einer Sauerstoffunterversorgung und einem Verlust der körperlichen Fähigkeiten. Ich fiel zurück ins Wasser und der Rekord war futsch.

## *TRAVELING ON A SINGLE BREATH*

*Mit einem Atemzug kann man viel erreichen. Beim Apnoetauchen reist man mit nur einem Atemzug, und diese Reise steckt voller Erlebnisse. Während meiner Weltrekorde im Streckentauchen unter Eis war ich durch meine Safetydiver mit Tauchgeräten gesichert. Die Herausforderung war es, das Ziel mit nur einem Atemzug zu erreichen. Das war nicht immer leicht, aber es lehrte mich, mich kompromisslos auf ein Ziel zu konzentrieren.*

# MISSERFOLG

Den Misserfolg unter den Augen des Fernsehens, meines Sponsors, meines Bürgermeisters und der Zuschauer war natürlich schlimm und enttäuschend. Die Tage danach aber lief ein interessanter Prozess ab. Ich hatte zwar das Äußere Spiel verloren, ich hatte den Rekord nicht geschafft, das Innere Spiel hatte ich aber gut gespielt. Ich war perfekt vorbereitet, ich hatte die Bedingungen so gut es mir möglich war simuliert und viele anstrengende Trainingseinheiten in kalten Seen gemacht. Alle meine von mir gesetzten Regeln hatte ich eingehalten ... und bin dabei gescheitert. Hätte ich in der Vorbereitung geschludert, wäre ich zuhause auf der Couch gesessen, anstatt im kalten See zu trainieren, dann hätte ich mir das vorwerfen können, doch für mich in der damaligen Situation hatte ich alles richtig gemacht. Wir können nicht immer gewinnen, denn das ist auch von äußeren Einflüssen abhängig, aber wenn wir konsequent an unserem Inneren Spiel arbeiten, dann sind wir sicherlich erfolgreicher und zufriedener.
Ich habe den Rekord eine Woche später problemlos geschafft.

### *DIE ZEIT DAUERT NUR EINE ZEIT*

*Es ist natürlich wunderschön Weltrekordhalter zu sein. Dabei kannst du dir eine Weltkarte anschauen und egal, wo du schaust, du bist der Beste. Die Gefahr dabei könnte sein, ständig nach neuen Rekorden zu streben. Rekorde sind Ephemere und dauern nur eine Zeit: Ich habe eine neue Tür geöffnet, jemand anderes darf jetzt dahinterschauen. Was für ewig bleibt, ist die Belohnung des Engagements.*

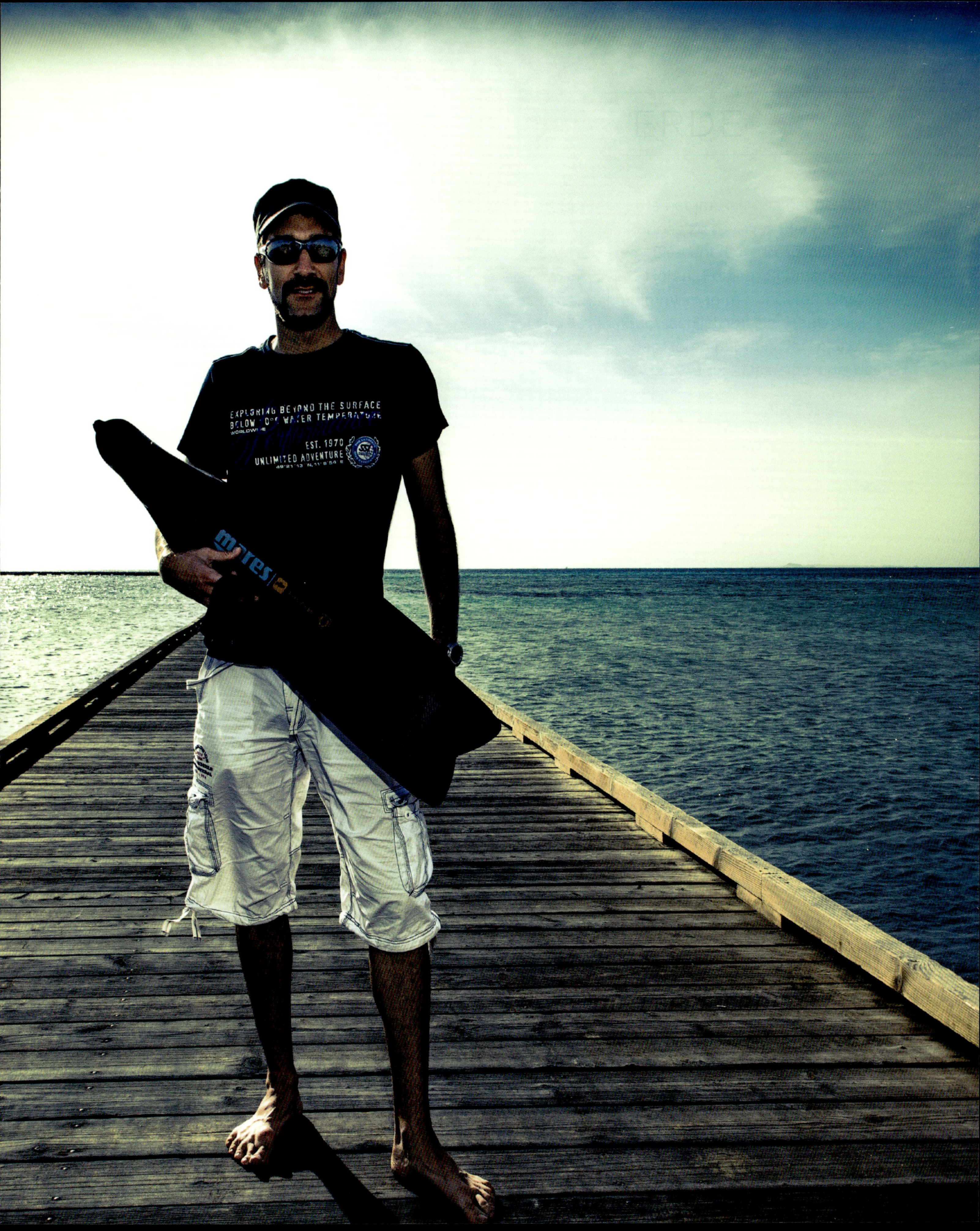
EXPLORING BEYOND THE SURFACE
EST. 1970
UNLIMITED ADVENTURE
mares

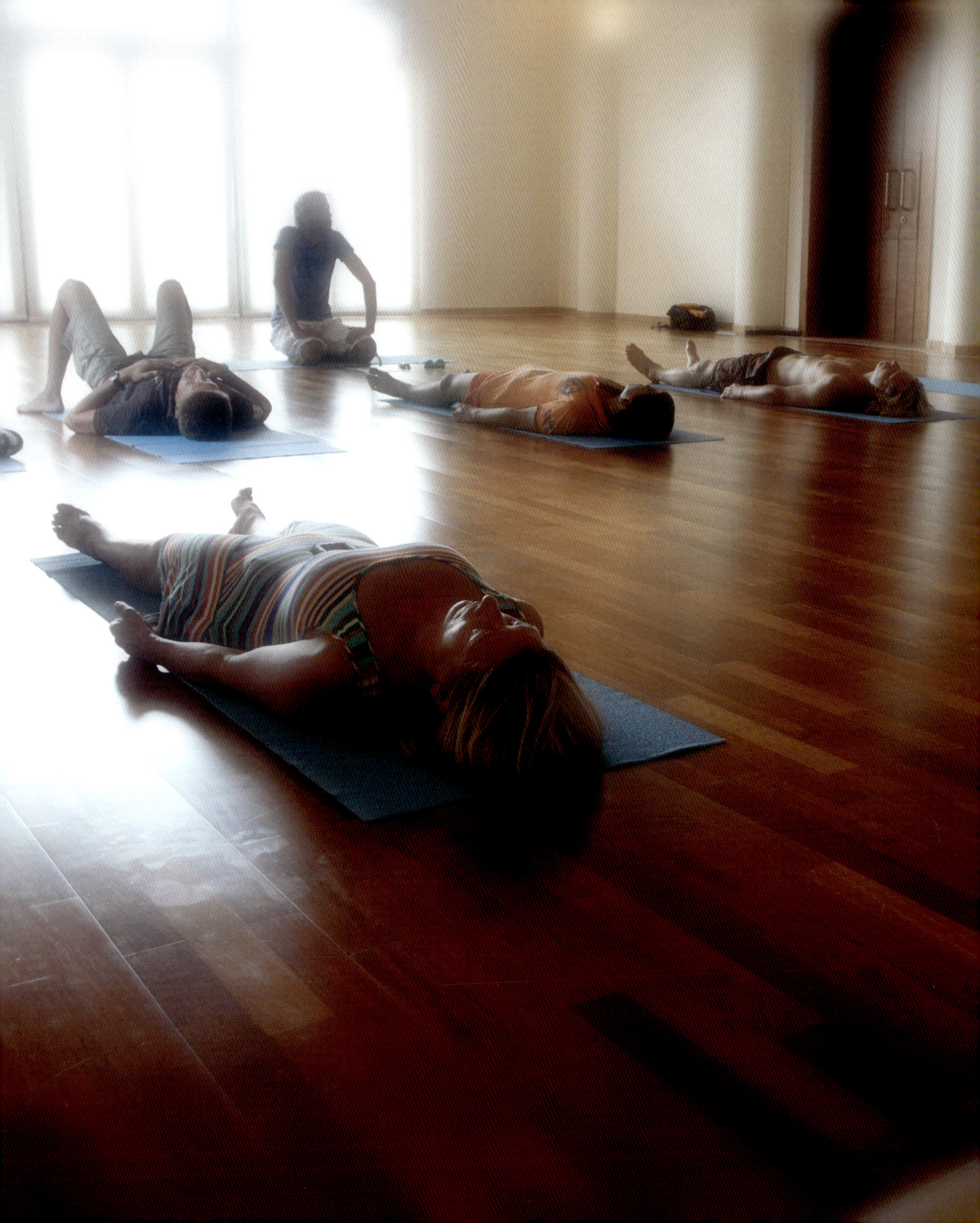

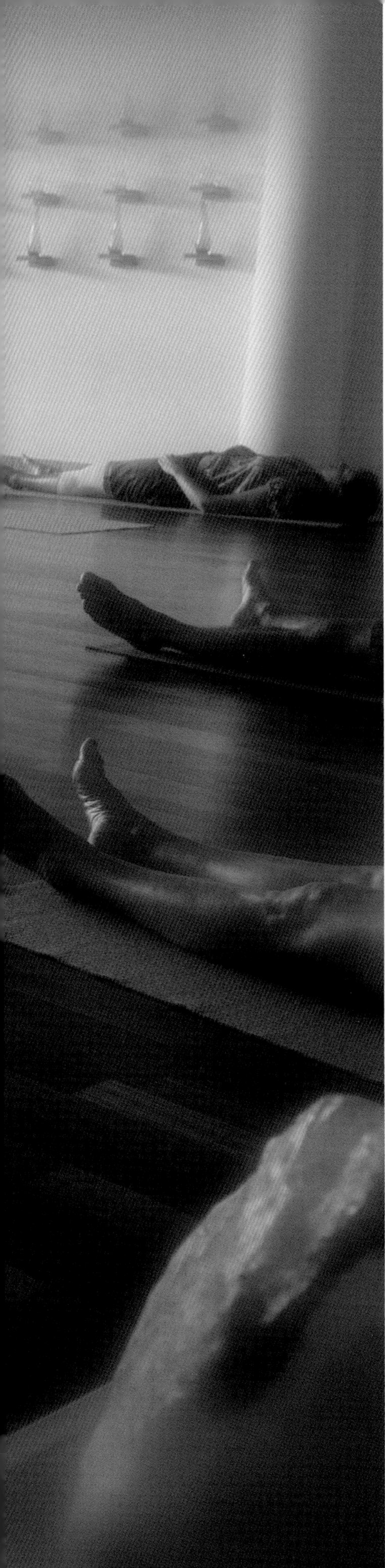

# AUTOGENES TRAINING

Das autogene Training ist eine Form der Selbsthypnose, die dabei helfen soll das Unterbewusstsein zu trainieren. Die Wirksamkeit ist mehrfach nachgewiesen, insbesondere dann, wenn das autogene Training häufig und regelmäßig praktiziert wird.
Es besteht dabei aus sieben Übungen, von denen wir fünf benutzen. Wichtig dabei ist es entspannt auf einer Matte zu liegen und jeden Muskel bewusst entspannt zu halten. Ich sage mir:

- »Ich bin ganz ruhig« (Ruheformel).
- »Meine Arme und Beine sind ganz schwer« (Schwereformel).
- »Meine Arme und Beine sind ganz warm« (Wärmeformel).
- »Mein Atem fließt ruhig und gleichmäßig.«
- »Mein Herz schlägt ruhig und regelmäßig.«

Die Sätze werden drei- bis sechsmal wiederholt. Das autogene Training ist interessant, weil es zum Einen die Atmung mit einbezieht, ein Körperbewusstsein schafft, den Blick nach Innen eröffnet, an Land geübt und zum Anderen im Wasser angewendet werden kann.
Diese Übung kann auch in der sogenannten Droschkenkutscherhaltung erfolgen. Entspannender ist es natürlich auf der Matte zu liegen. Die Haltung im Sitzen ermöglicht es aber in jeder Situation (in der Straßenbahn, bei kurzer Rast auf einem Parkplatz, im Büro, auf der Arbeitsstelle) eine kurze Auszeit zu nehmen. Mithilfe des Autogenen Trainings wird die Entspannung trainiert und bei Bedarf abgerufen. Aber Achtung, nirgends darf durch unsere Entspannungsübungen eine Gefährdung für uns selbst oder andere entstehen.

### मन्त्र - *MANTRA*

*Mantras werden im Yoga als heilige Silben bezeichnet, die eine spirituelle Kraft freisetzen und durch wiederholtes - auch innerliches - Aufsagen, das Denken vor schädlichen Vorstellungen schützen. In der Meditation hilft ein Mantra dem unruhigen Geist, sich auf die Inhalte der Worte zu konzentrieren und nicht abzuschweifen oder sich negativen Gedanken hinzugeben.*

# YOGA NIDRA

Bei Yoga Nidra handelt es sich um einen psychischen Schlaf, in dem die seelischen und geistigen Aktivitäten zur Ruhe kommen sollen. Durch die bewusste Tiefenentspannung soll der Körper wieder frischer, Nervosität abgebaut und aus dem Unterbewusstsein Kraft gezogen werden. Yoga Nidra versucht die Alpha-Phase - also die Phase zwischen Wachsein und Schlafen - herzustellen. Das Hier und Jetzt spielt auch bei YN die tragende Rolle. Das Leben ist jetzt und jetzt und jetzt ... Das an morgen und gestern denken soll ausgeblendet werden. In der Phase zwischen Schlaf und Wachsein gibt es keine Ängste, keine Sorgen und auch keine Probleme. Der überwiegende Teil der Übungen besteht aus Körperwahrnehmung.

**Yoga Nidra werden folgende positive Effekte nachgesagt:**

- Regeneration von Körper und Geist.
- Stärkung der Willenskraft.
- Förderung der Kreativität.

## *HYPNOSE*

*Die Hypnose ist beschrieben als das Verfahren zum Erreichen einer hypnotischen Trance. Diese Form der Trance ist gekennzeichnet durch einen tief entspannten Wachzustand, dessen Besonderheit eine extrem eingeschränkte und auf wenige Inhalte ausgerichtete Aufmerksamkeit ist. Man spricht auch von »hypnotischer Induktion« oder »Hypnose im engeren Sinne«. Jeder Apnoetauchgang beinhaltet einen großen Teil an Selbsthypnose.*

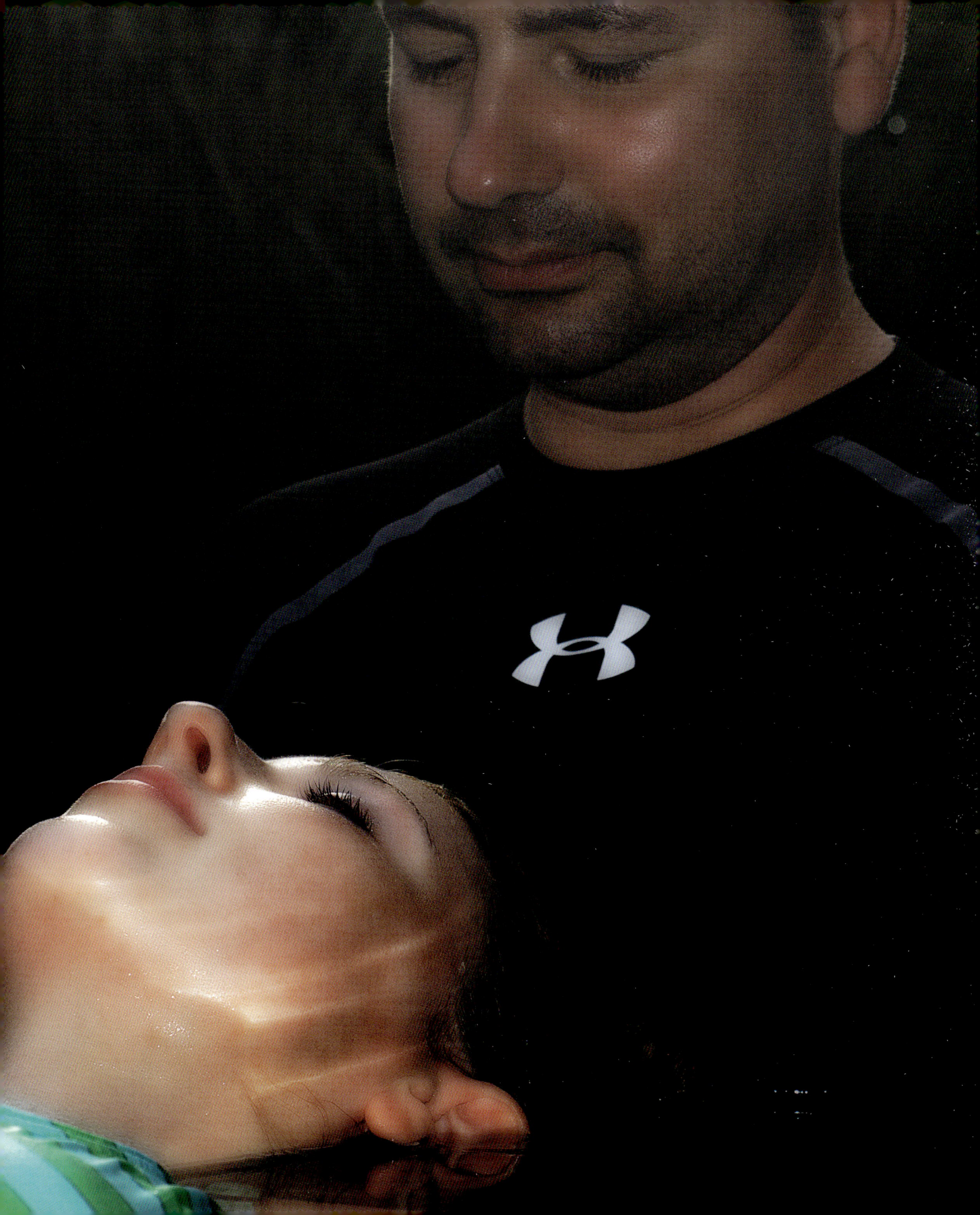

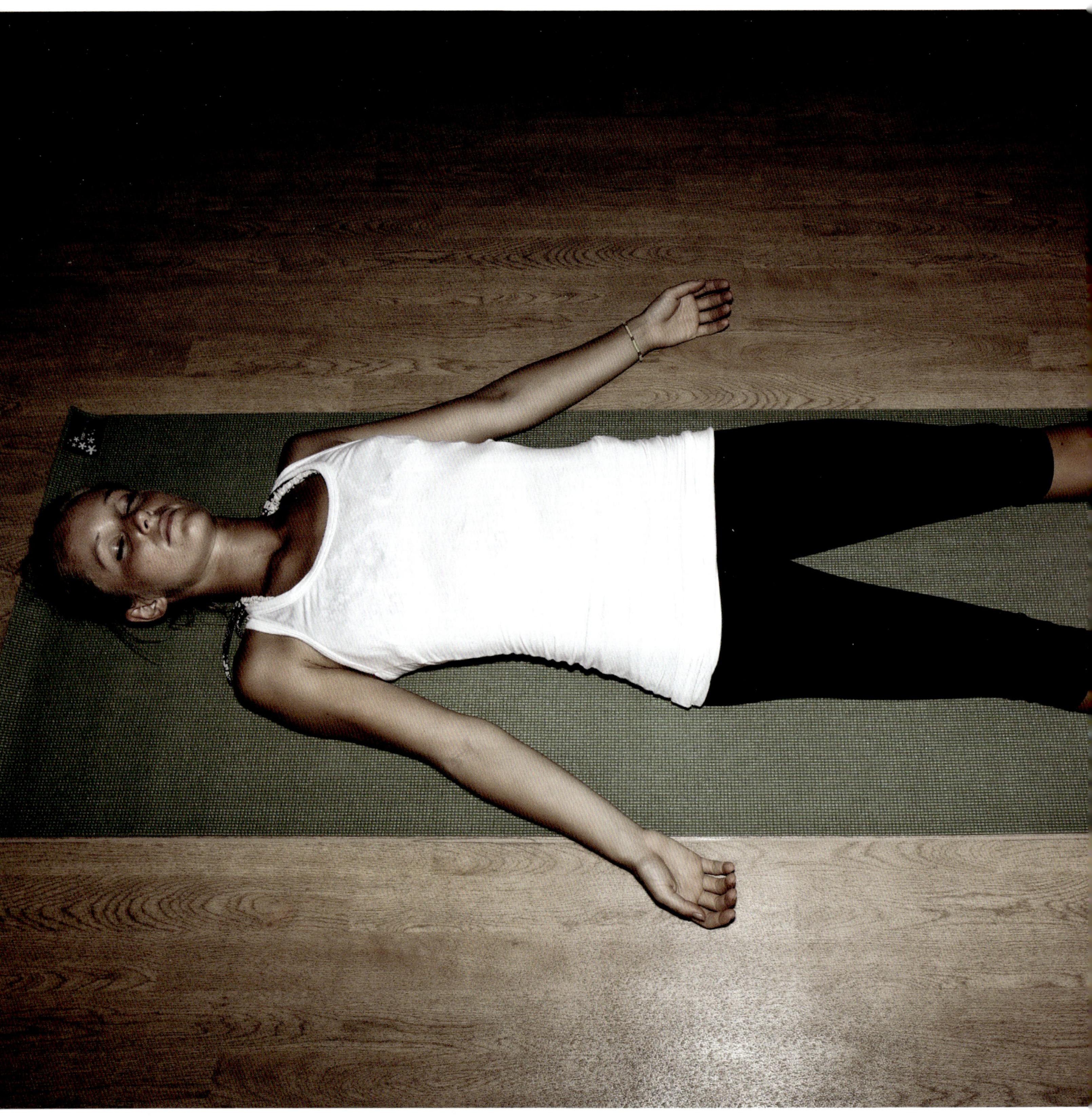

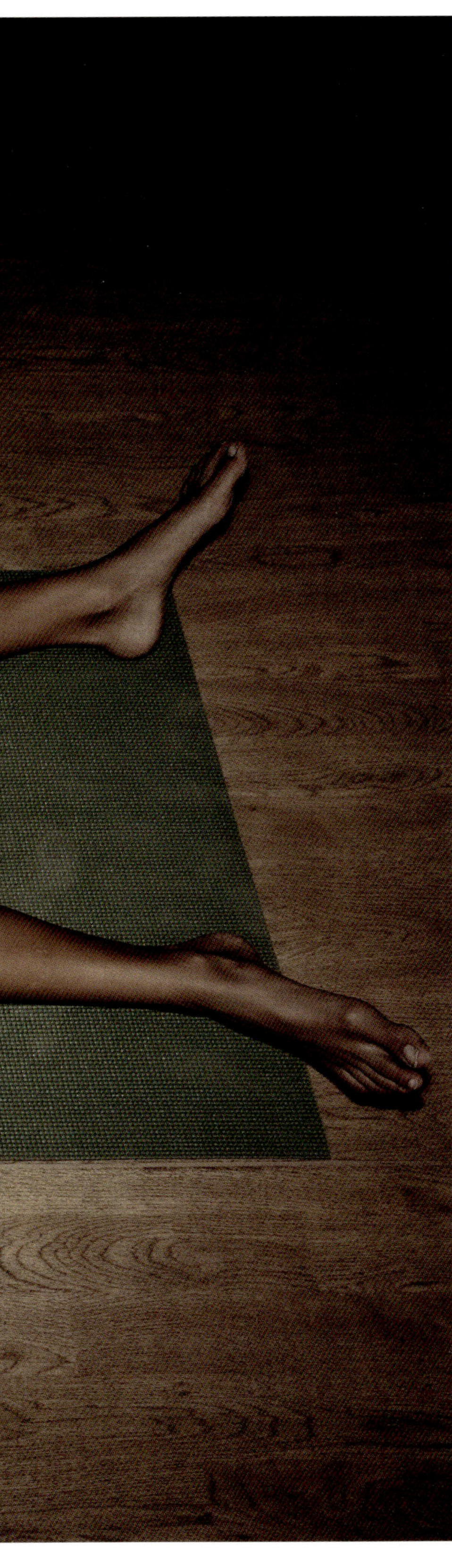

# BODYSCAN

Auch der Bodyscan hat seinen Ursprung im Yoga Nidra. Dabei berührt man die einzelnen Körperteile nur kurz mit seiner Aufmerksamkeit und geht so durch den gesamten Körper. Da mit jeder Region auch gleichzeitig überprüft wird, ob diese auch komplett entspannt ist, sollte nach einer kompletten Runde jeder einzelne Muskel im Körper entspannt sein.

Man macht nun eine Reise durch seinen Körper, spürt die einzelnen Körperteile.

- Spüre Deinen rechten Fuß – kurze Pause – spüre das rechte Fußgelenk, den rechten Unterschenkel, das rechte Knie – kurze Pause – spüre den rechten Oberschenkel, die rechte Gesäßhälfte – kurze Pause – spüre das ganze rechte Bein auf einmal.
- Spüre Deinen linken Fuß – kurze Pause – spüre das linke Fußgelenk, den linken Unterschenkel, das linke Knie – kurze Pause – spüre den linken Oberschenkel, die linke Gesäßhälfte – kurze Pause – spüre das ganze linke Bein und Gesäß zusammen.
- Spüre die Finger der rechten Hand, die rechte Hand – kurze Pause – spüre das rechte Handgelenk, den rechten Unterarm, den rechten Ellenbogen – kurze Pause – spüre den rechten Oberarm, die rechte Schulter – kurze Pause – spüre den ganzen rechten Arm und die Schulter zusammen.
- Spüre die Finger der linken Hand, die linke Hand – kurze Pause – spüre das linke Handgelenk, den linken Unterarm, den linken Ellenbogen – kurze Pause – spüre den linken Oberarm, die linke Schulter – kurze Pause – spüre den ganzen linken Arm und die Schulter zusammen.
- Spüre den Bauch, den Bauchnabel – kurze Pause – den Brustkorb, die Schlüsselbeine – kurze Pause – spüre den Hals – kurze Pause.

## *MINDFULNESS*

*Die Mindfulness-Meditation oder die »Mindfull based stress reduction« ist eine Entspannungsmethode, die erst seit einigen Jahren praktiziert wird und für viel Aufmerksamkeit gesorgt hat. Es bedeutet Achtsamkeit im täglichen Leben. Was man macht, tut man bewusst und bricht somit aus dem Hamsterrad aus, in dem man sich gehetzt fühlt. Der Bodyscan ist eine perfekte Möglichkeit, in den eigenen Körper hineinzuführen und durch diesen Dialog mit sich selbst mehr bei sich zu sein.*

- Spüre die ganze Körpervorderseite auf einmal – kurze Pause.
- Spüre den Rücken, spüre das Steißbein, die Lendenwirbelsäule und Lenden, die Brustwirbelsäule – kurze Pause.
- Spüre die Rückseite des Brustkorbes, die Halswirbelsäule, den Nacken, die Schulterblätter – kurze Pause.
- Spüre die ganze Wirbelsäule und den ganzen Rücken auf einmal – kurze Pause.
- Spüre den Kopf. Spüre den Unterkiefer, Zunge, Oberkiefer, Wangen, Nase, Augen, Augenlider, Augenbrauen, Stirn, Kopfhaut und die Ohren – kurze Pause.
- Spüre den ganzen Kopf – kurze Pause – spüre den ganzen Körper – kurze Pause.
- Richte Deine Achtsamkeit auf den ganzen Körper. Spüre die Entspannung im ganzen Körper. Genieße nun noch einige Minuten die Entspannung.
- Vertiefe langsam die Atmung – bewege die Hände und Füße und öffne langsam wieder die Augen.

Das Scannen ist so etwas wie ein Abfragen der einzelnen Teile oder Regionen des Körpers. Das Ganze schult das Körperempfinden und hat zur Folge, dass man bewusster die einzelnen Muskeln ansprechen und entspannen kann.

## BODYSCAN

*Wenn beim Relaqua der Bodyscan durchgeführt wird, dann fühlt man sehr häufig, dass nicht jeder Muskel entspannt war. Genauso geht es im Alltag, im Auto, im Büro. Wieder und wieder muss man die Entspannung finden und dabei merkt man »Oh, stimmt … Nacken zuerst entspannen !«*

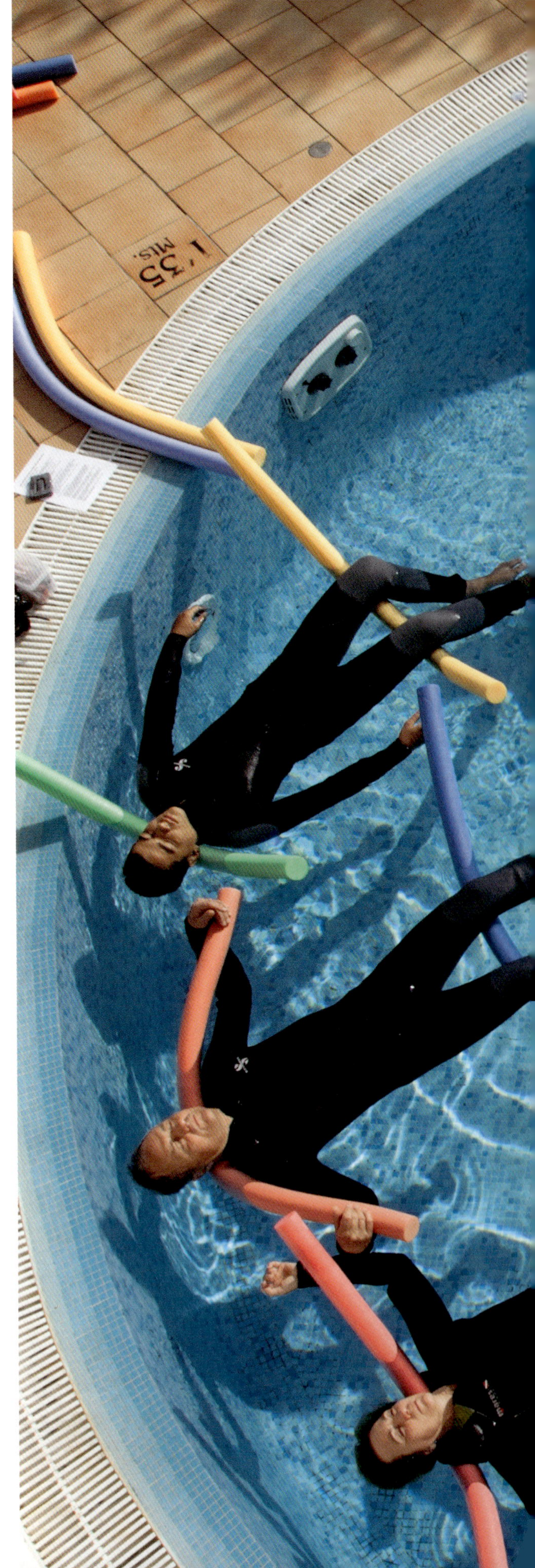

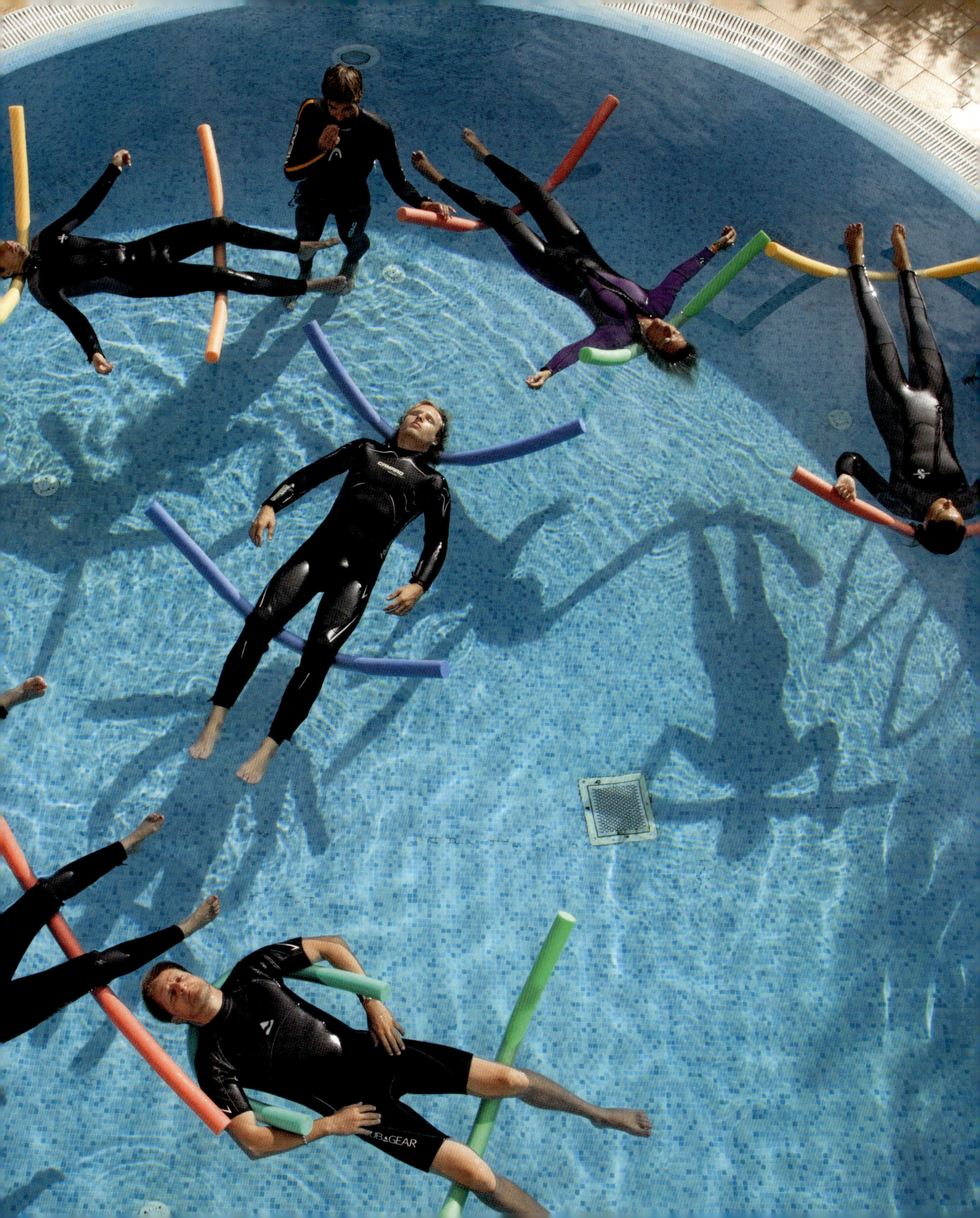

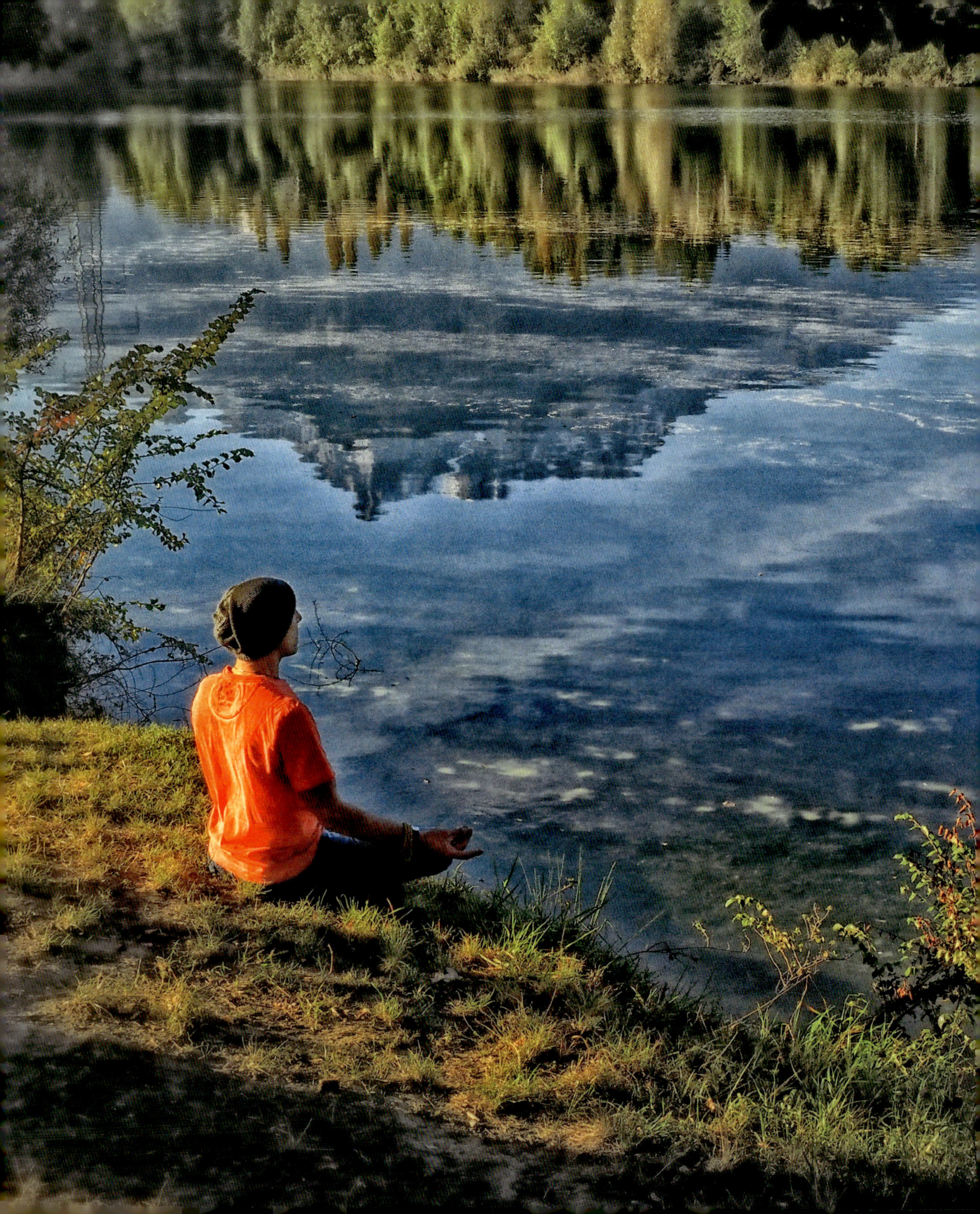

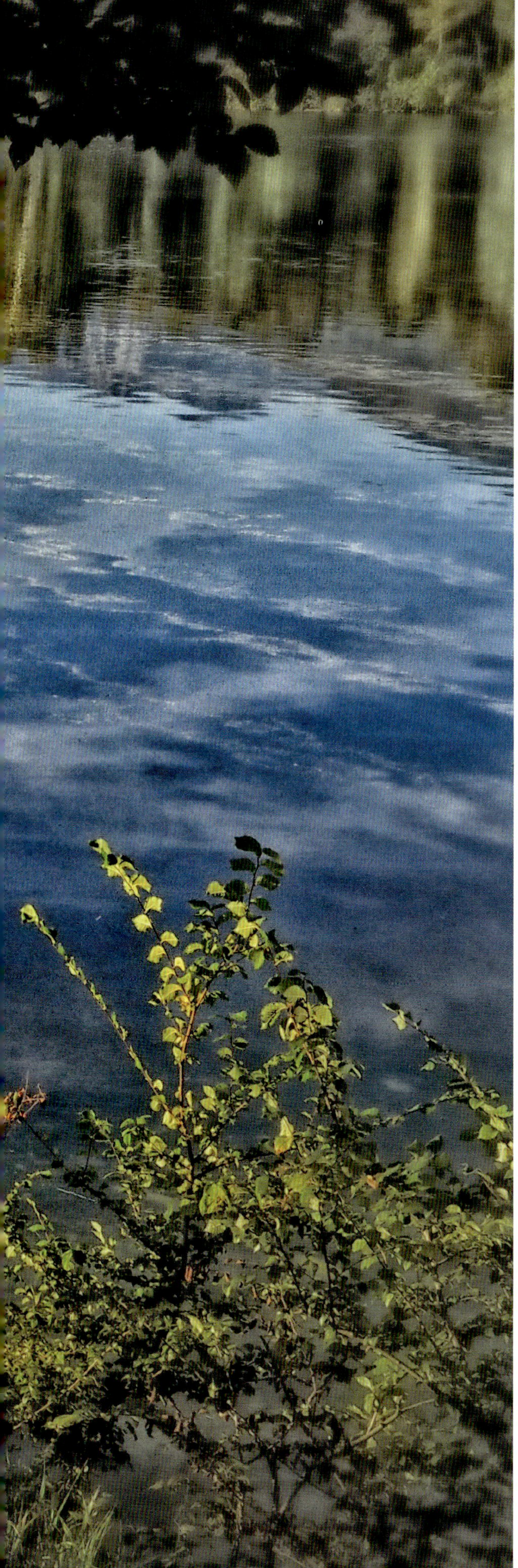

# MEDITATION

Die Meditation in ein paar Sätzen zu beschreiben ist sehr schwer, denn es gibt unzählige Formen der Meditation, wie z.B. Sonnenmeditation, Meditationstänze, Zenmeditationen und vieles mehr. Abgesehen von spezielleren Meditationsarten drehen sich fast alle darum:

- Im Hier und Jetzt zu sein. Man ist nicht der Sklave seiner Sorgen und Probleme, sondern ist nun bei sich, seinem Herzschlag, seiner Atmung.
- Wenn Gedanken auftauchen, so lässt man diese vorbeiziehen, ohne sie zu bewerten.
- Man versinkt in eine achtsame Wahrnehmung, weg vom Denken und hin zum Spüren. Man spürt, wie man auf der Matte sitzt, wie die kühle Luft in den Körper strömt und danach die warme Luft wieder ausgeatmet wird.

Dabei wird von den Meditationsforschern immer wieder behauptet, dass die Möglichkeit, die Meditation als Puffer zu verwenden, dazu führt, dass man insgesamt ruhiger wird und nicht so schnell aus der Ruhe kommt. Starke emotionale Ausschläge durch Sorgen, Probleme, Freude etc. können schneller zur mentalen Erschöpfung führen.

## BEQUEMLICHKEIT

*Die Entspannung zur Meditation kann nur erreicht werden, wenn der Körper auch entspannt ist. Entscheidend ist nicht, ob man in einer Lotus-Haltung sitzen kann: Es geht darum komfortabel zu sitzen, ohne dass die Bauchatmung irgendwie begrenzt wird. Wenn das auf einem Stuhl ist, dann sei es so: Stühle sind wunderschön für die Meditation!*

# ATEMSITUATION

Ich sitze im Büro und habe einen riesigen Fehler gemacht, der die Firma viel Geld kostet. Mir wird heiß und mein Herz schlägt schneller. Ich trage dieses Problem tagelang mit mir herum und habe schlaflose Nächte. Es gibt natürlich auch richtig schlimme Dinge, wie Krankheiten, Existenzängste und vieles mehr, doch genau in dieser Situation kann der geübte Meditierende gegensteuern und sich in sich zurückziehen. Auch im Alltag wird er in der Lage sein, einen Puffer aufzubauen und diese Gedanken neutral aus einer Art außenstehenden Position zu betrachten, ohne sie zu bewerten. In diesem Moment sind wir aus dem negativen Gedankenkarussell ausgestiegen und werden vom Getriebenen wieder zum/zur Herr/Frau im eigenen Haus (Körper). Dabei kann die Meditation auch dabei helfen, einen Streit oder eine Meinungsverschiedenheit nicht eskalieren zu lassen und auf der sachlichen Ebene zu bleiben. Sobald ich einen vermeintlich persönlichen Angriff, der mir den Kamm schwellen lässt, zunächst hinterfrage: »Oh, das scheint mich wirklich zu ärgern, warum eigentlich?«, dann reagiere ich nicht unprofessionell und emotional, sondern überlegt und ruhig. Eine der besten Formen der Meditation ist das Erreichen der gedanklichen Leere. Ich ziehe mich in meinen Raum zurück und denke an nichts. Alle Gedanken, Probleme und Störungen sind weg, unser Geist entspannt sich. Beim Relaqua ermöglichen diese Puzzlestücke: die Reduzierung der Sinne, die Schwerelosigkeit, den unterstützenden Tauchreflex, die Nichtatmung (Kumbhaka), einen einfacheren Weg in die Meditation und eine vergrößerte gefühlte Tiefenentspannung. Die gedankliche Leere wird daher beim Relaqua schon sehr häufig auch von Beginnern erfahren.

## *UNBEQUEMLICHKEIT*

*Eine schlechte Haltung, ungesunde Ernährung, verschmutzte Luft oder Geräusche sind alles Störungen, die das Leben schwer machen. Der mentale Zustand von Relaqua und die Schwerelosigkeit im Wasser ermöglichen es, sich von seinen Sinnen zu trennen und dabei solche negativen Gefühle zu beseitigen.*

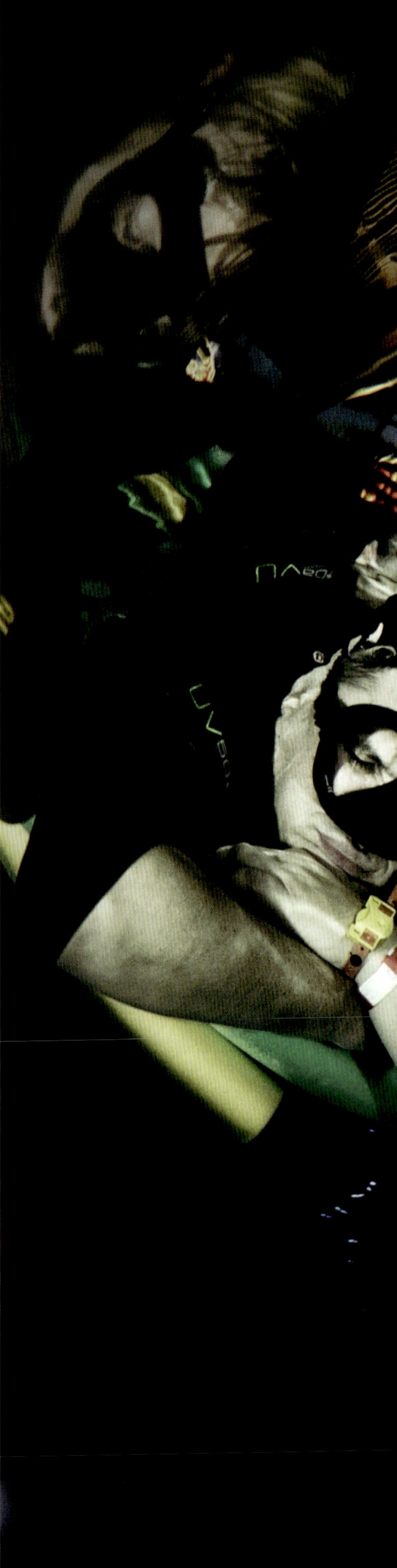

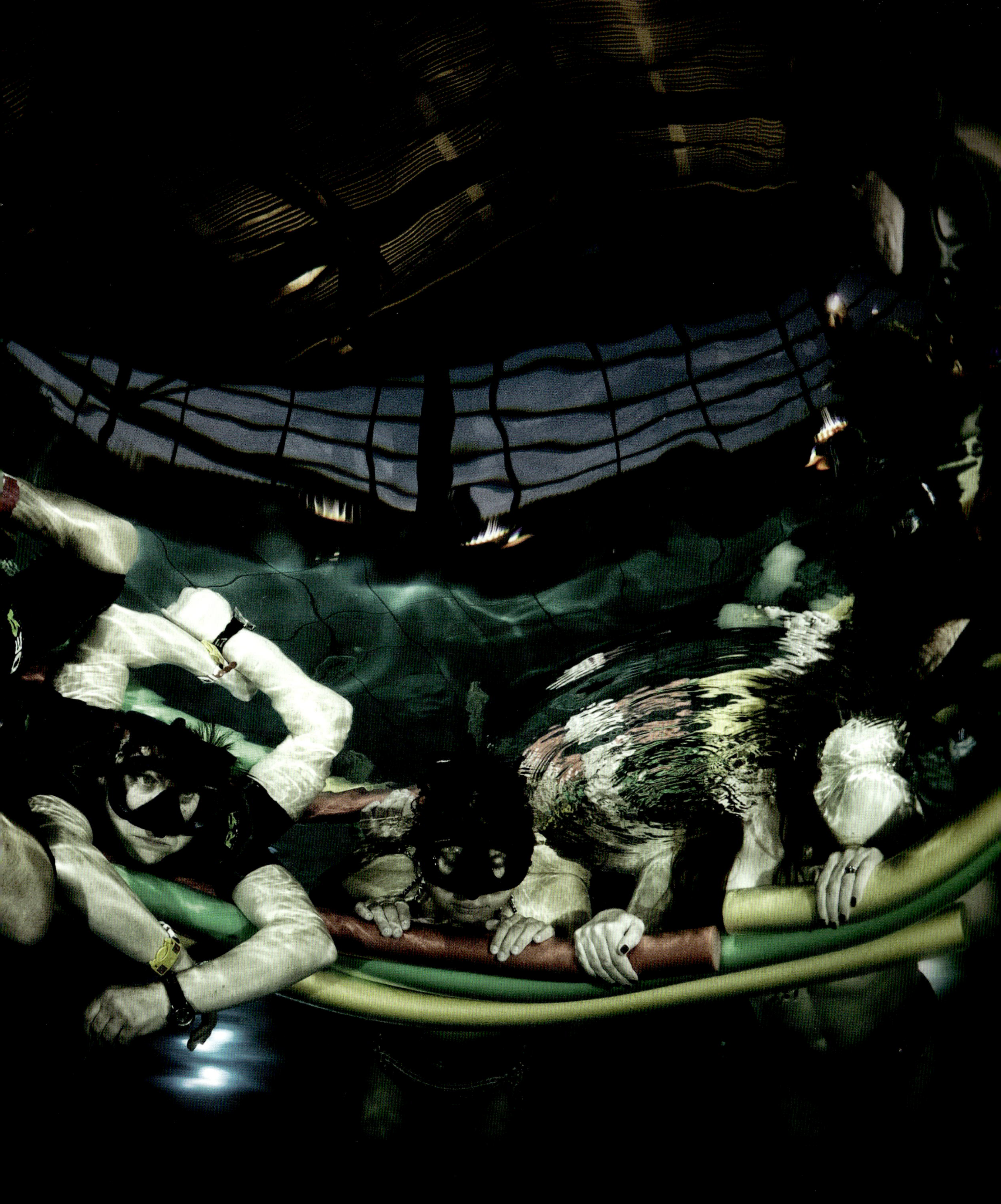

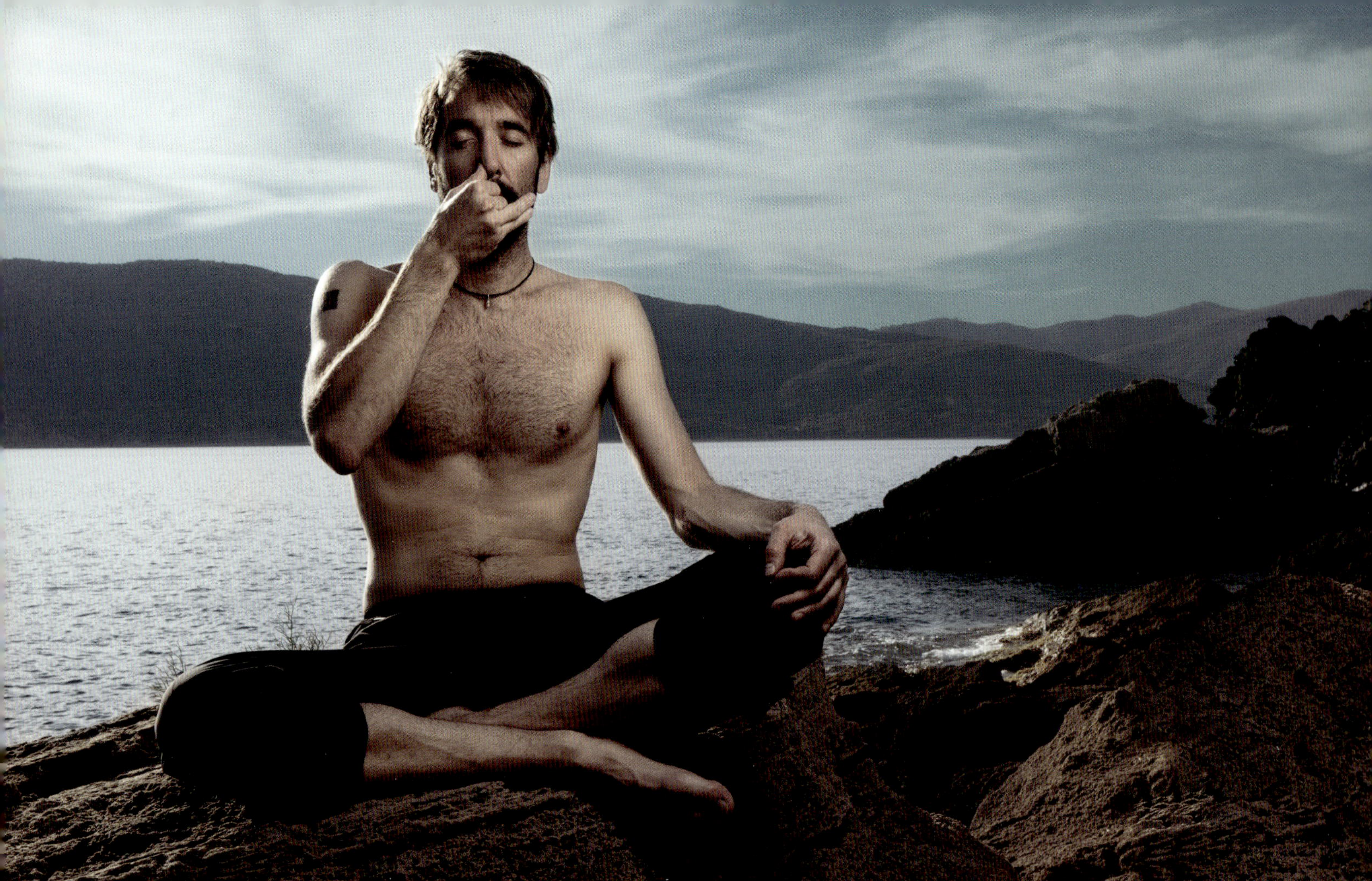

# ATEMMEDITATION

**VON SWAMI SARADANANTA**

(aus dem Buch *»Atem-Kraftquelle Deines Körpers«*) – in jeden Tagesablauf zu integrieren:

Setze Dich in einer bequemen Haltung hin, sodass Du aufgerichtet bist und eine geöffnete Haltung hast, das bedeutet, dass Du tief ein- und ausatmen kannst. Eine geöffnete Haltung erreichst Du, indem Du den Rücken bis zum Scheitel gerade machst und Dein Blick einen Punkt auf Höhe Deiner Augen fixiert, sodass Dein Kinn leicht angehoben sein muss. Deine Schultern hängen nach unten, fallen aber nicht nach vorne, Deine Hände ruhen in Deinem Schoß.

## *ATEMMEDITATION*

*Diese Atemmeditation sollte im Idealfall 10–20 Minuten täglich praktiziert werden. Immer, wenn dabei wieder Gedanken kommen, muss die Aufmerksamkeit wieder zum Atem zurückgelenkt werden. Danach langsam aufstehen und die Entspannung und Ruhe bewusst wahrnehmen.*

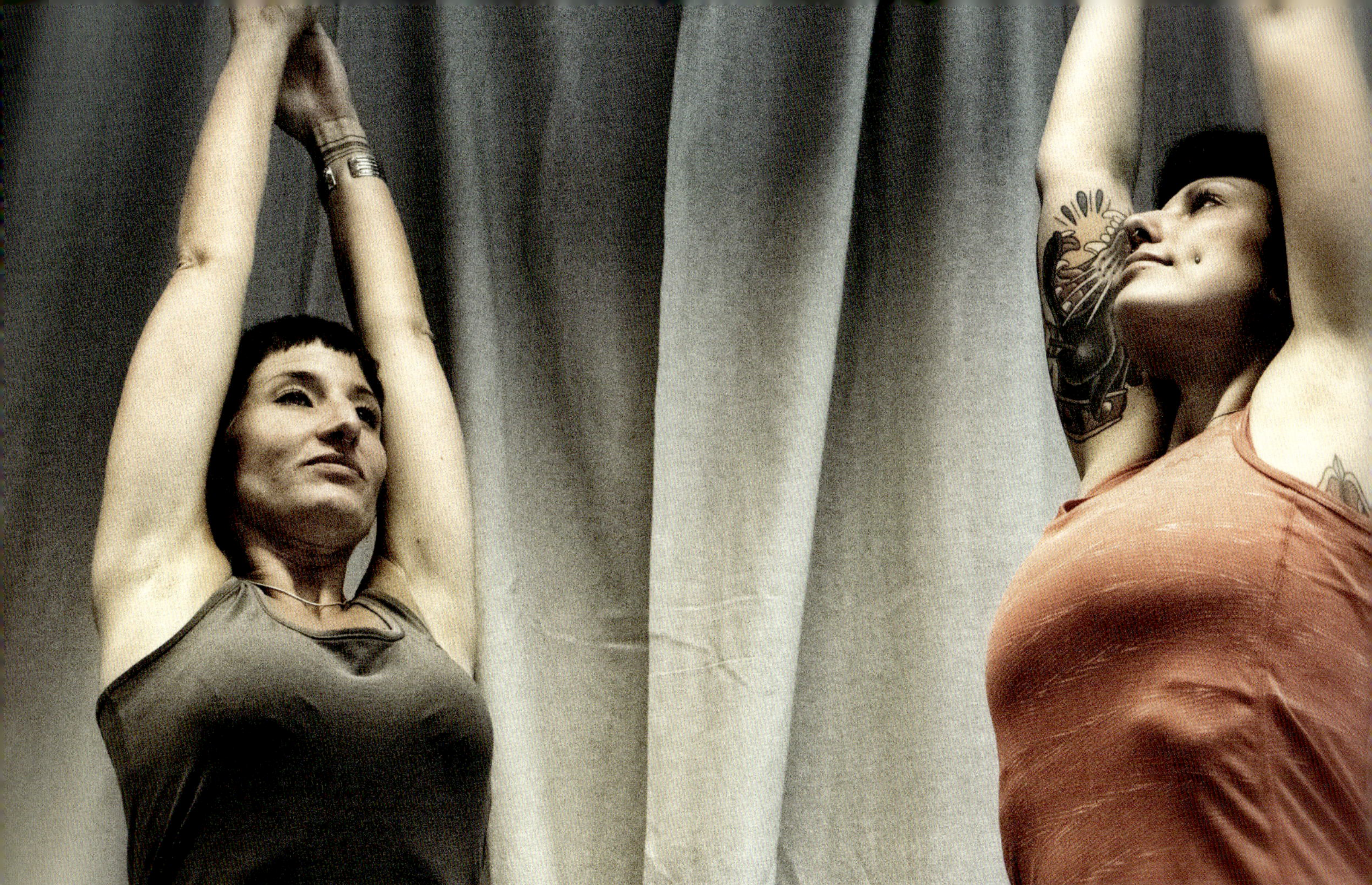

# ATEMART

- Man schließt die Lippen und atmet durch die Nase ein. Man verändert den Atemrhythmus nicht, sondern beobachtet nur, wie die kühle Luft durch die Nase und über die Rückseite des Rachens strömt. Man stellt sich vor, wie sie weiter durch die Luftröhre in die Bronchien dringt und dann die Lunge füllt.
- Am Ende der Einatmung achtet man auf die kurze Atempause, in der sich das Einatmen umdreht und in ein Ausatmen verwandelt.
- Man nimmt beim Ausatmen durch die Nase bewusst wahr, wie sich die Lunge entleert. Man stellt sich bildlich vor, wie der Atem durch die Kehle und die Nasenlöcher ausströmt.
- Am Ende des Ausatmens spürt man den Luftzug an der Oberlippe. Man achtet auf die kleine Pause nach dem Ausatmen, bevor diese zum nächsten Einatmen wird.
- Man wiederholt das Ganze und stellt sich vor, wie man mit jeder Einatmung Freude und Energie aufnimmt und mit jeder Ausatmung die Emotionen loslässt und diese ausscheidet, wie die anderen Abfallstoffe, z. B. das $CO_2$.
- Man beobachtet weiter seinen Atem und wird erkennen, wie er ruhiger und langsamer wird und auch der Geist ruhiger und langsamer fühlt.
- Man benutzt diese Atmung bei allen Übungen, aber auch im Alltag.

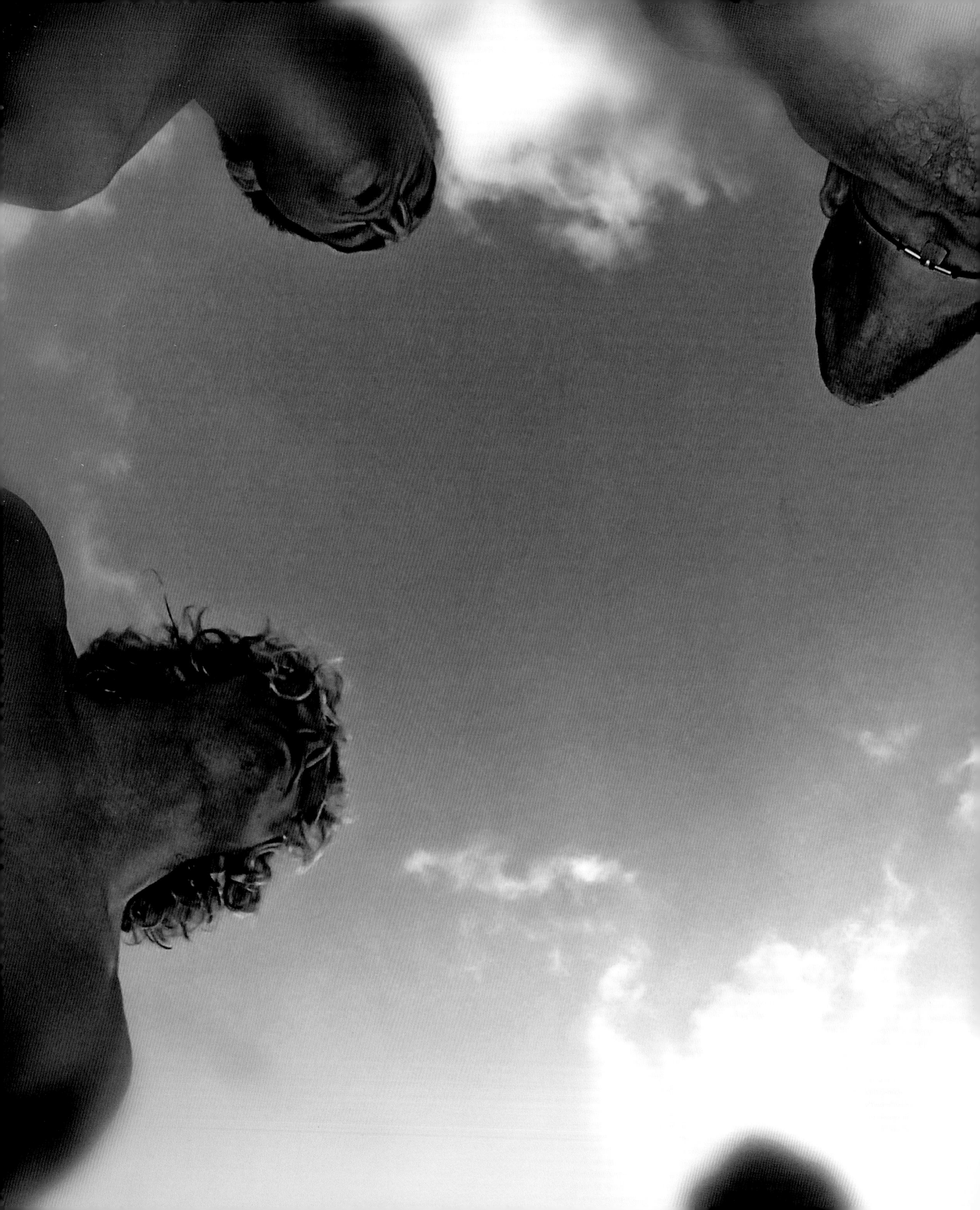

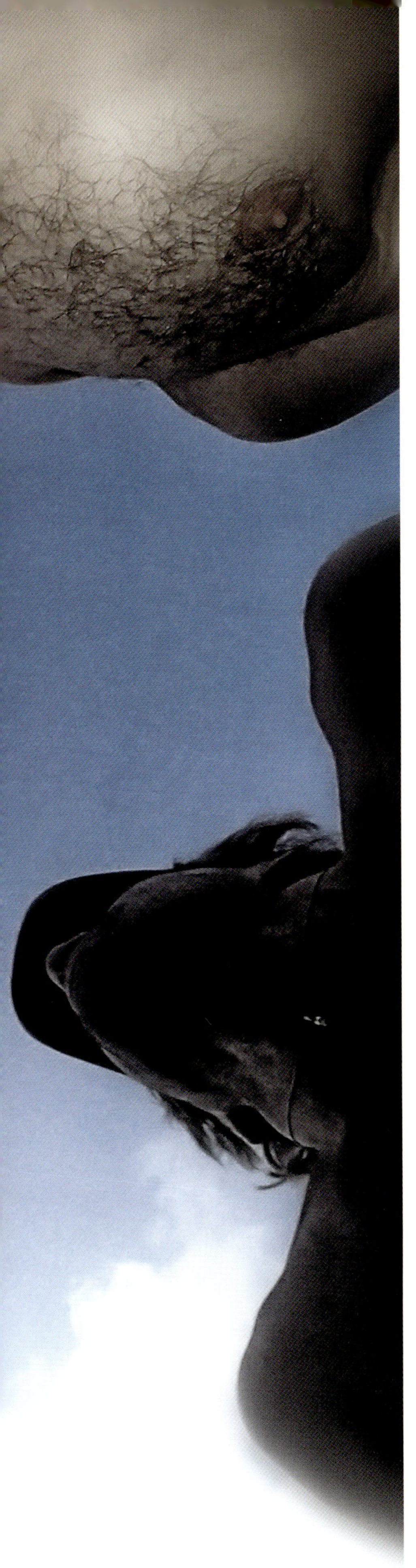

# V. DIE ATMUNG

Die Luft enthält 21 % Sauerstoff und 78 % Stickstoff. Wir brauchen Sauerstoff, um unsere Körperfunktionen aufrechtzuerhalten. Der in der Luft enthaltene Sauerstoff gelangt durch Mund oder Nase in die Luftröhre, von dort in die Bronchien und von dort in die Bronchiolen bis hin zu den Alveolen, wo der Gasaustausch stattfindet. Die Wände der Alveolen sind so dünn, dass nur Gase, aber keine Flüssigkeiten hindurchkommen. Aufgrund des Prinzips der Diffusion gelangt so der Sauerstoff ins Blut, wo er mithilfe der roten Blutkörperchen bis zu den Zellen transportiert und dort verbraucht wird. Auf umgekehrtem Wege gelangt das Abfallprodukt der Atmung, das $CO_2$, über die Blutflüssigkeit zurück in die Lunge und wird wieder ausgeatmet. Unser Körper reagiert auf den $CO_2$-Spiegel. Wenn dieser steigt, erhöht er die Atemfrequenz, wodurch die $CO_2$-Konzentration besser abgebaut werden kann. Diese Mehratmung erkennt man z. B. auch beim Joggen. Auch hier steigt der $CO_2$-Spiegel und wir atmen schneller. Apnoetaucher zeichnen sich durch eine hohe $CO_2$-Toleranz aus.

## ATEMAPPARAT

*Die Nase ist unser Atemorgan. Eine normale Einatmung sollte durch die Nase gehen, denn dabei wird die Luft gefiltert, befeuchtet und temperiert, bevor sie in die Lunge transportiert wird. Beim Apnoetauchen trägt man fast immer eine Maske, daher nimmt man die letzten Atemzüge durch den Mund. Es ist nicht falsch, beim Apnoetauchen durch den Mund zu atmen, ebenso ist es kein Fehler in der Zwischenatmung die Maske abzunehmen und durch die Nase zu atmen. Man muss seinen persönlichen Weg finden, der die größtmögliche Entspannung gewährleistet.*

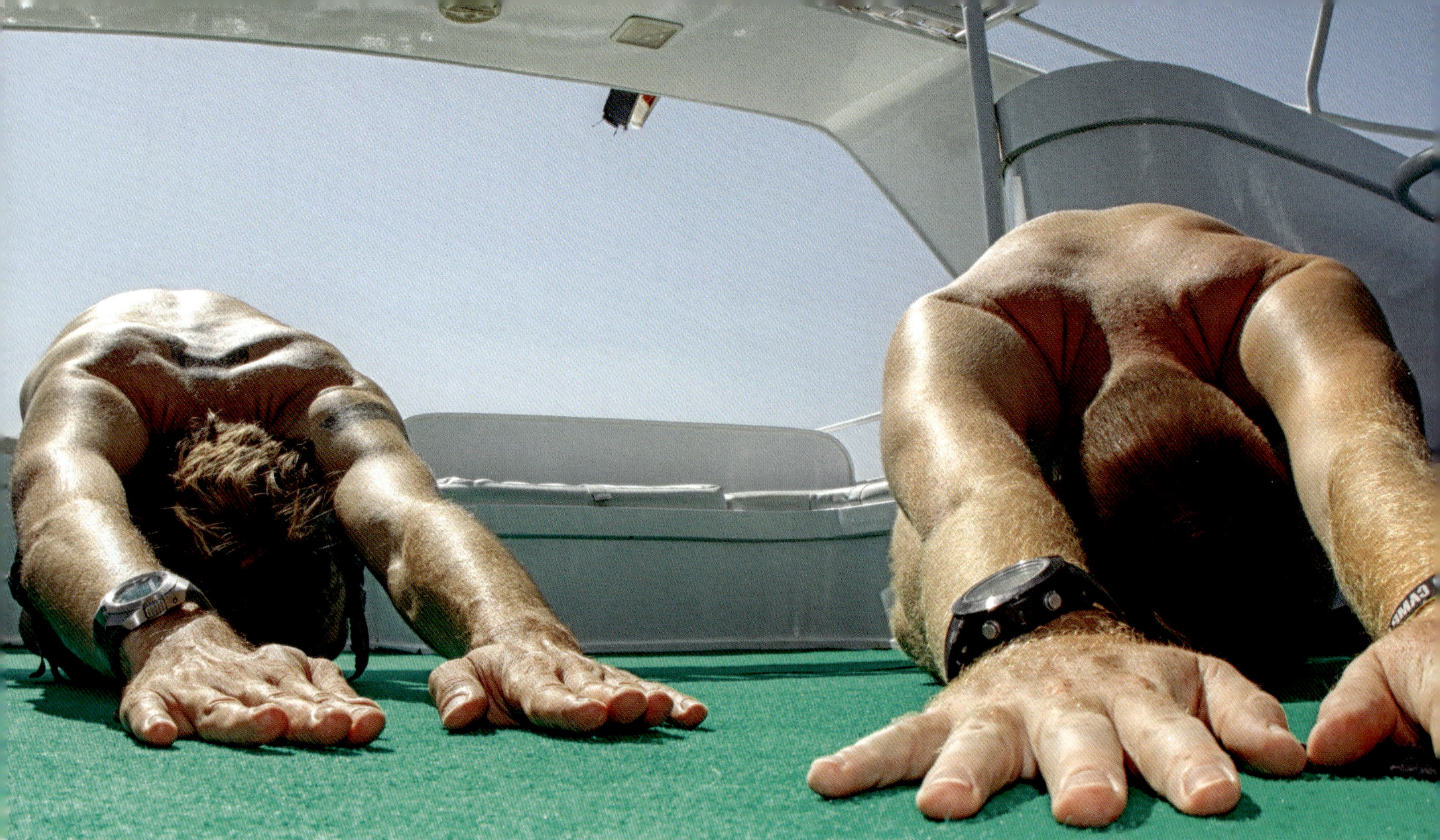

# ATEMMUSKELN

An der Atmung beteiligt sind unter anderem die beiden Hauptmuskeln – die Zwischenrippenmuskulatur und das Zwerchfell. Hierbei handelt es sich um einen fortwährenden Prozess aus Unter- und Überdruck. Bei der Einatmung zieht das nach unten strebende Zwerchfell Luft ein und bei der Ausatmung entspannt sich das Zwerchfell und presst die Luft somit wieder heraus. Bei der Einatmung hebt sich die Zwischenrippenmuskulatur und lässt der Lunge Platz, um sich auszudehnen. Das Herz-Kreislauf-System verteilt das Sauerstoffreiche Blut im Körper und transportiert das sauerstoffarme Blut wieder zurück. Gesteuert wird das Ganze durch das Atemzentrum des Gehirns, die Medulla oblongata. Sie steuert Nervenimpulse und diese steuern Ein- sowie Ausatmung.

## *ATEMVOLUMEN*

*Keiner wird seine ganze Lungenkapazität voll nützen! Warum? Weil die Lunge sich viel weiter ausdehnen lässt, als es der Brustkorb erlaubt. Wenn man an seiner Zwischenrippenmuskulatur arbeitet, dann erhöht man seine Brustkorbflexibilität. Ein flexibler Brustkorb ist der Schlüssel zu tieferen und längeren Tauchgängen, weil es einem ermöglicht mehr Luft einzuatmen.*

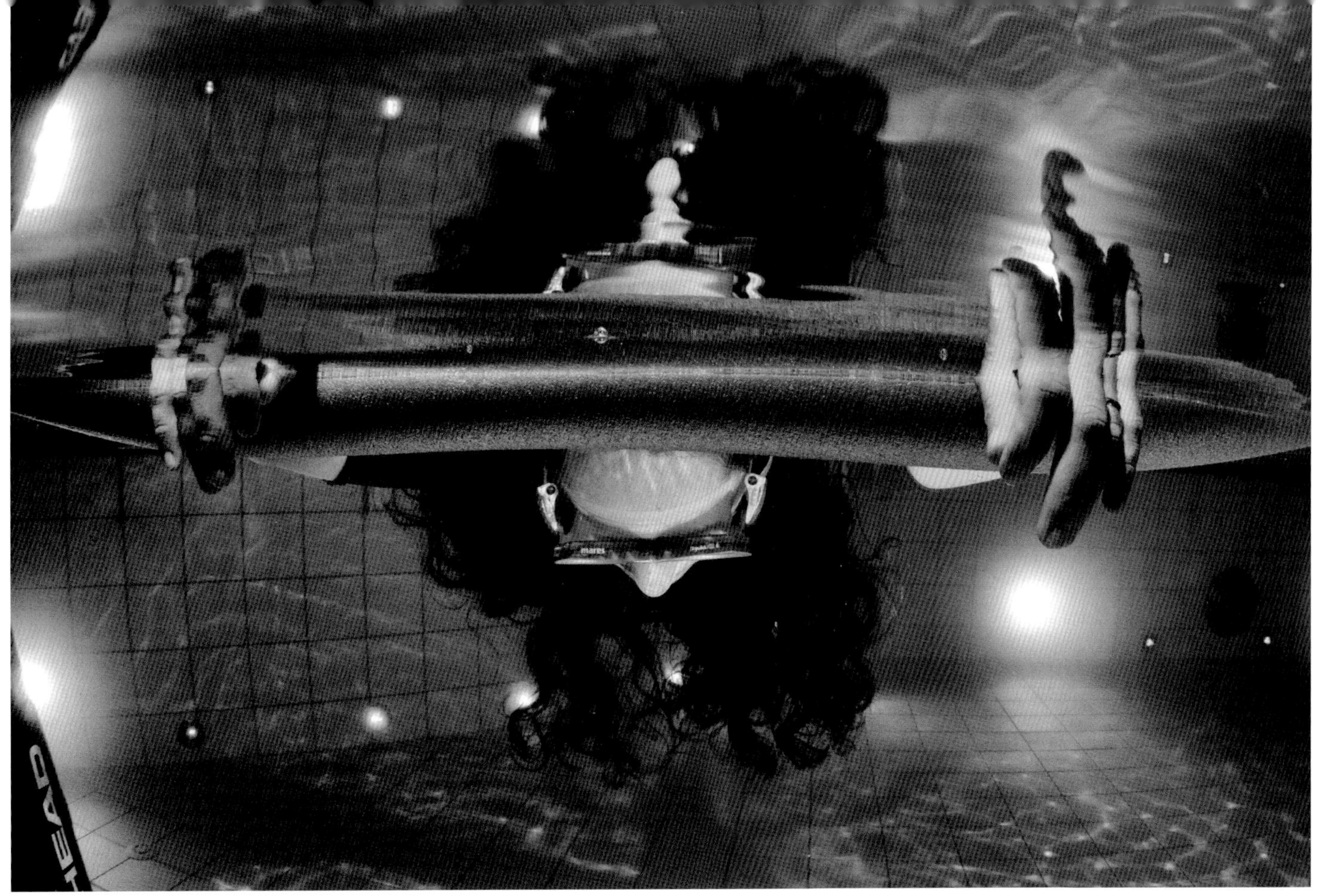


# WO STECKT DAS POTENZIAL DER LUNGE?

Wenn ein Apnoetaucher mehrere Minuten die Luft anhält, dann liegt das abgesehen vom Tauchreflex und der Entspannung auch daran, dass er gelernt hat die Lunge optimal zu nutzen. Unsere durch das Atemzentrum, automatisch gesteuerte Atmung bewegt nur sehr wenig Luft hin und her. Das Ruheatemzugsvolumen liegt bei nur 0,5–1 l, was gemessen an der totalen Lungenkapazität wirklich wenig ist. Der Mensch ist eines der wenigen Lebewesen, welches die Atmung bewusst steuern kann, um seinen Gemütszustand zu verändern. Das bedeutet, er reagiert nicht nur mithilfe der Atmung, indem er z.B. die Atemfrequenz erhöht, um $CO_2$ besser abzuatmen. Man kann auch beim Erkennen von Stress ruhig in den Bauch atmen, um sich zu entspannen. Wenn man viel Luft einatmet, dann gelangt der darin enthaltene Sauerstoff über den Kreislauf in jede Zelle des Körpers. Viel frische Luft macht wach und konzentrierter.

## *ATEMRUHE*

*Für Beginner ist es ungewohnt und daher unangenehm voll einzuatmen. Wer bislang immer nur einen Teil seiner Lungenkapazität genutzt hat, der hat das Problem, dass man sich zunächst zum Bersten »aufgeblasen« fühlt. Es ist für die Entspannung angenehmer, zunächst nur mit einer zu ca. 80 % gefüllten Lunge abzutauchen, um sich langsam an das Mehr an Luft in der Lunge zu gewöhnen.*

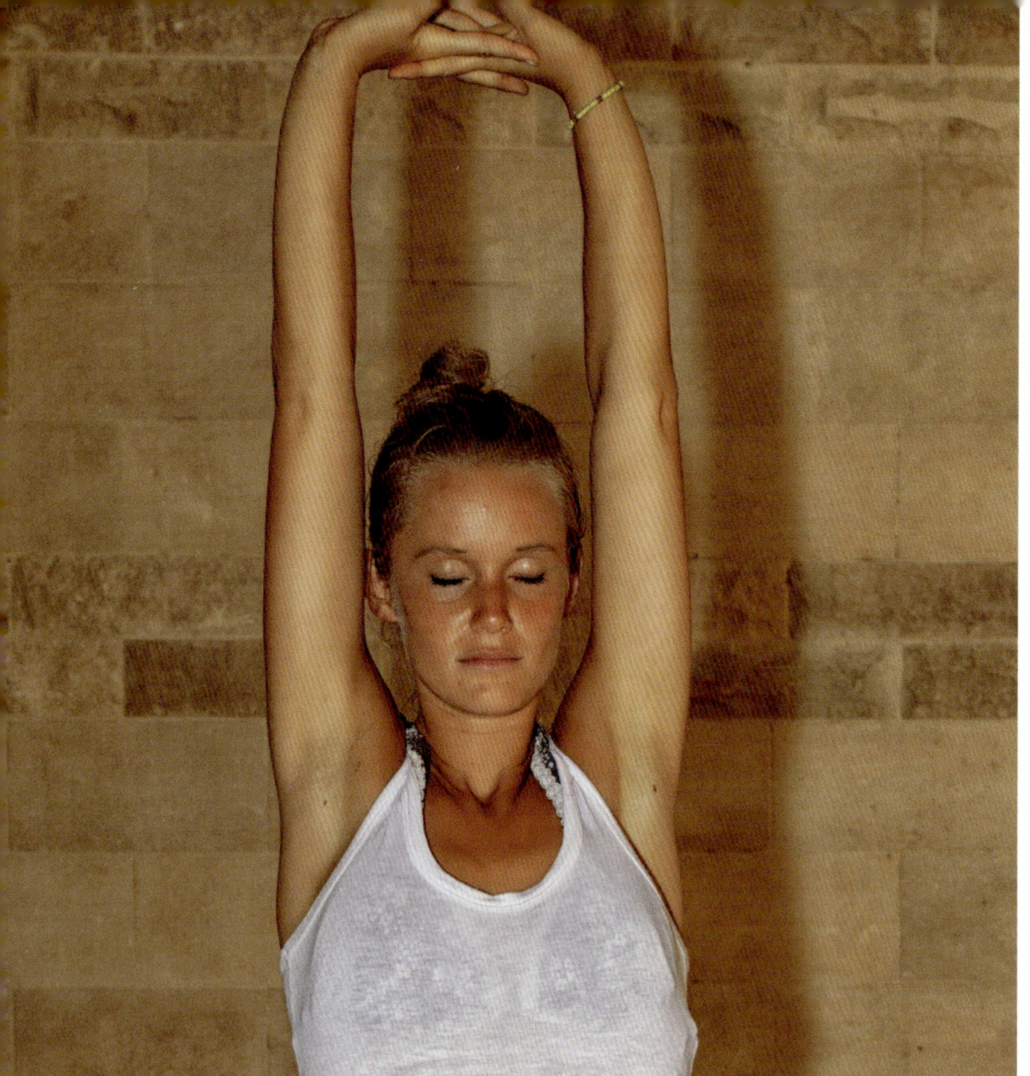

### ATEMKRAFT

*Bei den Stretchingübungen für die Zwischenrippenmuskulatur muss man sich von der Atmung führen lassen. Die Einatmung führt alle Bewegungen nach oben, wobei die Ausatmung die Bewegungen nach unten leitet. Man achte dabei darauf, dass die Arme nicht schneller hoch- und heruntergehen als die Atmung.*

### ATEMENTSPANNUNG

*Während die Schultern entspannt sind, senken sich die Arme gemeinsam mit der Ausatmung. Die Ausatmung sollte doppelt so lange dauern wie die Einatmung.*

# STRETCHING DER LUNGE

Wenn man sich seine Lunge als verklebten Ballon vorstellt, dann braucht man eine Übung, die diese Lunge so vorbereitet, dass man mit dem letzten Atemzug viel frische Luft aufnehmen kann.

Eine besonders geeignete Übung dafür ist die Aufladeübung aus dem Pranayama. Diese Übung ist ursprünglich dafür gedacht, Energie aus dem Sonnengeflecht in der Gegend des Zwerchfells freizusetzen und im Körper zu verteilen.

Wir nutzen diese Übung, um die an der Atmung beteiligte Zwischenrippenmuskulatur zu stretchen. Mit dieser Übung lastet man seine Lunge richtig aus – bläst den verklebten Luftballon einmal richtig auf.

Diese Übung kann mehrmals wiederholt werden. Danach ist man in der Lage, die nur unzureichend genutzte Lunge bis zur totalen Lungenkapazität auszunutzen.

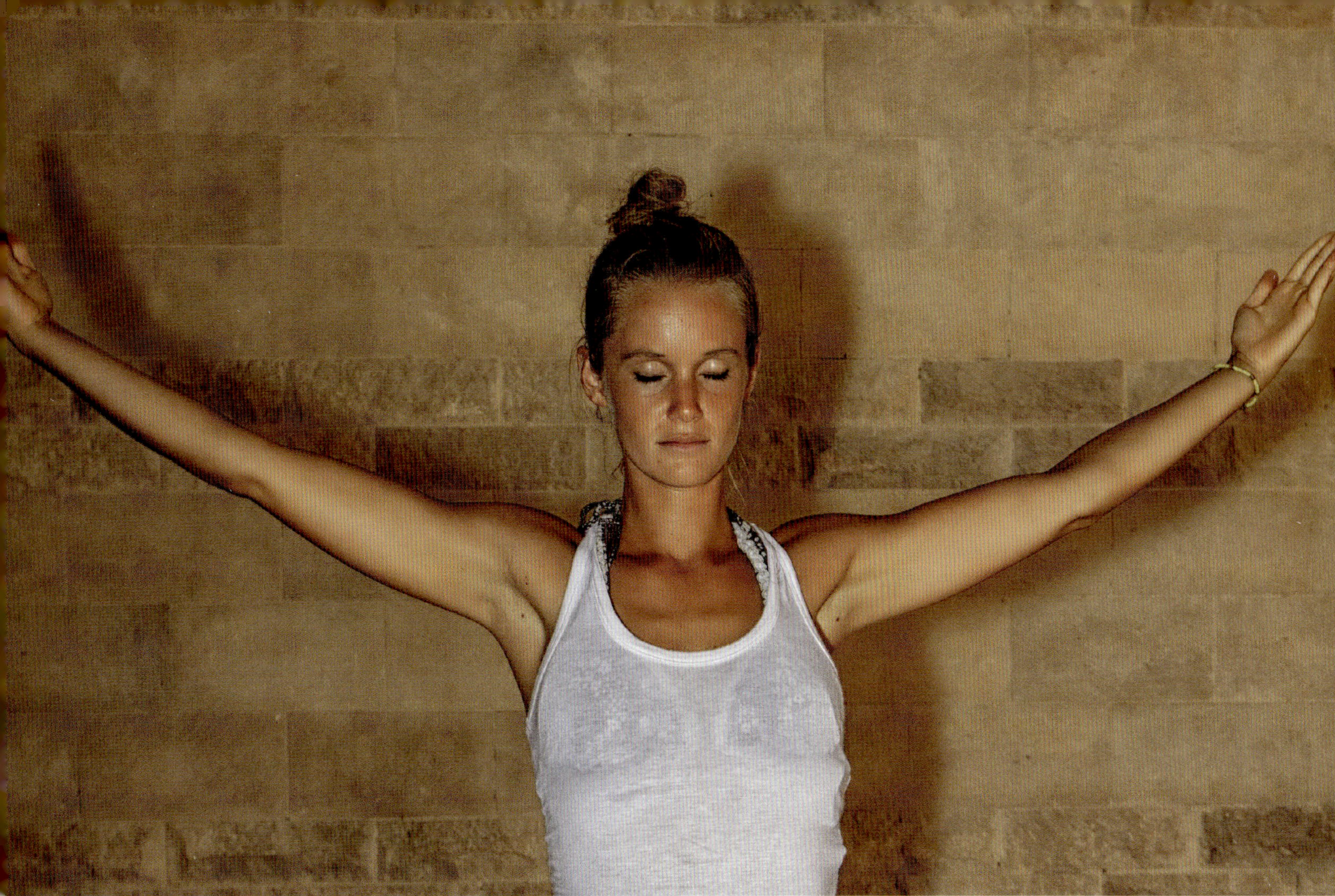

# AUFLADEÜBUNG

- Man stellt sich hüftbreit hin, locker in den Knien. Der Brustkorb ist aufgerichtet und offen, die Schultern sind leicht nach außen gedreht.
- Zunächst beginnt man mit der Bauchatmung und legt dazu die Hand auf den Bauch.
- Man atmet einige Male ruhig in den Bauch. Mit der Einatmung drückt er gegen den leichten Druck der Hand nach außen, mit der Ausatmung senkt er sich. Der Brustkorb bleibt dabei ruhig.
- Nun legt man die Hände unterhalb des Bauchnabels ineinander.
- Man atmet langsam ein und führt dabei die Arme seitlich nach oben, die Hände greifen ineinander.
- Man hält die Luft kurz an, lässt das Atmen sein.
- Dann atmet man langsam aus, die Arme senken sich zurück in die Ausgangsposition. Die Ausatmung geschieht passiv. Ziel ist es, doppelt so lange aus- wie einzuatmen.
- Man atmet wieder ein, führt die Arme nach oben und greift die Hände, stretcht nun aber in der Phase der Nichtatmung, zusätzlich einmal nach links und einmal nach rechts. Wichtig ist, dass man dabei den Brustkorb lang macht. So wird die Zwischenrippenmuskulatur gedehnt.
- Langsam ausatmen, die Hände senken sich wieder in die Ausgangsposition.

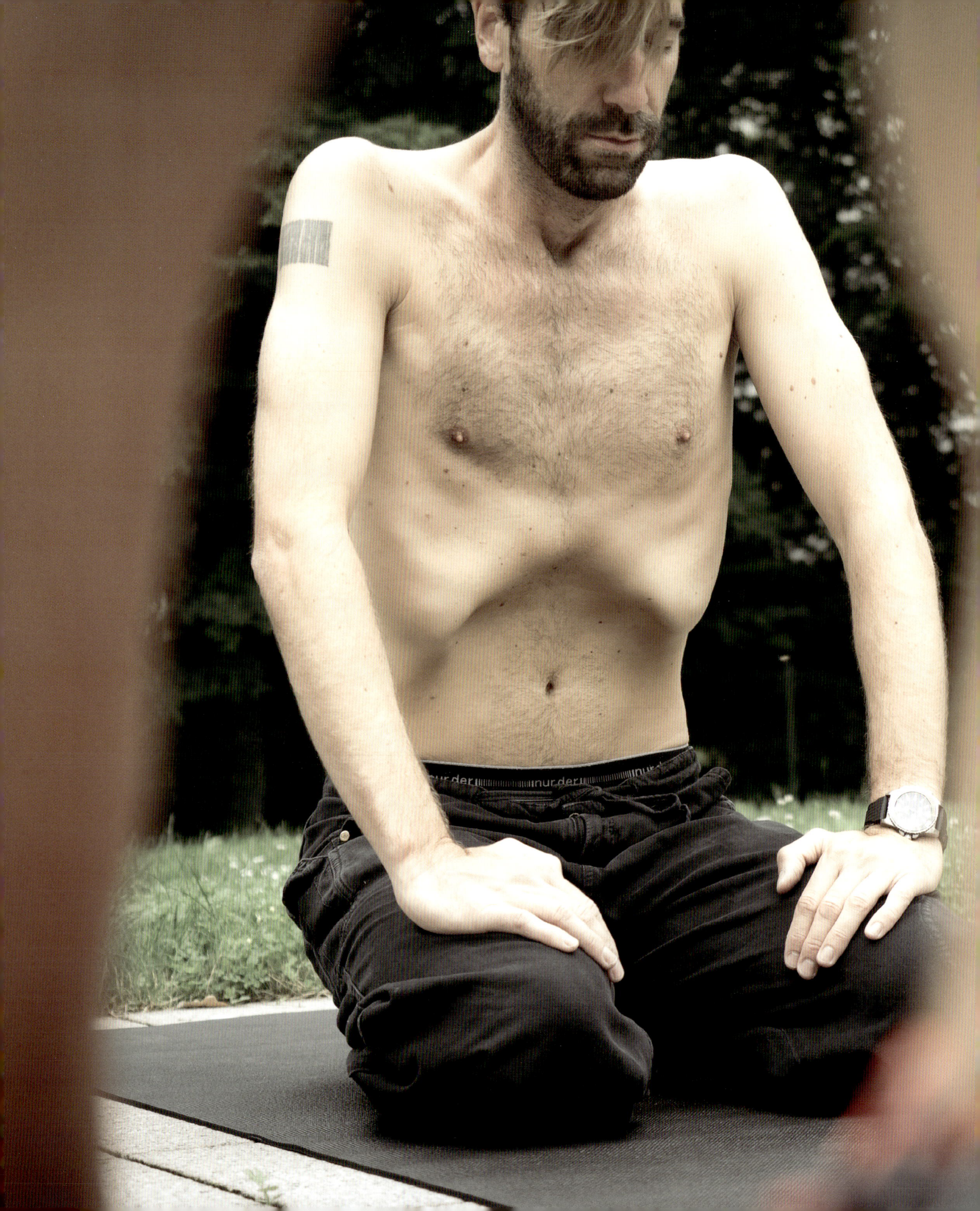
nurder

# PRANAYAMA

Die Kunst der Atmung kommt aus dem Pranayama. Prana bedeutet aus dem Sanskrit übersetzt »Lebensenergie« und beschreibt unsere Atmung unter einem energetischen Gesichtspunkt. Yama bedeutet die »Kontrolle« über die Lebensenergie.

Pranayama ist also die Beherrschung der Atmung. Das Ganze hat seine Grundlagen im Yoga. Hier ist vor allem in der westlichen Hemisphäre das Hatha Yoga besonders populär. Diese Yogaart, die insbesondere die Dehnungen, Stretchings – also den körperlichen Aspekt – im Vordergrund sieht, dient dazu Verspannungen, Blockaden im Körper zu lösen, um im nächsten Schritt durch das Pranayama die Energie fließen zu lassen. Das Ziel davon ist es, Erleuchtung zu erfahren.

## *ATEMSTUFEN*

*Die Bauchatmung nennt sich auch Zwerchfell- oder diaphragmale Atmung. Sie entspricht dem allerwichtigsten Teil unsere Lungenkapazität. Im Relaqua lernt man das Zwerchfell zur Entspannung zu nutzen, im Freediving, um mehr Luft und damit Sauerstoff in den Körper zu bekommen. Eine tiefe Atmung mit einem niedrigen Puls ist das Ergebnis.*

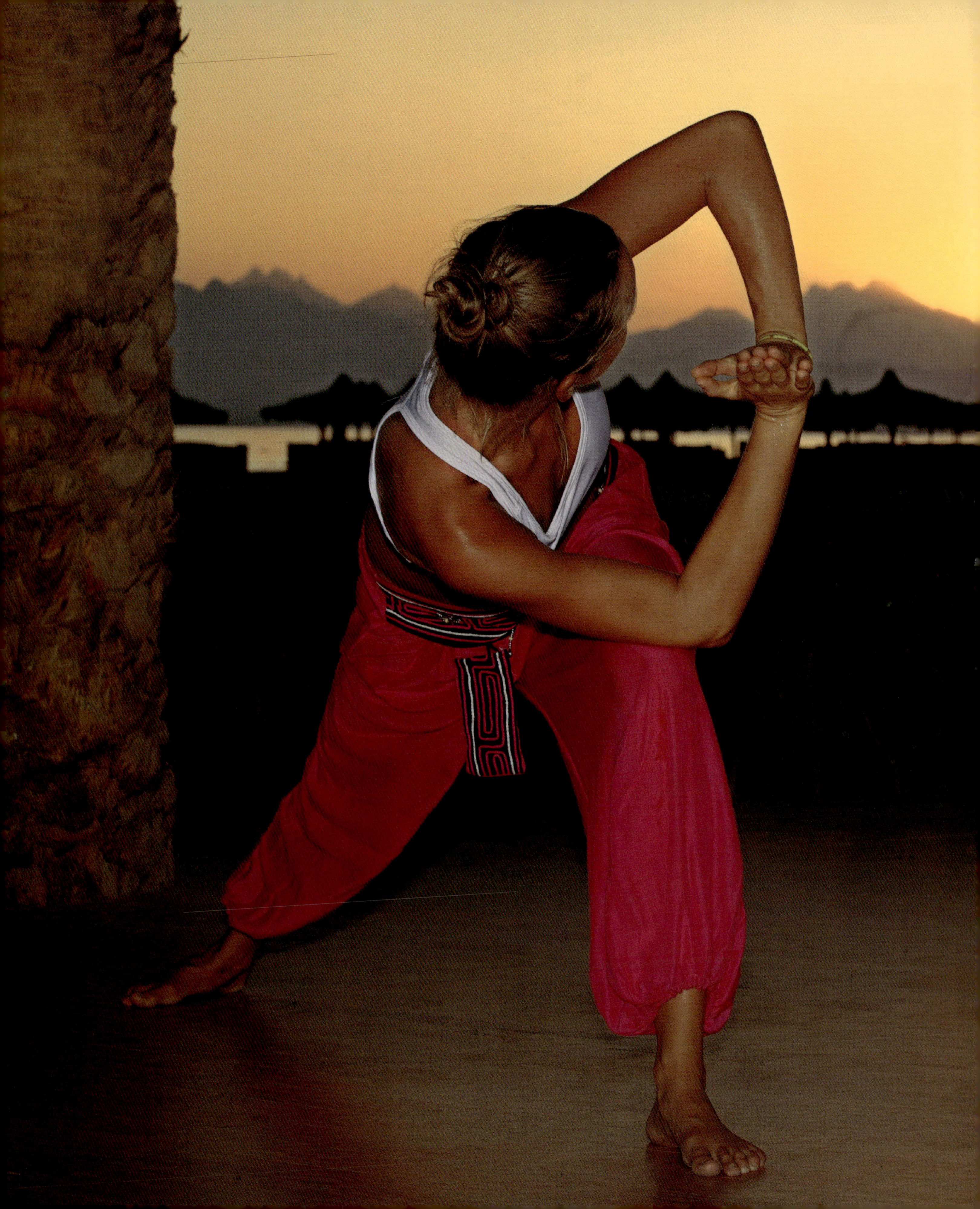

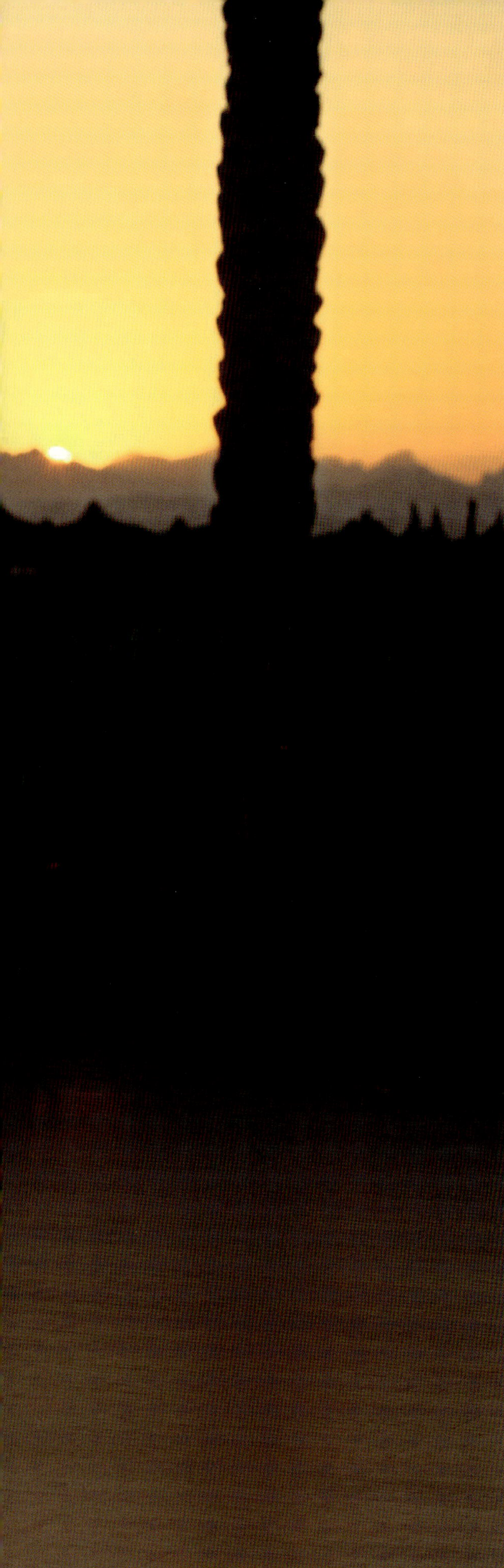

# YOGA

Wenn das Yoga die Blockaden beseitigt, kann die Energie durch die Nadis (etwa 72000 Energiekanäle) fließen. Dabei sind die Energiezentren (Chakras) besonders wichtig. Die Hauptnadis sind Shushumna, Ida und Pingala. Sie verlaufen zu beiden Seiten der Wirbelsäule in mehreren Windungen um den Zentralkanal Sushumna. Ida ist dabei dem Mond zugeordnet, wird als kühl beschrieben und ist eher für das künstlerische Handeln verantwortlich, während Pingala der Sonne zugeordnet und als warm beschriebene Energie bezeichnet, eher dem logischen Denken und der täglichen Arbeit zuzurechnen ist. Die Sushumna ist von zentraler Bedeutung. Sie verläuft aufwärts an der Wirbelsäule entlang und auf ihr befinden sich sämtliche Chakras. Das Ziel von regelmäßigem Pranayma und Yoga ist es die Energie fließen zu lassen, störende Blockaden zu beseitigen, um die verschiedenen Energien ausgewogen zu harmonisieren. Durch das setzen von Bandas (Verschlüssen), die wir später zum Teil bei den Atemübungen, insbesondere Uddiyana Banda, kennenlernen werden, geht es darum, die Energien, die durch die Nadis nach unten fließen, durch die Sushumna wieder nach oben zu ziehen. Wenn die Energie dann das höchste Chakra (Sahasrara) in der Scheitelregion erreicht hat, kann es zu einem reinen Bewusstsein führen.

### योग – *YOGA*

*Yoga heißt Verbindung zwischen Körper und Seele. Also braucht man keine Angst zu haben, wenn wir von Yoga beim Relaqua sprechen. Es geht nicht darum, wie flexibel man ist, sondern darum, wie harmonisch man das Gespräch zwischen Körper und Seele führen kann. Relaqua ist natürlich yogisch!*

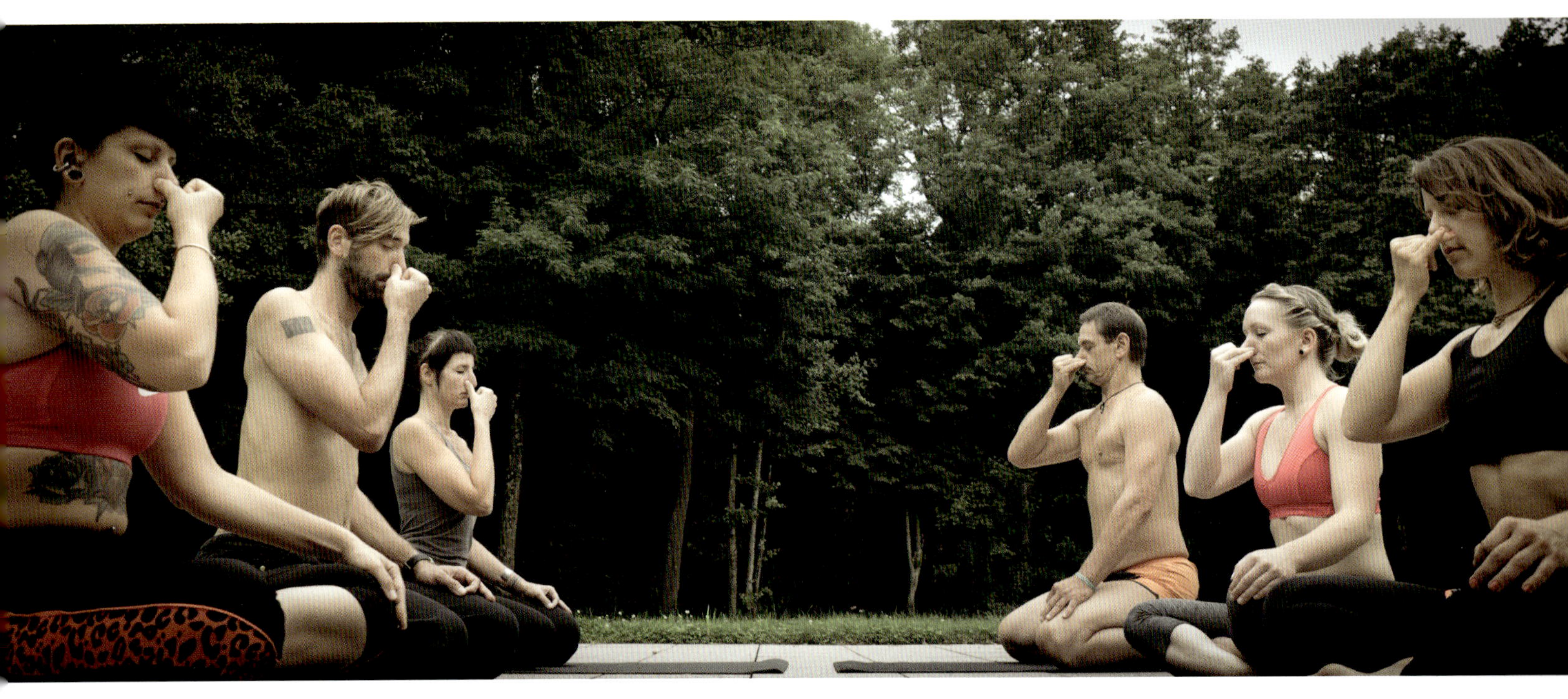

# MUDRA

Einzelne Pranayama-Atemübungen werden häufig mit einem Mudra, einer Hand- oder Fingerhaltung, verbunden. Das Mudra, wie z.B. das Vishnu Mudra, ist dabei eine Art Siegel, welches verhindert, dass die Energie verloren geht. Abgesehen von Fingerhaltungen gibt es noch eine ganze Menge weiterer Mudras, die zum Teil über die Zunge oder den Hals ausgeübt werden.

Oft nutzt man die Mudras auch als eine Art Anker. Sie gehören also teilweise auch zu den mentalen Fertigkeiten. Es gibt unzählige Mudras für jeden Zweck, wie z.B. Gelassenheit, gegen Antriebslosigkeit, für Zuversicht, um den Geist zu öffnen, um sich zu erden, um Mut zu haben und vieles mehr. Wenn ich während einer Meditation ein Mudra besonders häufig verwende und dabei visualisiere, was ich damit bezwecke, dann kann ich in einer entsprechenden Situation dieses Mudra setzen und das Gefühl wieder hervorrufen. Das ist ein Beispiel dafür, wie man durch regelmäßige Meditationspraxis die Aufmerksamkeit schult und das Unterbewusstsein einsetzt, um eine unangenehme Situation besser zu verarbeiten.

## *GEMEINSAM ATMEN*

*Die Entspannung in einer Gruppe überträgt sich auf jeden einzelnen und man spürt sehr schnell die gemeinsame Ruhe. Verschiedene Sichtweisen auf einzelne Atemübungen ermöglichen Impulse, welche die eigene Praxis bereichern. Am Ende muss aber jeder seinen eigenen Rhythmus der Atmung finden.*

# ANKER (ODER NICHT)

Einige Apnoetaucher nutzen während des Zeittauchens immer dann ein Mudra, wenn der Tauchgang anstrengend wird und sie aus der Rolle des Opfers in ein Gefühl der Handlungsfähigkeit kommen möchten. Dazu nutzen sie ein Mudra zur Tiefenentspannung, obwohl ein Mudra nicht automatisch funktioniert. Um als Verankerung hilfreich zu sein, muss es mit einem starken Gefühl zusammenhängen und regelmäßig praktiziert werden.

Es ist wichtig die Hintergründe zu den Atemübungen, wie z. B. Kapalabhati (der leuchtende Schädel), Anuloma Viloma (Wechselatmung zur Harmonisierung von Ida und Pingala) und Uddiyana Banda besser zu verstehen.

## ANKER & VISUALISATION

*Ein Mudra mit den Händen kann auch ganz bewusst als Anker eingesetzt werden. Wer z. B. in der Meditation regelmäßig ein Mudra formt, der verbindet das mit einer Entspannungsphase. Der Körper beruhigt sich, der Puls wird sinken. Das ist in der Voratmung vor dem Abtauchen sehr hilfreich, um sich im Voraus zu entspannen, kann aber auch gerade in der Phase, wenn Atemreize auftauchen, wieder praktiziert werden, um eine Zwischenentspannung zu schaffen.*

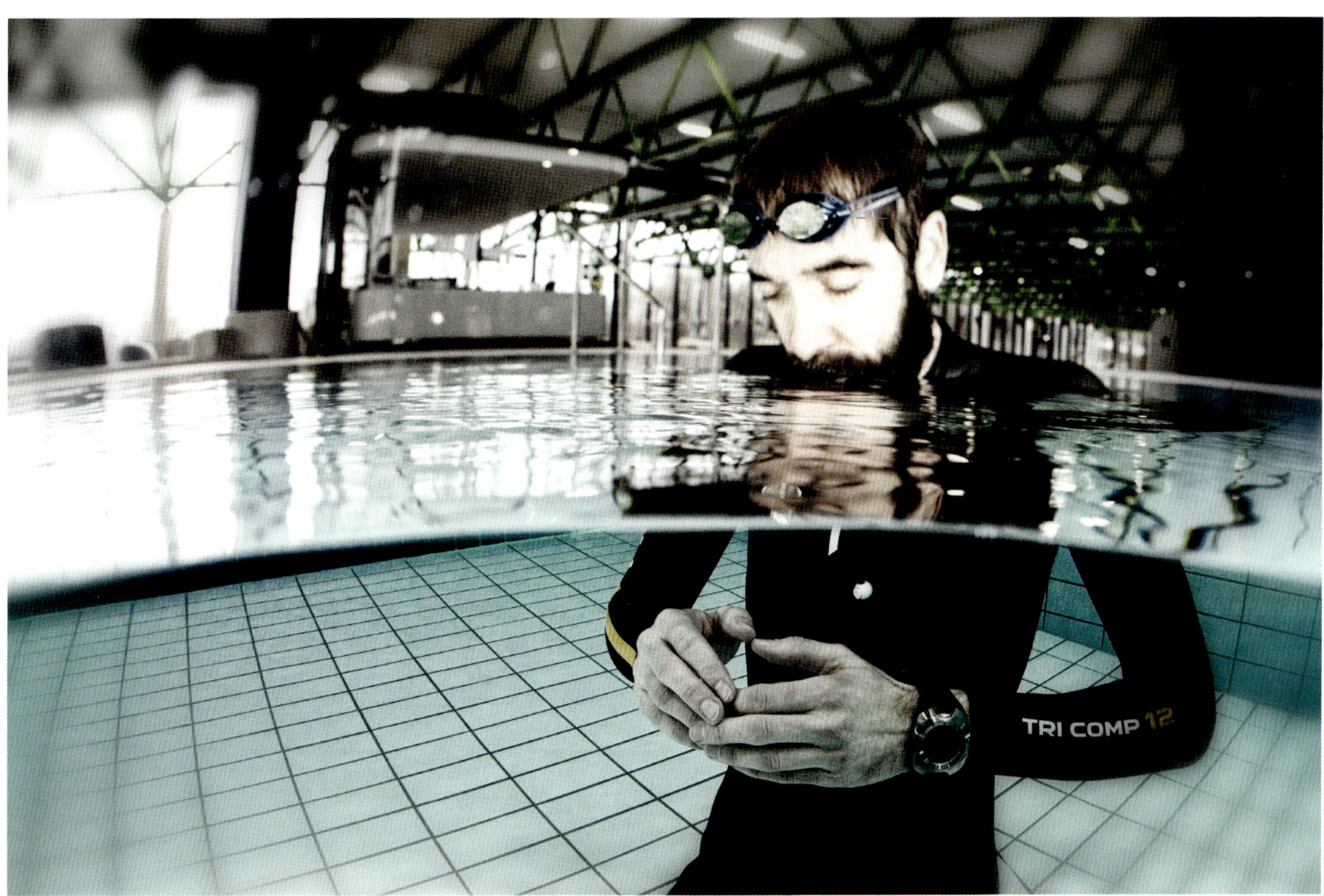

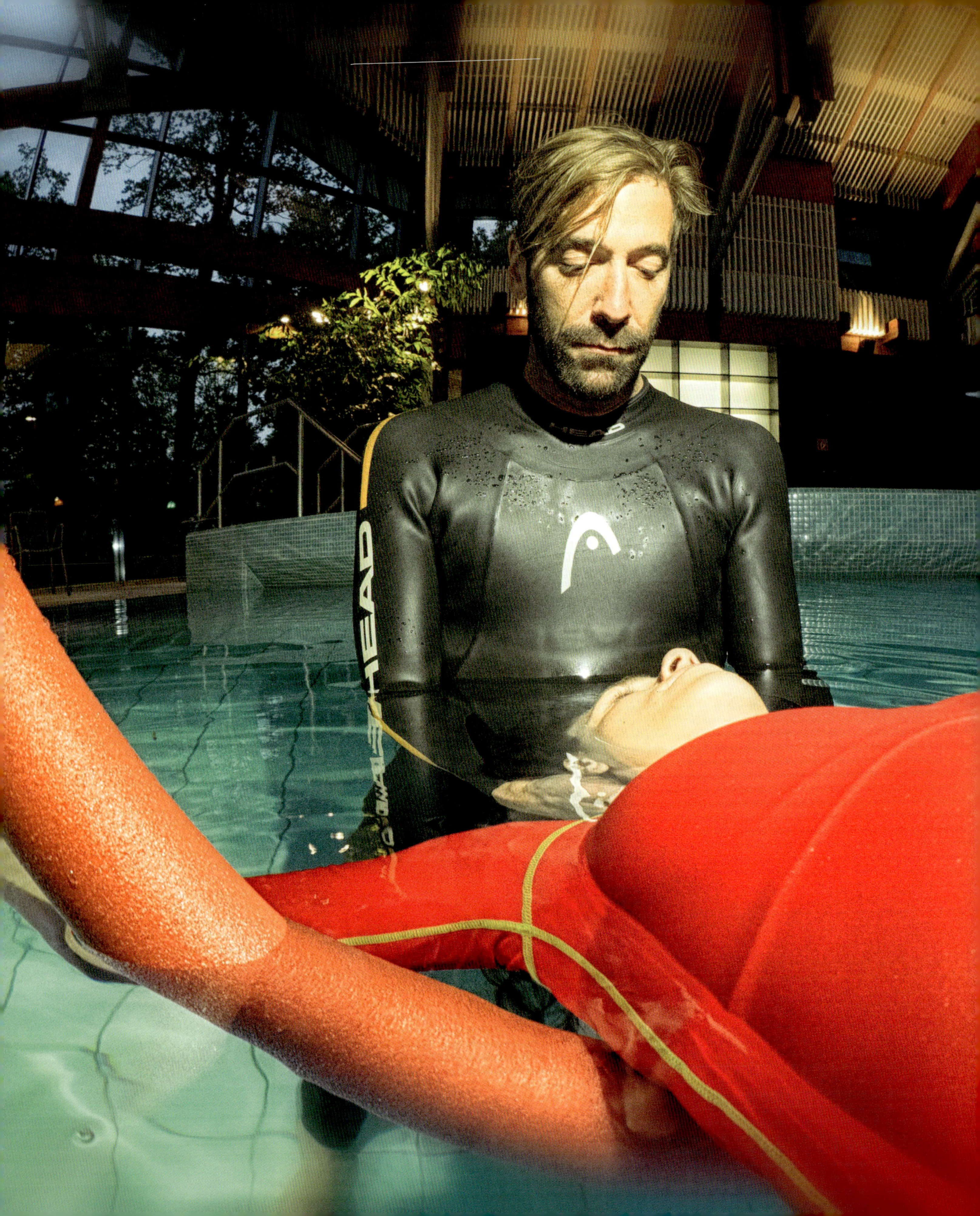
HEAD

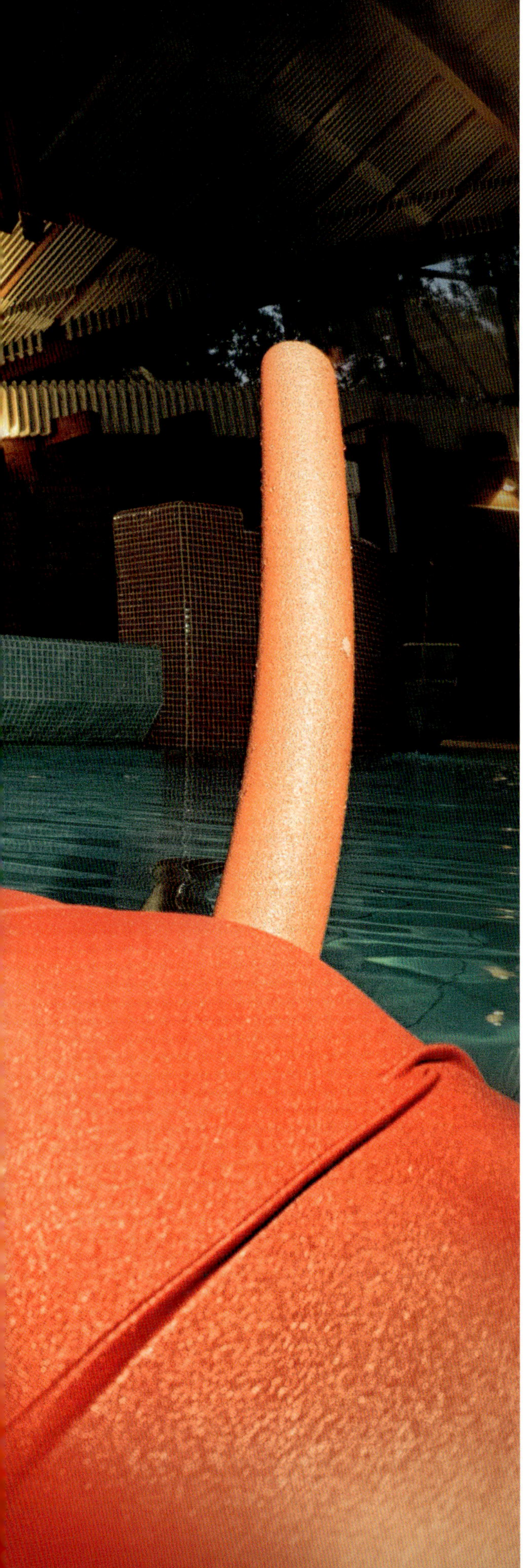

# NÜTZLICHE ATEMÜBUNGEN

Einige Übungen habt ihr bereits kennengelernt. Vom Blickwinkel des Yoga sind diese Übungen sehr unterschiedlich, was insbesondere energetische Vorteile für uns bringt. Wir vereinfachen das weiter, indem wir sie etwas grober unterteilen.

Den Gorilla und die Aufladeübung haben Sie bereits ausprobiert. Beide Übungen helfen mehr frische Luft einzuatmen. Das Ziel ist es viel frische Luft einzuatmen. Erinnern Sie sich daran, dass man bei einem normalen Atemzug nur einen Bruchteil dessen nutzt, was einem zur Verfügung steht. Wenn man mehr einatmet, versorgt man seinen Körper besser mit Sauerstoff und das führt zu einem wacheren Gehirn, einer größeren physischen und psychischen Leistungsfähigkeit. Dazu kommt eine bessere Konzentrationsfähigkeit. Es sind also Übungen, die Energie geben und frischer machen. Übungen für zwischendurch, wenn die Leistungsfähigkeit nachlässt oder für morgens, um in Schwung zu kommen.

Wenn man seine Lunge »durchlüften« will, dann ist das ähnlich wie beim Lüften im Haus. Man will nicht nur frische Luft hineinbekommen – wie im vorherigen Teil beschrieben –, sondern auch die alte abgestandene Luft herausbekommen. Mit den folgenden Übungen schafft man nicht nur die vollständige Leerung der Lunge, es gibt noch eine ganze Reihe von anderen Vorteilen. Die folgenden beiden Übungen sollten nicht mit vollem Magen praktiziert werden.

## *BEQUEME VORATMUNG*

*Eine effiziente Atmung kann nur mit entspanntem Oberkörper und einer geöffneten Haltung des Brustkorbs erreicht werden. Auf dem Rücken liegend, häufig unter Zuhilfenahme einer Poolnudel, ist dabei ideal. Viele Weltklassefreitaucher entspannen sich so bei Wettkämpfen und vor Rekordversuchen.*

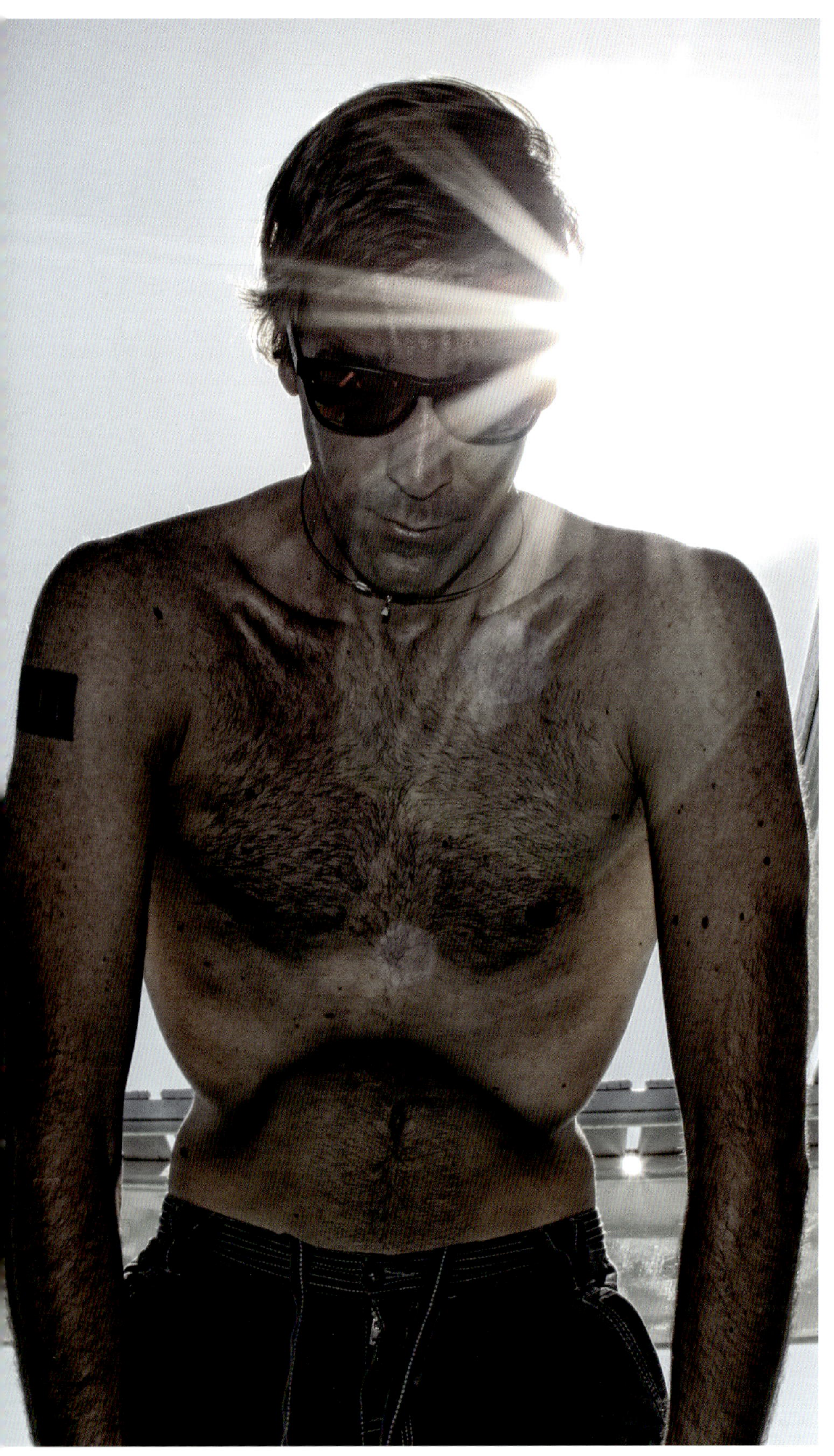

# UDDIYANA BANDHA

Der Körper verfügt über mehrere Verschlussmöglichkeiten, die Bandhas. Aus yogischer Sicht können wir mithilfe der Bandhas die Energie im Körper lenken.

Man steht mit gespreizten Beinen und hält sich mit den Händen an den Oberschenkeln. Der Rücken ist gerade und der Kopf hängt weder nach unten, noch schaut er nach oben. Der Nacken bildet eine Linie mit der Wirbelsäule. Der Kopf versinkt nicht zwischen den Schultern. Wenn der Kopf überstreckt wird, dann kann es zu einem Hustenreiz kommen.

1. Man atmet aus und damit ist alles gemeint, was an Luft in einem ist.
2. Man schließt die Stimmritze.
3. Man zieht die Bauchdecke nach innen und oben unter den Brustkorb.
4. Man hält diesen Zustand für einige Sekunden.
5. Man löst die verschlossene Stimmritze, und wie von selbst füllt sich die Lunge.

## *LEERE LUNGEN*

*Uddiyana Bandha ist eine Atemübung, die komplett ausgeatmet praktiziert wird. Ganz gleich, ob eine Übung mit ganz voller Lunge oder mit leerer Lunge gemacht wird – bei ungewohnten Übungen kann es zu Schwindelgefühlen kommen. Viele Beginner machen die Übung daher zunächst im Fersensitz und gewöhnen sich nach und nach an das ungewohnte Gefühl. Bald weicht das Gefühl des Unwohlseins dem Gefühl von Energie und Befreiung.*

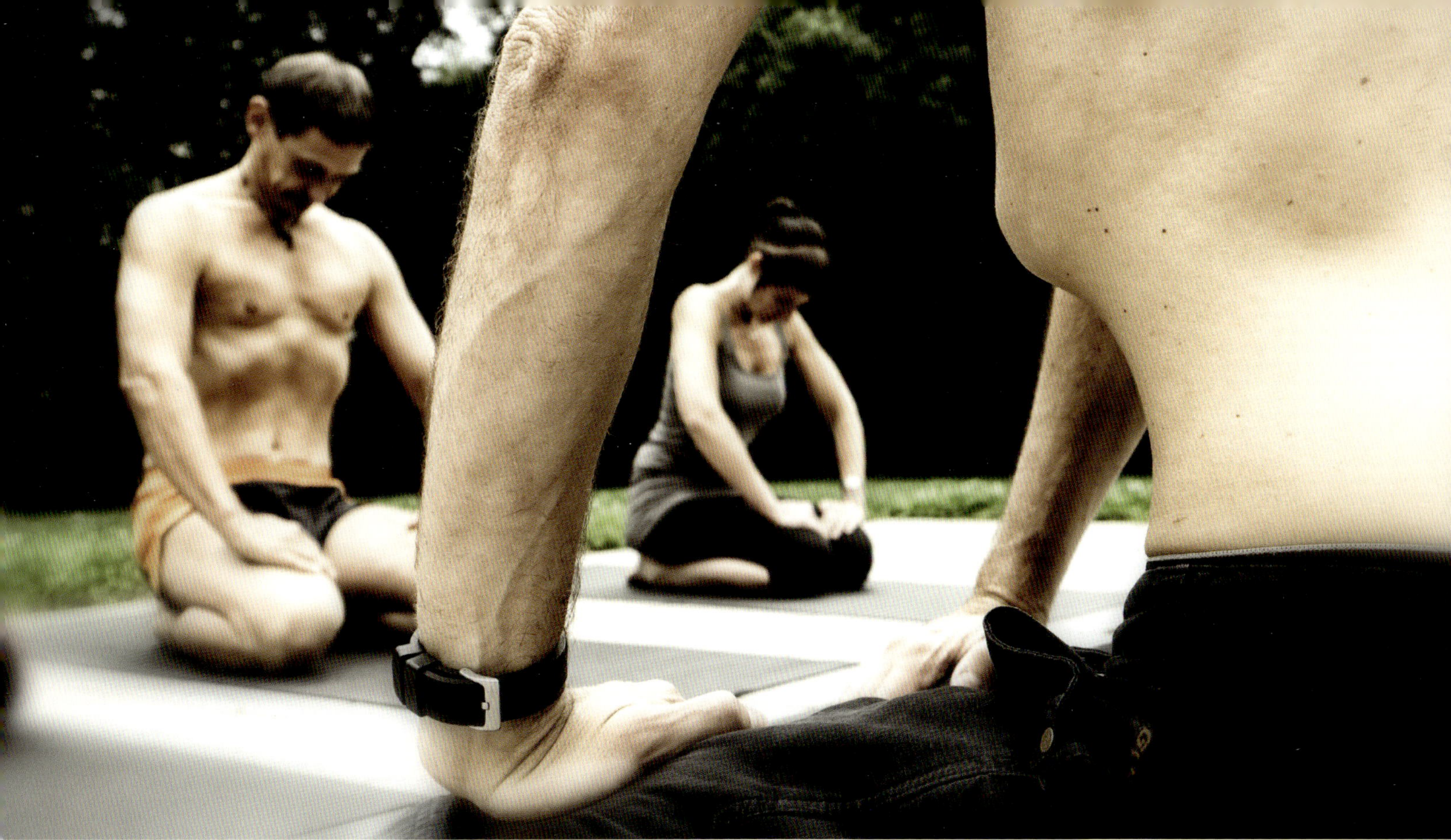

# AGNI SARA – ESSENZ DES FEUERS

Die Übung baut sich auf, wie bei Uddiyana Bandha. Wenn die Lunge geleert ist, wird die Bauchdecke nicht nach oben gezogen, sondern schnell vor- und zurückgedrückt (etwa einmal pro Sekunde). Das Ganze sollte zu Beginn nicht übertrieben werden und die Bauchdecke nur so oft nach vorn gedrückt werden, wie es angenehm ist.
Diese beiden Übungen haben noch eine Reihe von weiteren Vorteilen. Zum einen werden die Bauchorgane massiert. Sie stärken das Zwerchfell, welches entscheidend bei der Atmung mitwirkt. Die gesamte Atemmuskulatur wird trainiert. Diese Übungen sind verdauungsfördernd. Vor allem aber helfen sie die vollständige Leerung der Lunge zu erreichen.

*Weitere Vorteile :*

- Sie lenken Energie nach oben und machen unseren Geist wach.
- Sie heben die Stimmung.
- Sie erhöhen die Konzentrationsfähigkeit.

## अगिनसार – *AGNI SARA*

*Agni Sara dient als Reinigungsübung, weil sie die Verdauung anregt. Es ist eine Übung, die morgens gemacht werden kann, um sich mit Energie aufzuladen und mehr Kraft und Durchhaltevermögen zu bekommen. Beim Freitauchen wird die Übung gemacht, um die Lunge für das Tieftauchen oder das Zwerchfell vor der Statik auf die Kontraktionen vorzubereiten.*

# REINIGUNG DES ATEMAPPARATES

Die Reinigung der Atemwege und der Lunge ist wichtig, gerade wenn man auf die Qualität der Atmung Wert legt. Man kann nicht immer die Luft atmen, die man möchte. Man ist Abgasen, Giften, Schmutz und Staubpartikeln ausgeliefert. Daher sollte das Atmungssystem gelegentlich gereinigt werden.

## NACH BUTEYKO

Die Nase reinigt, temperiert und befeuchtet die Luft. Sie ist besonders wichtig bei der Atmung. Bei der Buteyko-Methode reinigt und befeuchtet man deshalb die Nase. Eine feuchte Nase kann Schmutz besser abtransportieren und lässt einen besser atmen.

- Man atmet durch die Nase ein.
- Man hält die Nase mit den Fingern zu.
- Man hält die Luft für 6 Sekunden an – dabei drückt man die Luft wie beim Nase putzen gegen die zugehaltene Nase.
- Man atmet aus und durch die Nase wieder langsam ein. Wenn man diese Übung ein paar Mal wiederholt, bemerkt man, dass die Nase innen etwas feuchter wird.

## *ATEMHEILUNG*

*Es ist verblüffend, wieviele Atemübungen zur Reinigung und Heilung beitragen, ohne chemische Stoffe und Medikamente zu benutzen. Auch wir Autoren haben in den vergangenen Jahren so gut wie nie einen Arzt aufgrund von Krankheiten besuchen müssen.*

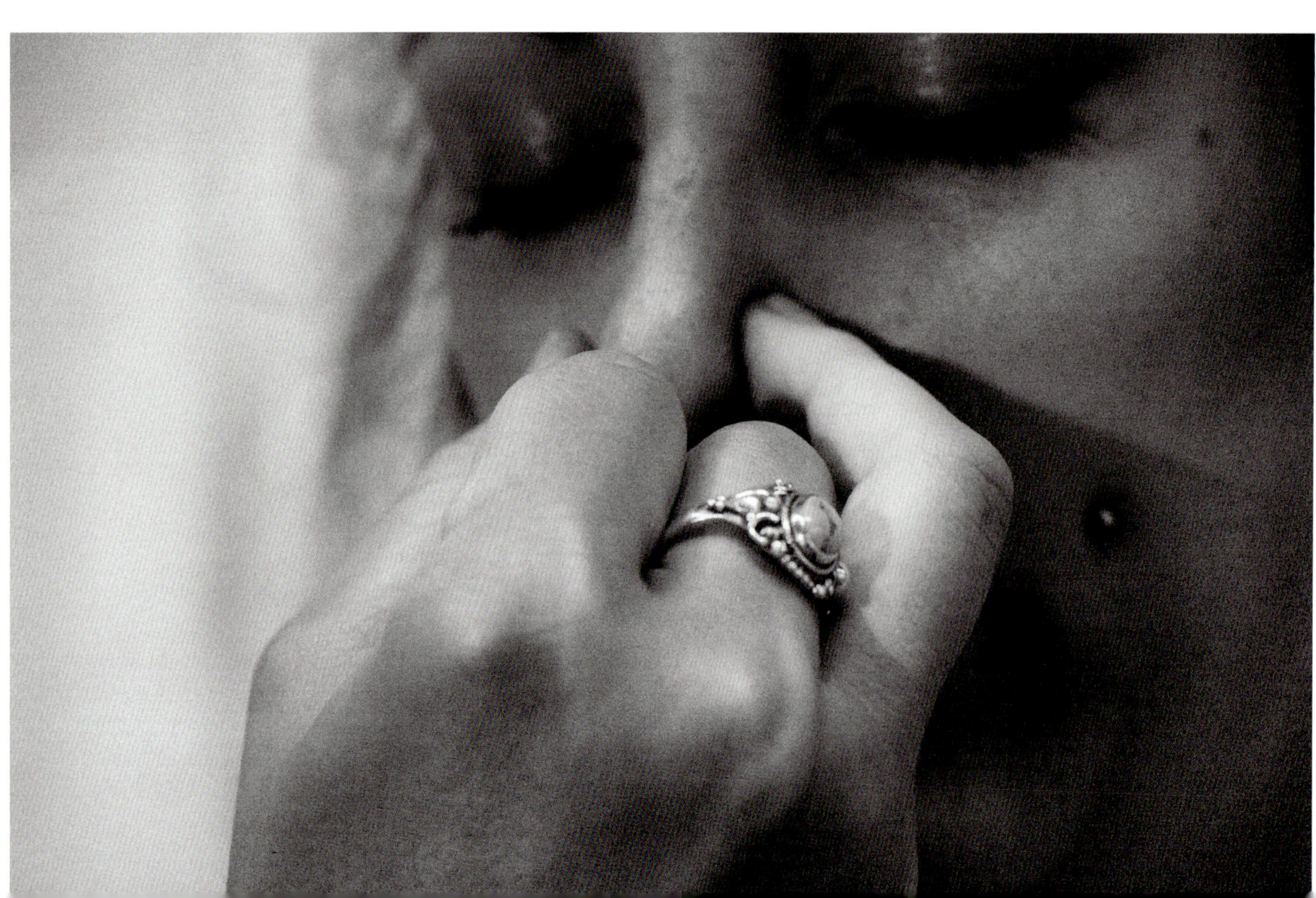

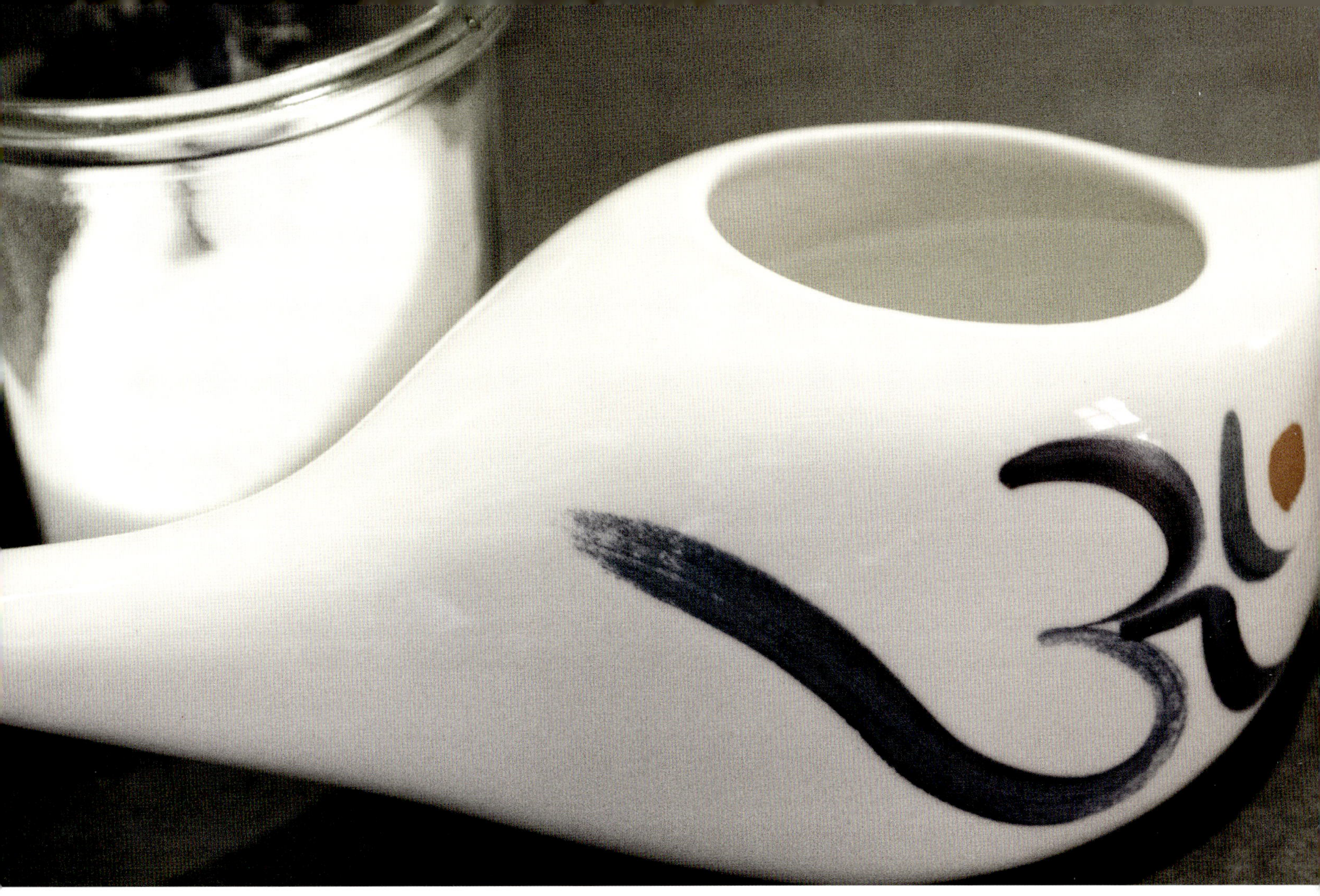

# NASENSPÜLUNG

Eine besonders effektive Art der Reinigung der Nase und Nebenhöhlen ist die Nasenspülung. Morgens nach dem Aufwachen sind die Atemwege sehr häufig durch die Heizungsluft ziemlich trocken. Eine Nasendusche gibt es in Reformhäusern, Drogerien, Supermärkten oder Apotheken. Auch das portionierte Salz kann man dort dazu kaufen. Nasendusche mit lauwarmem Wasser füllen, Salz darin auflösen und kurz schütteln. Man legt die Nasendusche an das rechte Nasenloch und beugt sich mit dem Kopf über das Waschbecken, mit offenem Nasenloch nach unten. Langsam bahnt sich das Wasser seinen Gang durch das eine Nasenloch hinein und durch das andere Nasenloch wieder hinaus. Man wechselt nach der Hälfte der Nasendusche die Seite.

## गेति - *NETI*

*Wörtlich bedeutet Neti »nicht so« und meint, dass zuerst alle Energiekanäle (Nadis) gereinigt werden sollten, um erfolgreich Pranayama auszuüben. Die Nasenspülung reinigt unsere Nebenhöhlen und unsere Atemorgane, was zu einer freieren Atmung führt. Wir fühlen uns einfach wohler, ganz ohne Nasenspray aus der Apotheke.*

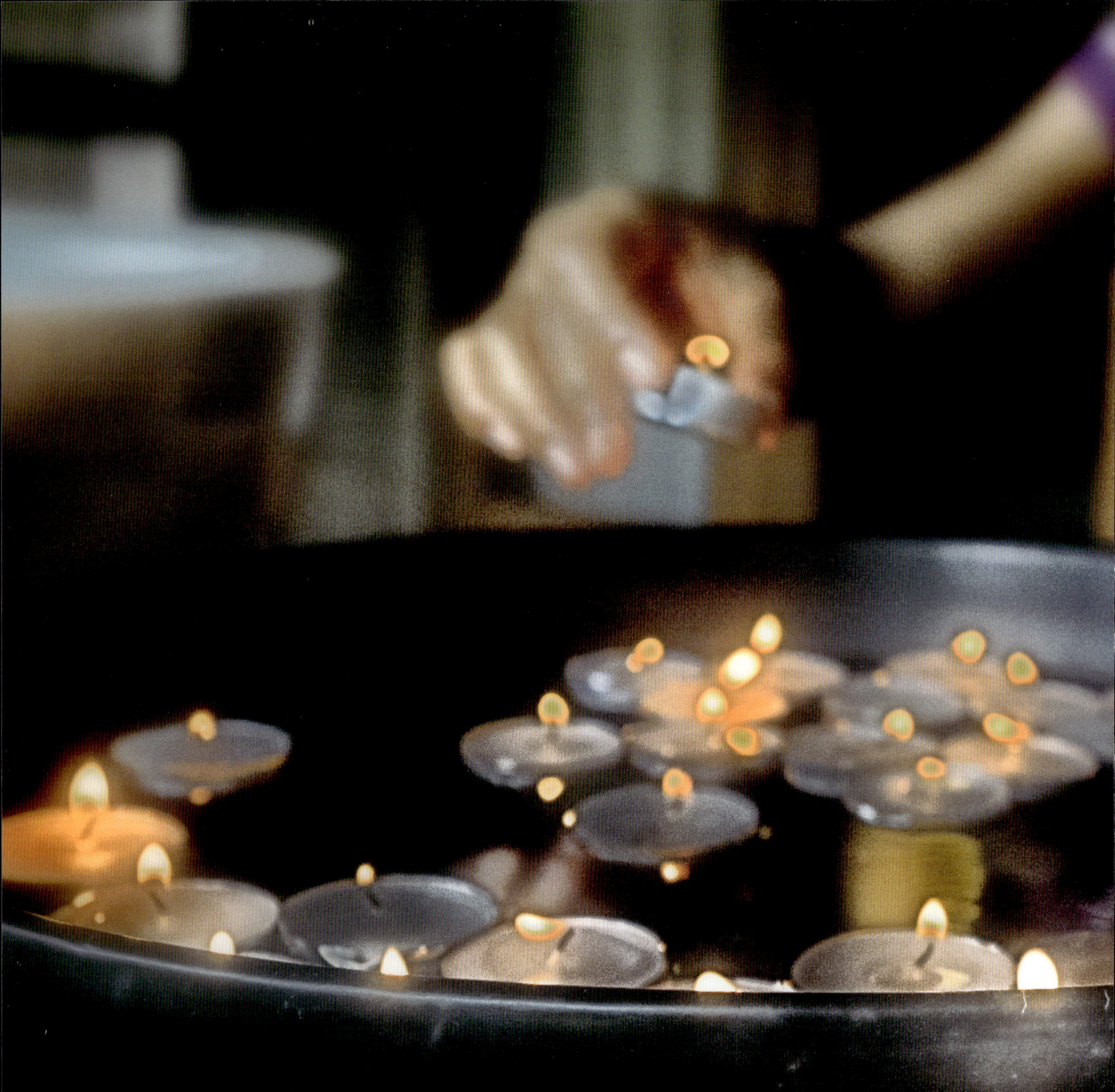

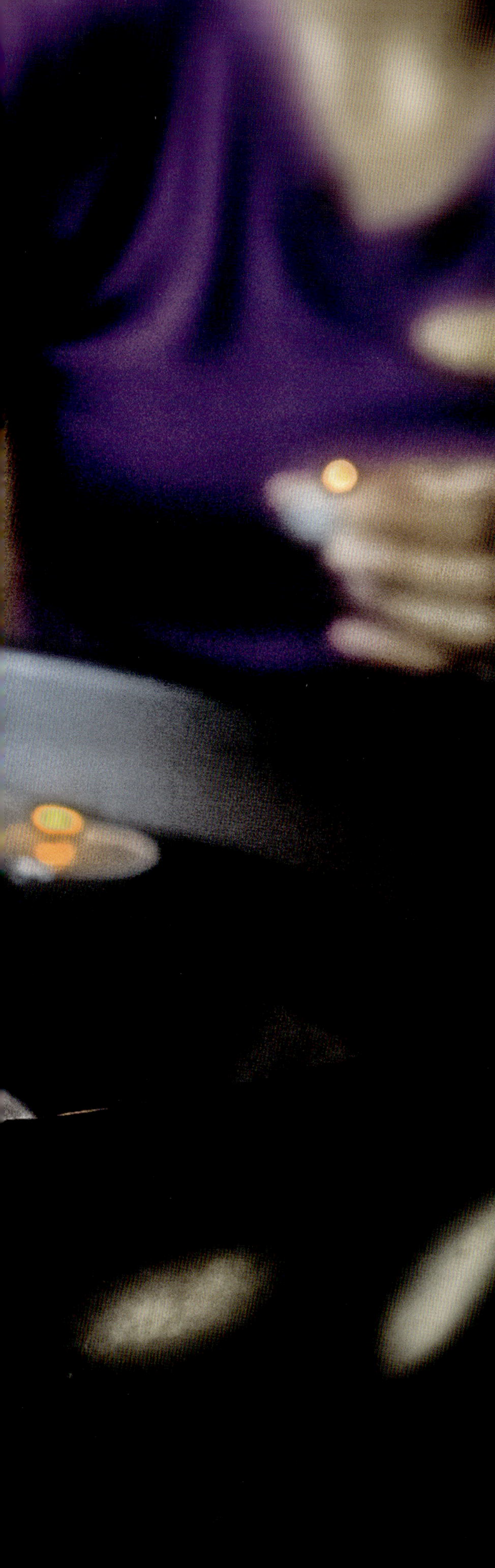

# KAPALABHATI – DER LEUCHTENDE SCHÄDEL

Diese Übung reinigt die Atemwege und ist auch eine effiziente Übung für ehemalige Raucher, um die Lunge wieder zu entgiften. Darüber hinaus ist Kapalabhati oder Feueratem auch eine wichtige Übung, um die Atemmuskulatur zu trainieren. Wer die Übung zum ersten Mal macht, ist erstaunt, dass es sich unter Umständen so anfühlt, als hätte man ein Bauchmuskeltraining absolviert. Gerade auch das Zwerchfell wird hier besonders trainiert.

- ॐ Man startet bequem eingeatmet sitzend oder stehend.
- ॐ Man atmet stoßweise durch die Nase aus und drückt die Luft mithilfe des Zwerchfells hinaus. Die Hand kann an den Bauch genommen werden, um ein Gefühl dafür zu bekommen.
- ॐ Die Einatmung geschieht passiv. Nach Entspannen der Bauchdecke zieht die Lunge automatisch wieder Luft ein.
- ॐ Man wiederholt diesen Vorgang zu Beginn langsam zehnmal.

Folgende Fortgeschrittene Variation ist ebenfalls möglich:

- ॐ Kapalabhati 20–30 Stöße.
- ॐ Mit dem letzten Stoß alles ausatmen und Uddiyana Bandha setzen und halten.
- ॐ Bequem ein- und ausatmen.
- ॐ Voll einatmen und den Atem anhalten.

## कपालभाति – *KAPALABHATI*

*Kapalabhati bedeutet übersetzt »leuchtender Schädel«. Diese schnelle Folge von aktiven Ausatmungen und passiver Einatmung gilt als eine der wirkungsvollsten Atemübungen im Pranayama. Der Freediver nutzt diese Übung, um die Lunge für das Tieftauchen vorzubereiten und das Zwerchfell zu durchbluten. Nach einigen Minuten Kapalabhati fühlen sich die Bauchdecke lockerer und die Kontraktionen des Zwerchfells viel weicher an.*

# DER BRÜLLENDE LÖWE

Eine Übung, die jede Yogastunde zum Erlebnis macht und für gute Stimmung sorgt, ist der »brüllende Löwe«. Meistens sorgt die Übung für Gelächter und Lachen ist gut, weil es Glückshormone freisetzt. Außerdem reinigt und entschleimt es die Atemwege.

- ॐ Man sitzt im Fersensitz und atmet durch die Nase in den Bauch.
- ॐ Mit der Ausatmung erzeugt man einen kehligen Laut, wie das Brüllen eines Löwen. Dabei streckt man die Zunge aus dem Mund und versucht damit sein Kinn zu berühren. Die Augen sind weit aufgerissen.
- ॐ Mit der Ausatmung drückt man mithilfe des Zwerchfells die restliche Luft aus seinem Körper, solange, bis aus dem Löwen kein Geräusch mehr kommt. Dann atmet man wieder ein.

## कपालभाति – *SIMHASANA*

*Simhasana, der brüllende Löwe, ist einerseits eine Reinigungsübung, weil sie Schleim löst und die Stimmlippen reinigt. Zum anderen löst sie emotionale Spannungen und macht, vor allem in der Gruppe, sehr viel Spaß.*

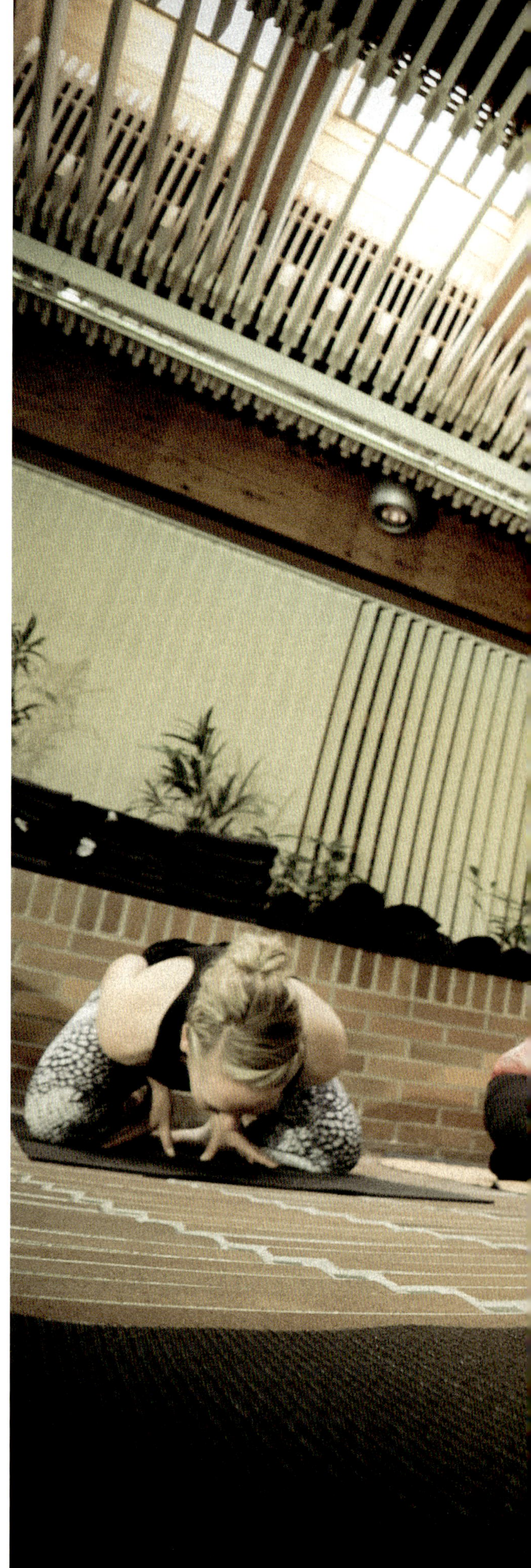

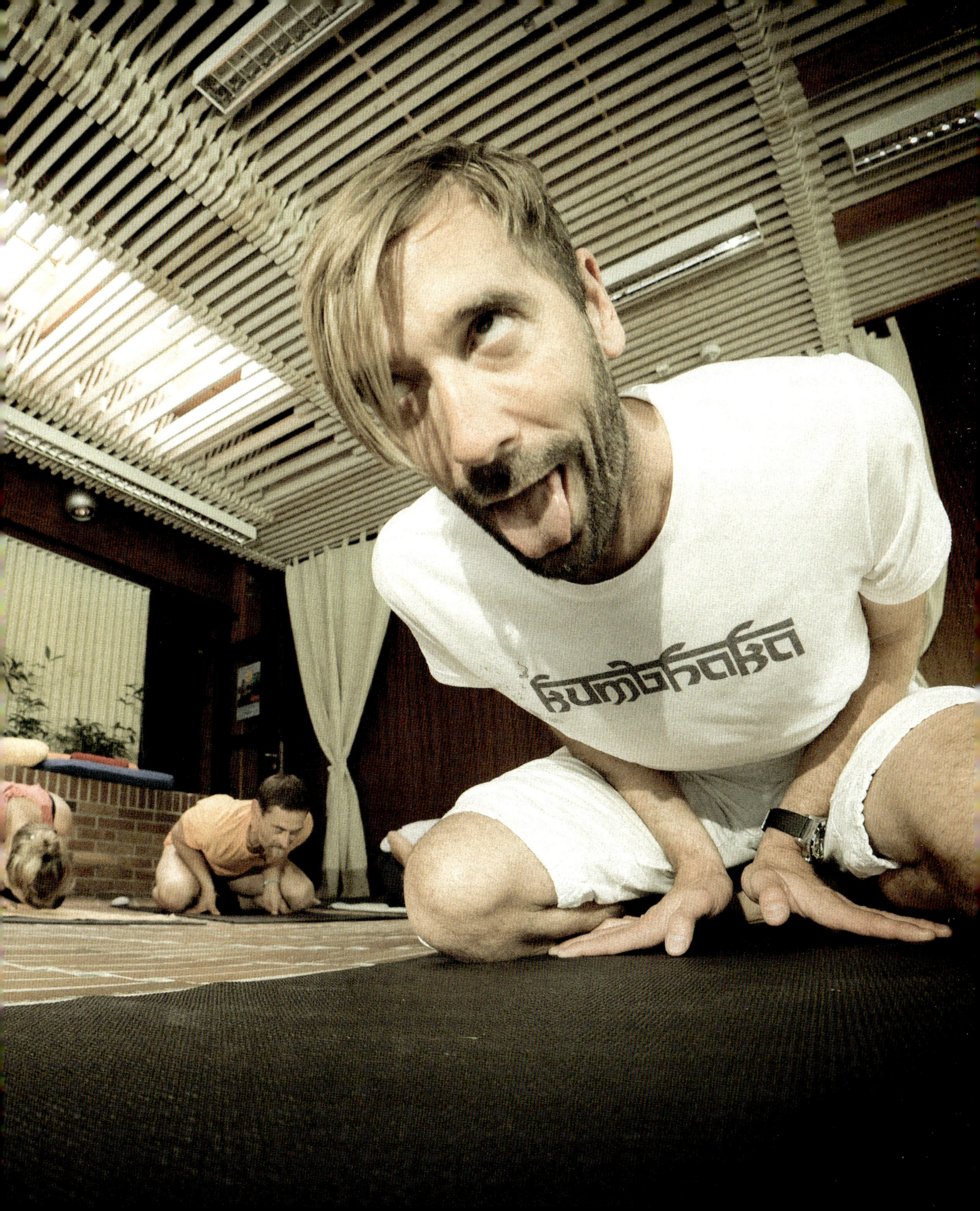
kumbhaka

# ATEMÜBUNGEN UND IHRE WIRKUNG

## BAUCHATMUNG

- Die natürlichste Form der Atmung – beruhigt und entspannt Körper und Geist.

## UDDIYANA BANDHA

- Gegen Angst, Anspannung, Müdigkeit.
- Verteilt die Energie im Körper.
- Regt die Verdauung an.
- Massiert die Bauchorgane.
- Reinigung aufgrund vollständiger Entleerung der Lunge.

## KAPALABATHI

- Reinigt die Lungen und hilft bei Atemproblemen.
- Gleicht das Nervensystem aus.
- Regt die Verdauung an.
- Befreit den Geist von Sorgen.
- Erhöht die Konzentrationsfähigkeit.
- Bauch und Atemmuskulatur werden trainiert.

## UJJAYI

- Beruhigt und wärmt den Körper.
- Senkt den Herzschlag.
- Hilft gegen Bluthochdruck.

## BRHAMARI

- Optimale Ergänzung zur Ujjayi-Atmung.
- Die Vibration beruhigt und reinigt.

## GORILLA

- Erweiterung der Lungenkapazität.
- Lösung von Verspannungen im Atemraum.
- Entschleimt.
- Stärkt das Selbstbewusstsein.

## ANULOMA VILOMA – WECHSELATMUNG

- Schafft ein Gefühl für die Atemkontrolle.
- Harmonisiert die linke und rechte Gehirnhälfte sowie die Hauptnadis Ida und Pingala.
- Zentriert.
- Reinigt feinstofflich (energetisch).

## AUFLADEÜBUNG

- Erweitert die Lungenkapazität, indem es die Interkostalmuskulatur trainiert.
- Verteilt die Energie im Körper.
- Erhöht die Konzentrationsfähigkeit.

## BRÜLLENDER LÖWE

- Bringt einen zum Lachen :-).
- Reinigt den Rachenraum.
- Frustration und Anspannung lösen sich.
- Hilft zu einer kräftigeren Stimme.

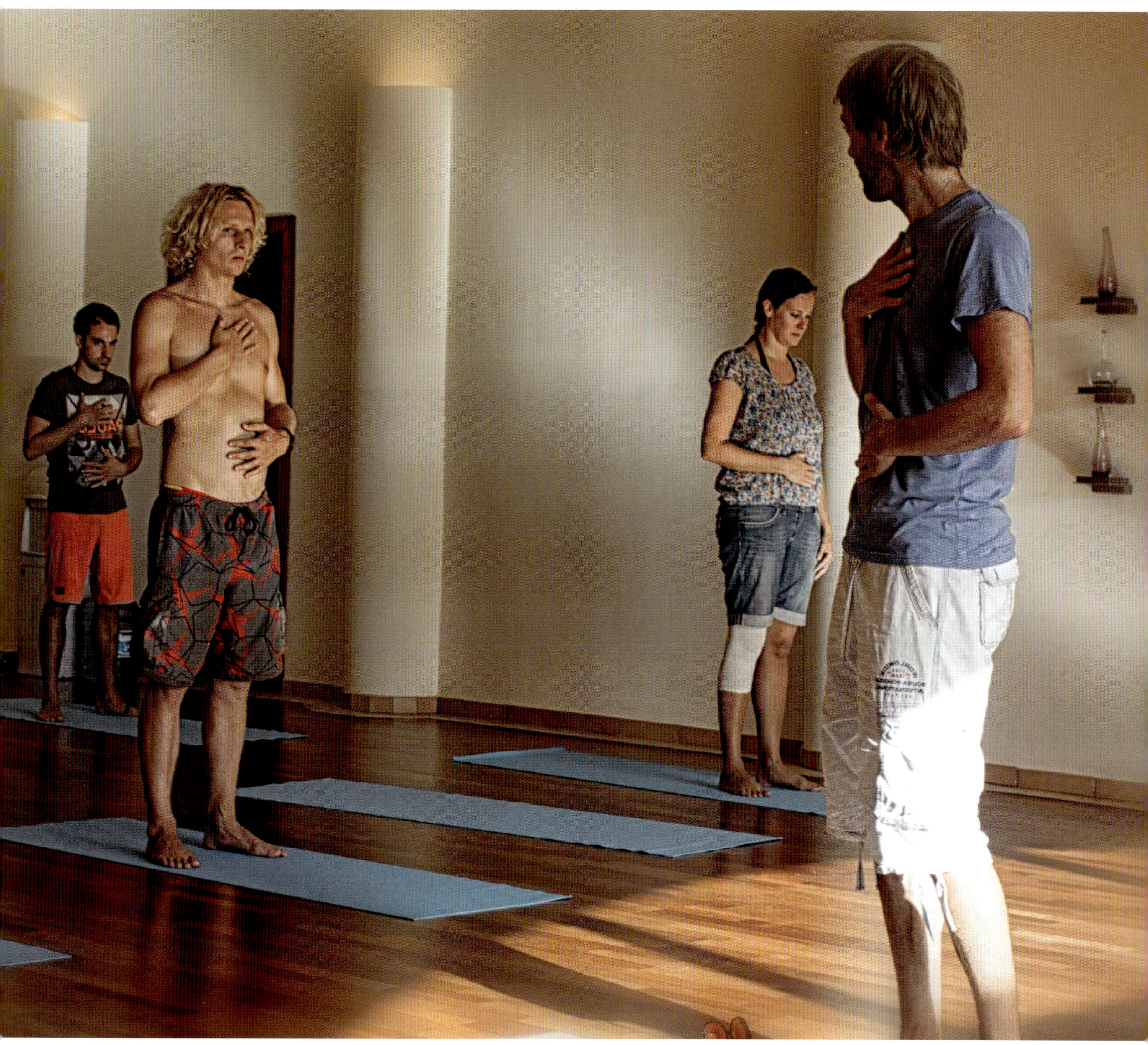

## ATEMBEWUSSTSEIN

*Je nach Erfahrung kann es etwas kompliziert sein, die richtige Atmung zu lernen. Jedoch bringt es nichts, Atemübungen falsch zu machen. Schlecht geführte Atemübungen können nicht wirklich gefährlich sein, haben aber auch fast keine Wirkung und führen deshalb zur Frustration. Darum sollte man immer mit einem Workshop anfangen, sich erst führen lassen, verstehen, wo die Achtsamkeit sein muss, bevor man Übungen ins tägliche Leben integrieren kann.*

# VI. DER WEG IN DAS WASSER

Im Wasser kann man alle Techniken, die man gelernt hat, anwenden. Mithilfe der Atmung kann man seinen Puls herunterfahren. Mit seinen mentalen Fertigkeiten kann man seinen ruhelosen Geist beschäftigen. Durch die Begrenzung der Sinne, wenn die Ohren unter Wasser und die Augen geschlossen sind, erfährt man durch die Effekte des Tauchreflexes eine sehr tiefe Entspannung. Der Weg in die Meditation fällt dabei sehr viel leichter.

### *VON ANFANG AN*

*Obwohl ein Tauchgang Minuten dauern kann, spielt sich fast alles in den ersten Sekunden ab. Man lässt sofort den Tauchreflex agieren, konzentriert sich auf den Herzschlag, fängt mit seinem Bodyscan an und gleitet langsam in einen angenehmen Meditationszustand. Der Tauchgang wird sich gut anfühlen.*

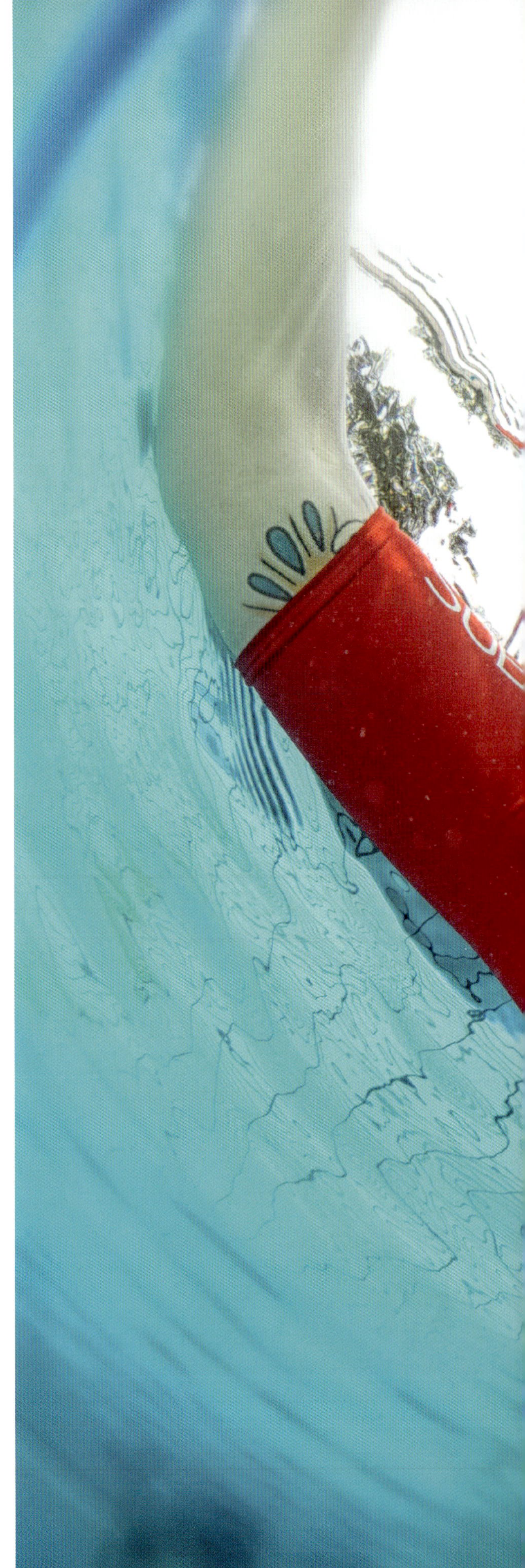

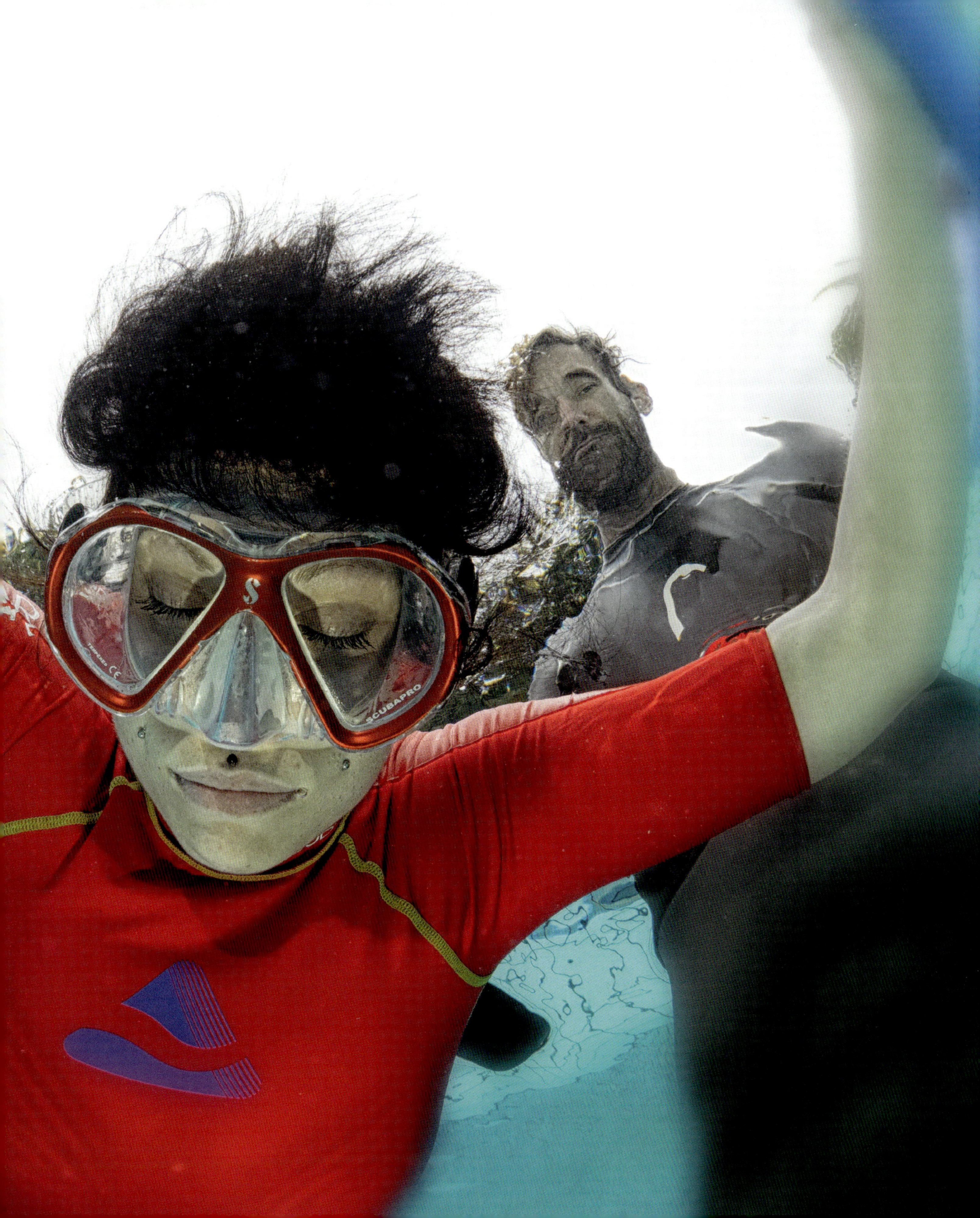
SCUBAPRO

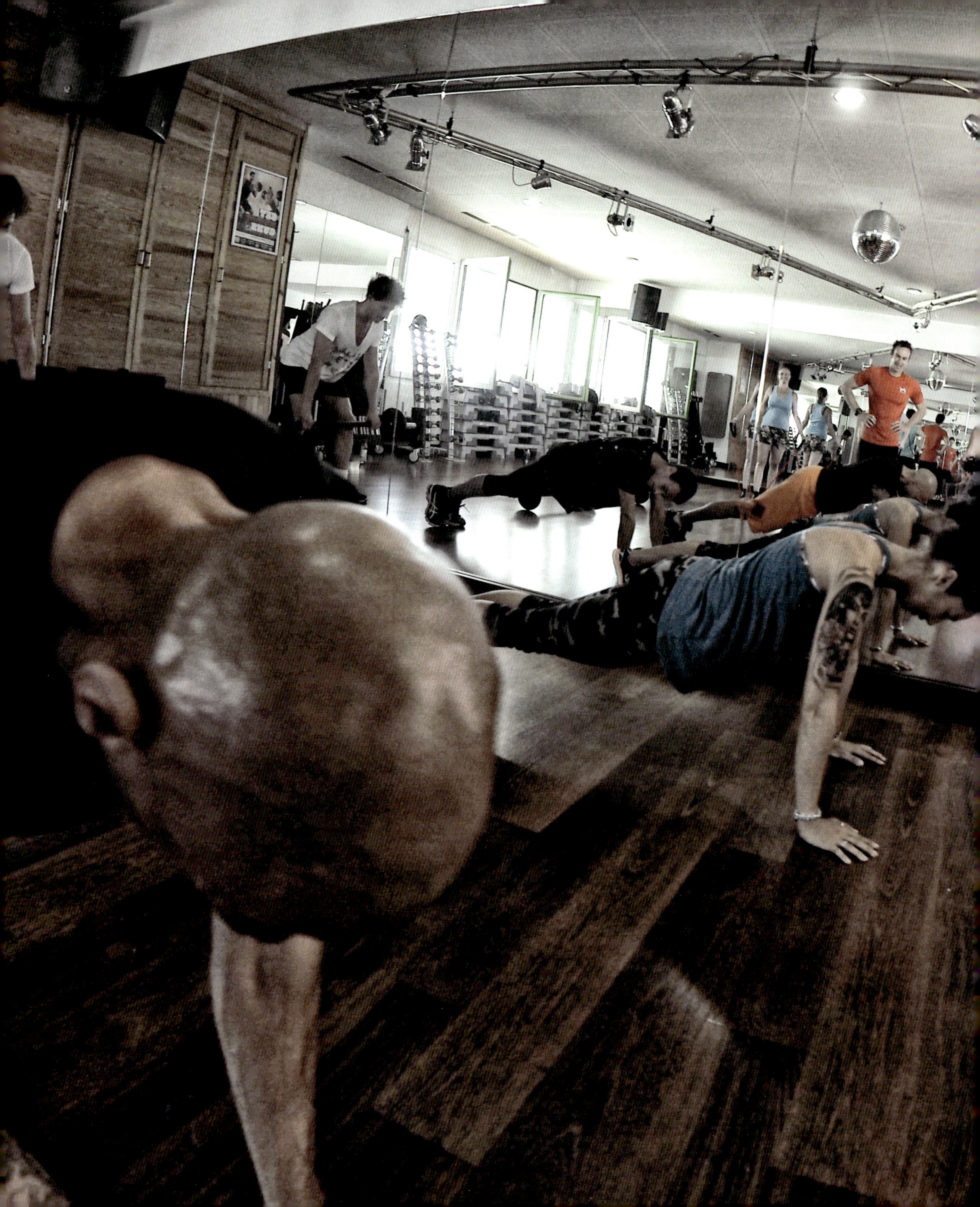

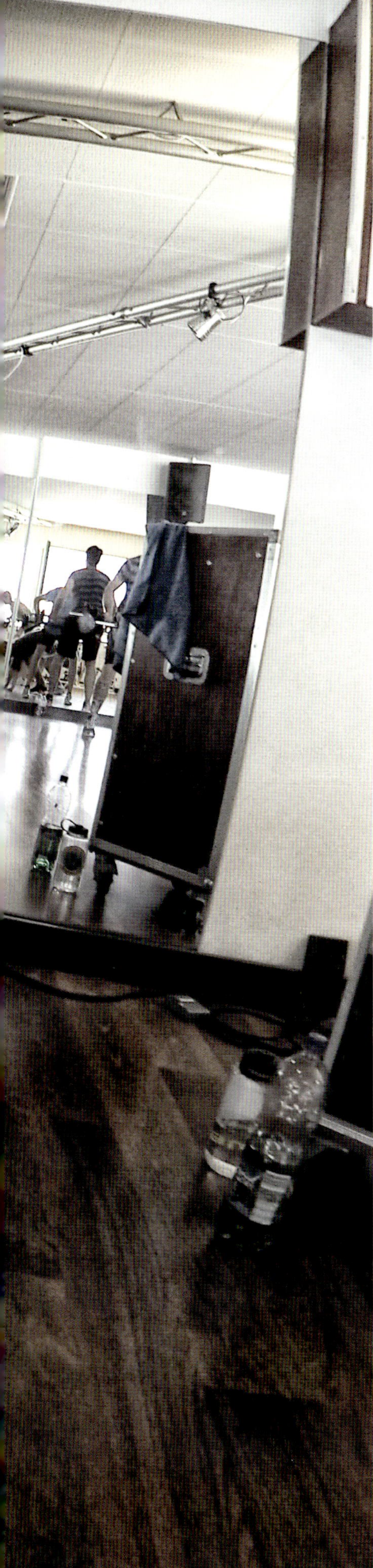

# ANSPANNUNG UND ENTSPANNUNG

Um ein ausgewogenes und gesundes Leben zu führen, muss man ein Gleichgewicht zwischen An- und Entspannung finden. Auch im Sport sind Entspannungsphasen sehr wichtig und werden entsprechend geplant. Ein Sportler, der keine Entspannungsphasen in seinem Trainingsplan hat, wird müde, depressiv, anfällig für Krankheiten etc. Auch bei Nichtsportlern ist es wichtig, nicht nur Phasen zu haben, in denen Leistungen (auch geistig) erbracht werden, sondern auch Entspannungsphasen.
Unter Stress versteht man die Beanspruchung (Auswirkung der Belastungen) des Menschen durch mehrere innere und äußere Reize oder Belastungen (objektive, auf den Menschen einwirkende Faktoren sowie deren Größen und Zeiträume). Stress wird erst dann negativ empfunden, wenn er häufig oder dauerhaft auftritt, körperlich und/oder psychisch nicht kompensiert werden kann und deshalb als unangenehm, bedrohlich oder überfordernd gewertet wird.
Auch wenn Stress heute einen ziemlich schlechten Ruf hat, so ist ein Teil des Stress für uns wichtig, um Aufgaben zu bewältigen und zu lösen. Nur muss man darauf achten, dass man auch die entsprechenden Zeiten zur Entspannung hat. Die Entspannung von Körper und Geist erfolgt meistens gemeinsam. Ist mein Kopf nicht entspannt, kann auch mein Körper nicht entspannen. Ist der Körper zu nervös, dann kann auch der Kopf nicht entspannen. Im Yoga ist die Phase der Tiefenentspannung erst nach 60–90 Minuten dran. Bis dahin werden verschiedene Asanas, die den Körper fordern, trainiert. Danach können Körper und Geist besonders gut entspannen. Man sollte daher Sport, am besten an der frischen Luft, in sein Leben integrieren.

## *STRESS*

*Abgesehen von den Stressdefinitionen aus der Medizin und aus der Wissenschaft bezeichnet Stress die mentale Überforderung und dauerhafte Alarmbereitschaft des Menschen. Er fühlt sich getrieben und sein Geist kommt nicht zur Ruhe. Ursprünglich war Stress gut, denn er hilft in Notsituationen für kurze Zeit über sich hinauszuwachsen und leistungsfähiger zu sein (Kampf und Flucht). Doch heute sind wir permanent gestresst und die dauerhafte mentale Belastung hat Auswirkungen auf unser Immunsystem und unsere Organe.*

# PROGRESSIVE MUSKEL-ENTSPANNUNG

Auch die Progressive Muskelentspannung beschäftigt sich mit der An- und Entspannung. Die Progressive Muskelentspannung wirkt durch das schnelle Anspannen und Entspannen einzelner Muskeln. Der Muskel wird 5–7 Sekunden angespannt, der Atem währenddessen angehalten und dann mit der Ausatmung schnell gelöst. In den folgenden 20–30 Sekunden spürt man nach. Wie fühlt sich der Muskel an? Kribbelt es, ist der Muskel warm?

Das Ganze wirkt deshalb so gut, weil sich ein Muskel nach der Anspannung und dem abrupten Lösen tiefer entspannen kann. Das heißt, der Muskel erholt sich besser durch eine kurzzeitige Anspannung, weil er danach weicher ist als vor der Anspannung.

Die Progressive Muskelentspannung ist gerade für den Hals, Schulter und Nackenbereich besonders geeignet, weil sie sehr schonend an diese empfindlichen Stellen herangeht. Ist der Nacken entspannt, dann folgt der Rest des Körpers dieser Entspannung. Umgekehrt erkennt man Anspannung sehr schnell an einem nicht entspannten Nacken.

Und so funktioniert die Übung für den entspannten Nacken:

- Schultern an die Ohren ziehen.
- Nackenmuskeln anspannen.
- Fäuste ballen und Luft anhalten.
- Spannung 5–7 Sekunden halten.
- Ruckartig die Anspannung lösen und ausatmen.
- 20 Sekunden nachspüren.

## PROGRESSIVE MUSKELENTSPANNUNG

*Erfunden wurde die Progressive Muskelentspannung von Prof. Edmund Jacobsen. Der schwedische Wissenschaftler lehrte in Boston an der Harvard Universität seine Methode der Progressiven Muskelrelaxation – also der stufenweise fortschreitenden Entspannung. Er fand heraus, dass Angstgefühle Anspannung in der Muskulatur erzeugen. Umgekehrt konnten durch seine Methode der An- und Entspannung Angstgefühle aufgelöst werden.*

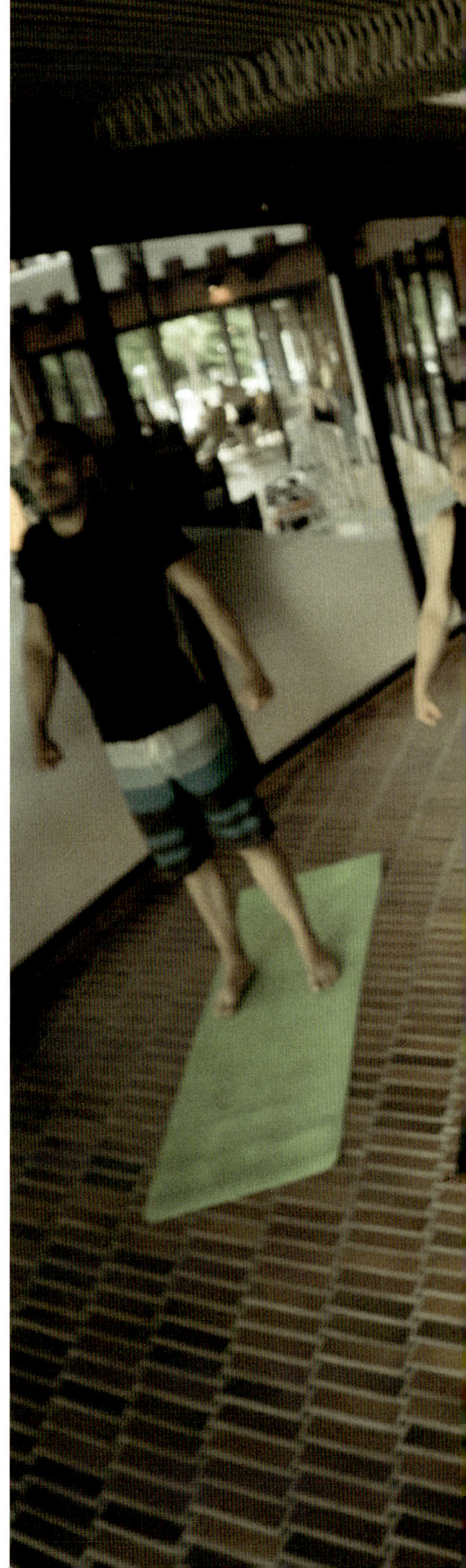

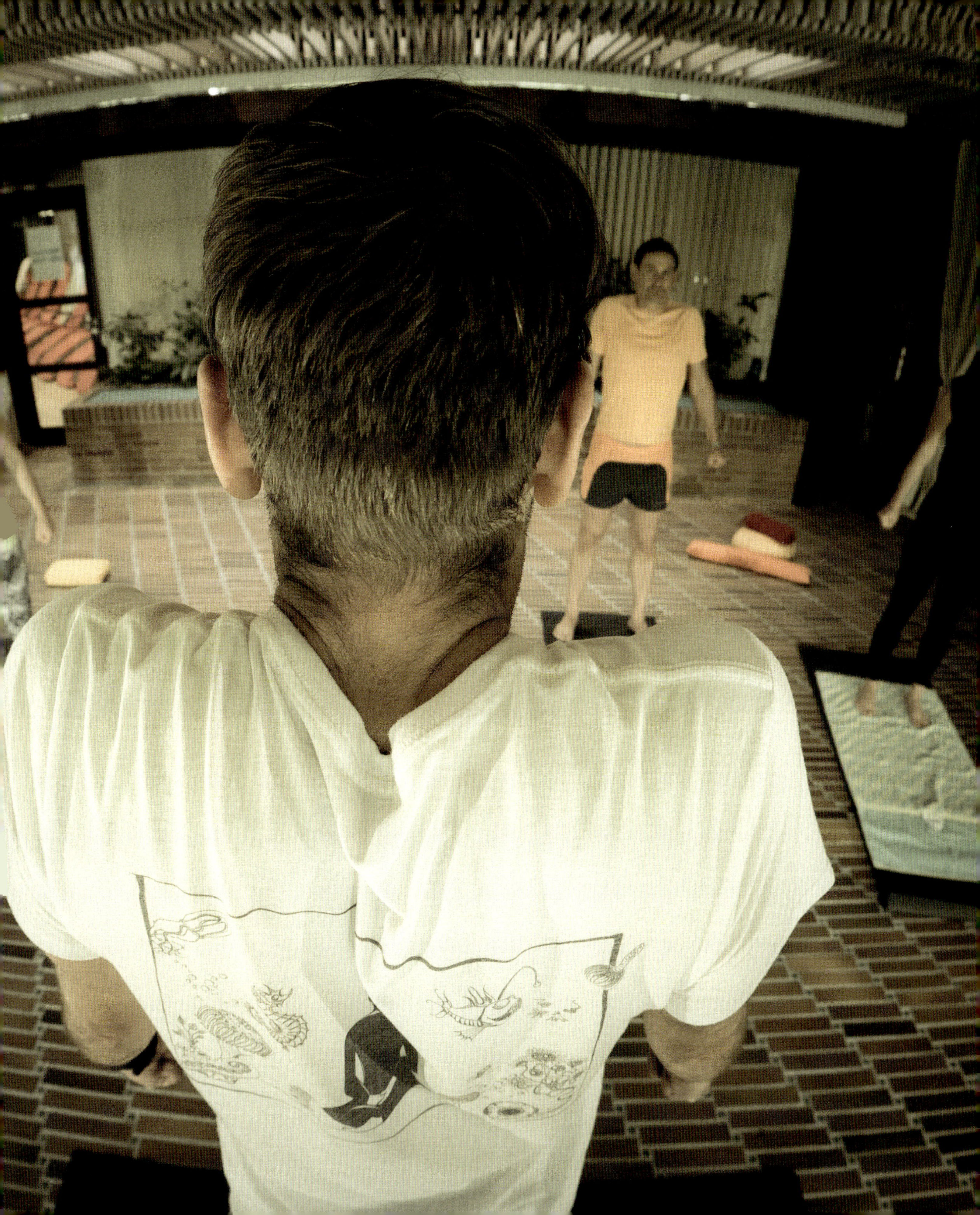

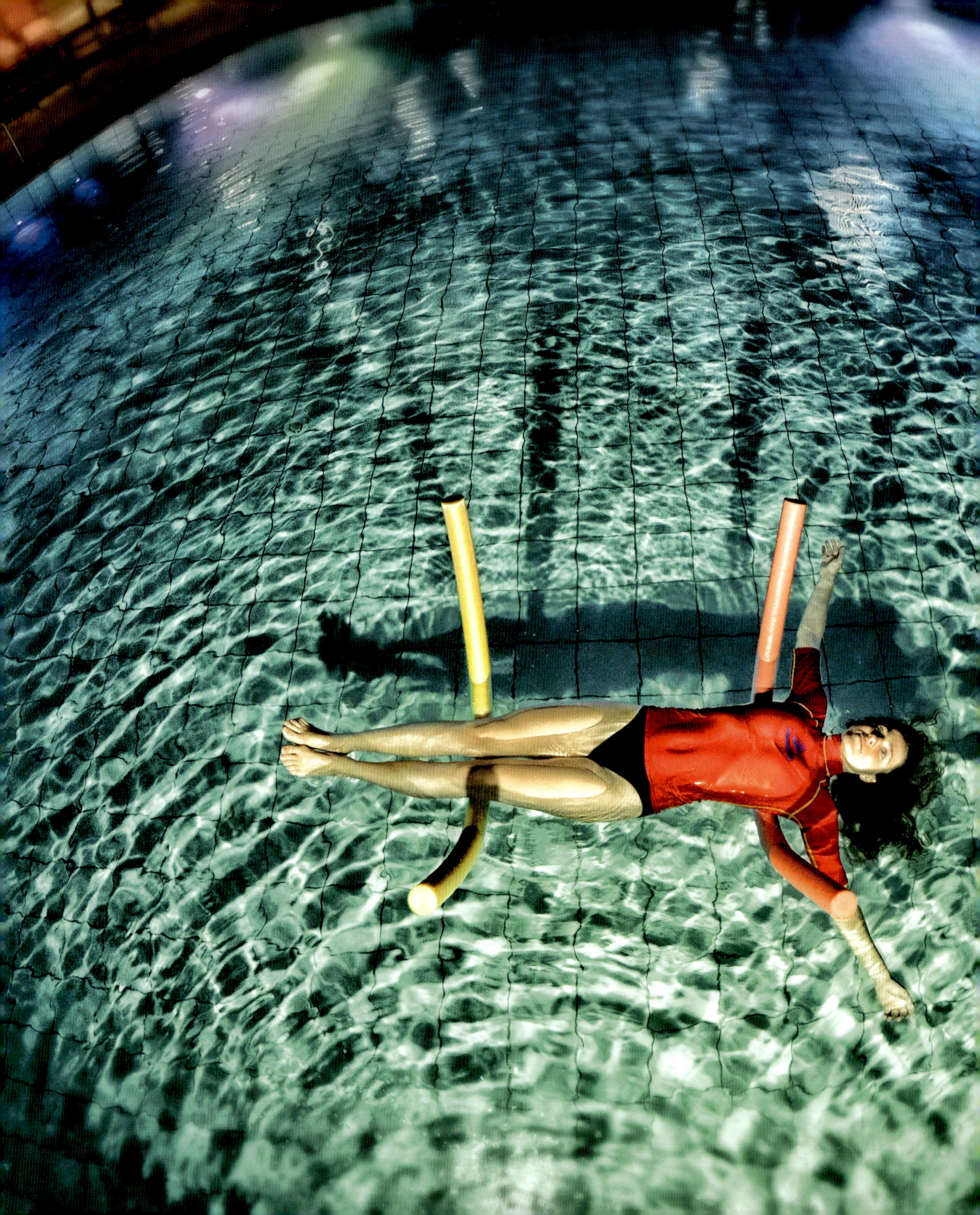

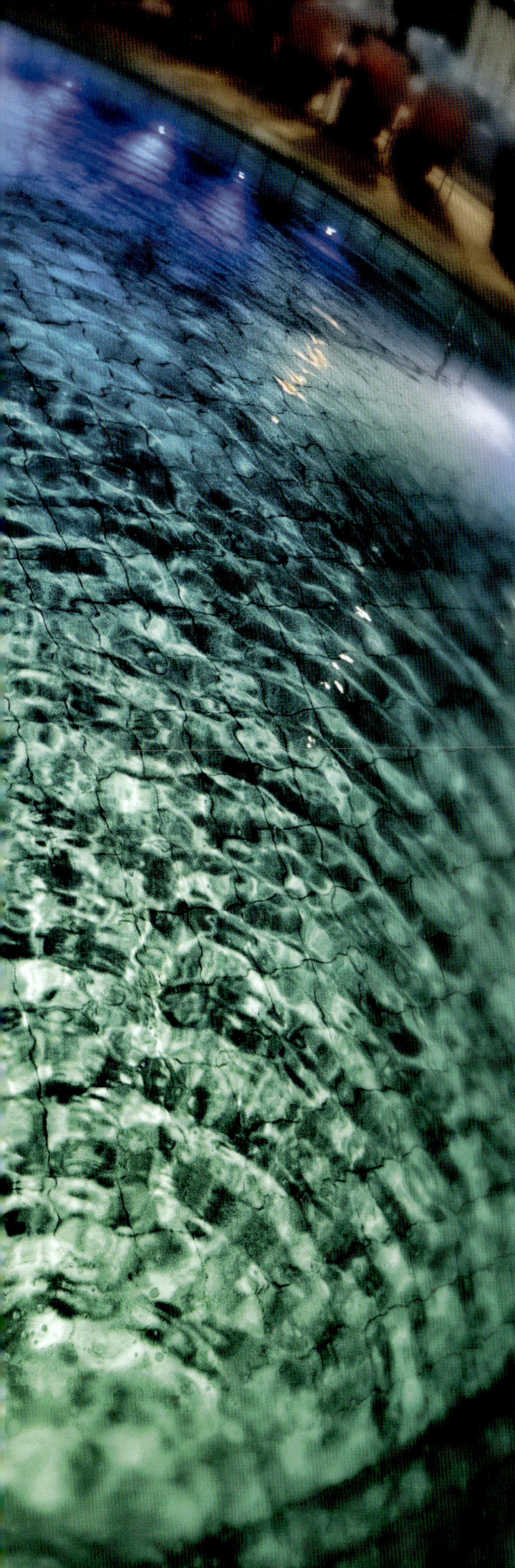

# DAS FLOATING

Beim Relaqua nutzt man einige Aspekte, die auch im Floating eine Rolle spielen. Floating ist das Treiben in einem mit Salzwasser gefüllten Behälter. Die Wassertemperatur liegt bei ca. 35 °C. Im Inneren des Floating Tanks ist es dunkel und still, sodass Nervensystem und Gehirn nicht mehr durch externe Sinnesreize angeregt werden. Die Sinnesreduktion ermöglicht neben der körperlichen Entspannung auch eine mentale Ruhe. Laut Deutschem Floating Verband ist das Treiben im Salzwasser günstig für die Sportmedizin, weil das Laktat verbessert abgebaut werden kann, der Muskelaufbau verbessert wird und die Erholung nach Verletzungen schneller erfolgt. Hauptsächlich liegt das darin, dass die Muskeln tiefer entspannen können. Jeder einzelne Muskel wird losgelassen und entspannt sich. Da man nicht auf einer Yogamatte oder Ähnlichem liegt, können der Körper und die Wirbelsäule sich komplett entspannen. Das führt dazu, dass alle Muskelgruppen, besonders die Nackenmuskulatur (die, wie wir bereits wissen, in Stressphasen besonders schnell verspannt), sowie die Bandscheiben, die Bänder und Knochen, gleichzeitig entlastet werden. Auch Verspannungen lösen sich schneller, weshalb das Floating auch in der Orthopädie viele Vorteile haben soll.

*(Quelle: Deutscher Floating Verband)*

## FLOATING

*»Floater stimmen einmütig darin überein, dass das Floatarium eines der effizientesten Mittel unserer Zeit ist, um Stress abzubauen. Die Beeinflussung mentaler Prozesse ist im Zustand der Tiefenentspannung und Ruhe viel einfacher, leichter und nachhaltiger als im Alltagszustand ohne Tank. Damit ist der Floatingtank ein ideales Instrument für alle Arten von Mentaltrainings. Die erlebte Ruhe wird konserviert, sodass sich bei regelmäßiger Anwendung die Stresstoleranz erhöhen kann.« (dt. Floatingverband) Der Stand der Floatingforschung finden sich unter www.floating-verband.de.*

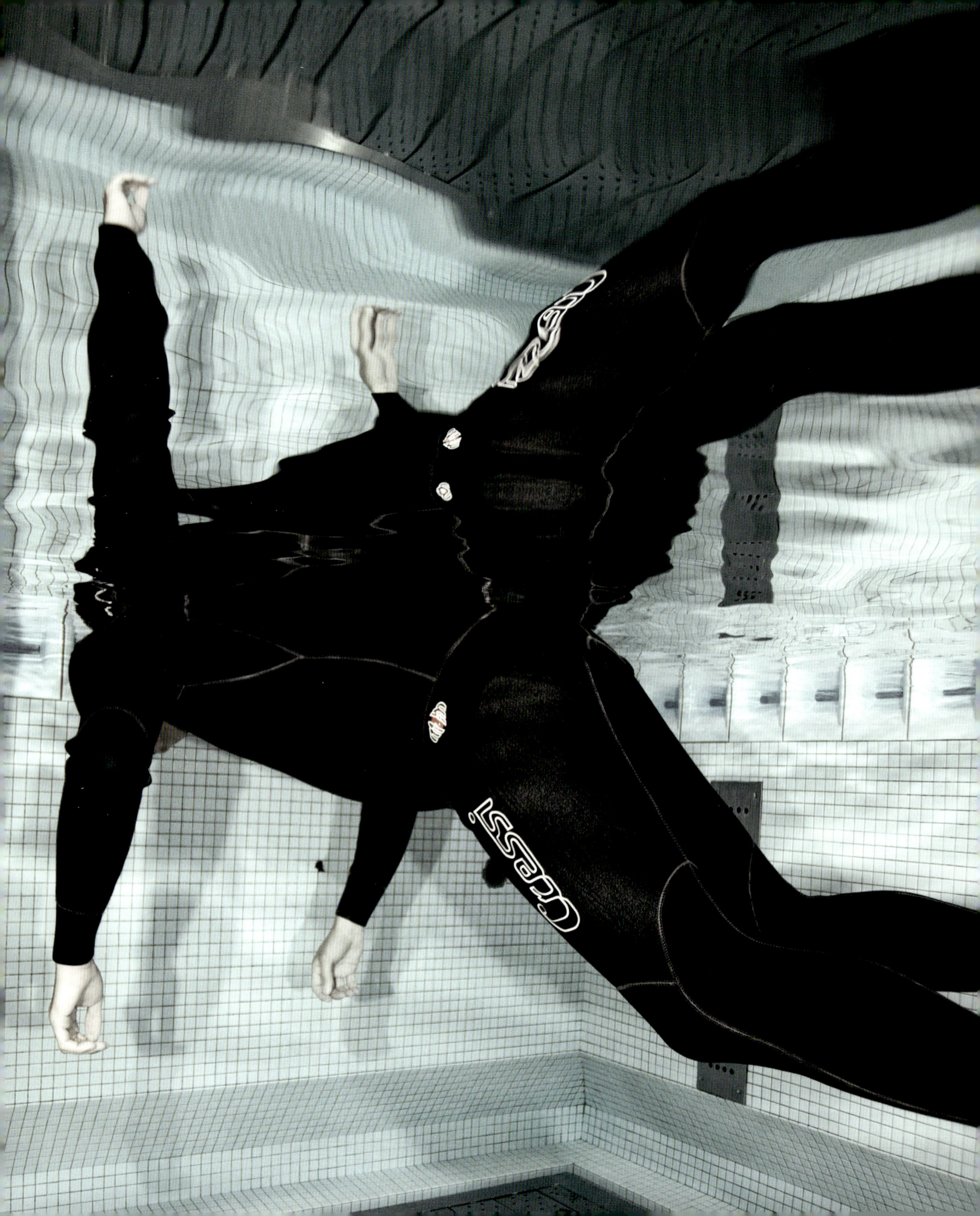
cressi

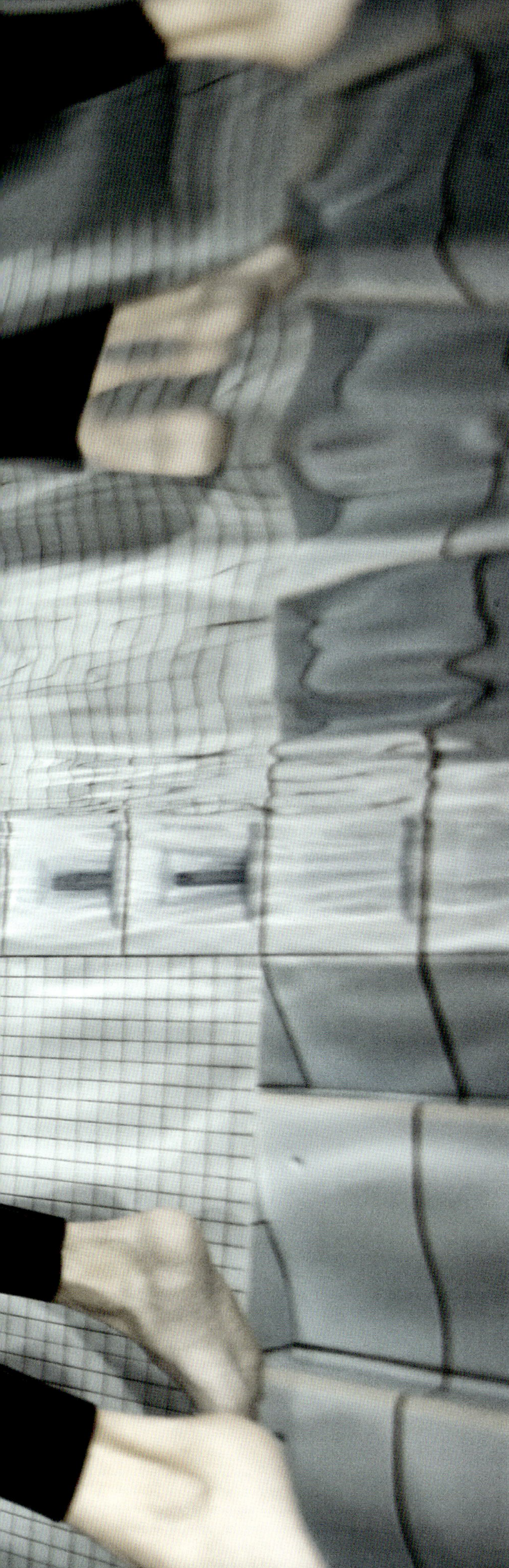

# RELAQUA VERSTÄRKT DAS FLOATING

Relaqua unterscheidet sich jedoch wesentlich von Floating. Beim Relaqua spielt das Treiben im Wasser zwar eine große Rolle, aber man ist meistens nicht in einem 35 °C warmen Becken, noch findet das Ganze im Salzwasser und auch nicht im Dunkeln statt.

Relaqua nutzt die natürlichen Möglichkeiten der Entspannung der Muskulatur, das Ausklammern von externen Sinnenreizen, setzt aber bewusst auch die Atmung ein, um die Entspannung noch zu vertiefen. Hinsichtlich der Tiefenentspannung ist das Treiben mit dem Gesicht im Wasser besonders effektiv, weil man aufgrund des Tauchreflexes einen niedrigeren Puls und eine noch größere Entspannung erreicht.

### SCHWEBEN

*Die Schwerelosigkeit, die man im und vor allem unter Wasser erlebt, kennen sonst nur Astronauten im Weltraum. Diese Fähigkeit sich in drei Dimensionen zu bewegen und dabei von der Gravität getrennt zu sein, erlaubt Gefühle, die im normalen Menschenleben nicht zu erleben sind.*

# KUMBAKHA – DIE PAUSE VON DER ATMUNG

Es gibt drei Arten von Kumbhakas im Pranayama:

- Bahya Kumbhaka – die Atempause nach vollständiger Ausatmung.
- Antara Kumbhaka – Atempause nach vollständiger Einatmung.
- Kevala Kumbhaka – hier handelt es sich um eine flache, minimale Atmung.

Im Allgemeinen ist mit Kumbhaka das Atemanhalten gemeint. Um aber deutlicher zu machen, dass es nichts mit forciertem Luftanhalten zu tun hat, spreche ich gerne von »den Atem sein lassen« bzw. »eine Pause von der Atmung«. Wer sich nach einigem Üben der Wechselatmung (Anuloma Viloma) entspannen kann, wird merken, dass die Phasen der Nichtatmung besonders wohltuend sind und nichts mit »Ich halte jetzt mal die Luft an« zu tun haben.

Im Yoga geht man davon aus, dass man am Ende der Kumbhaka Übungen in der Lage ist, den Geist von äußeren Objekten zurückzuziehen, um bei sich selbst zu sein. Wenn man während seiner Atemübungen eine Pulsuhr tragen würde, könnte man erkennen, dass der Puls während der Apnoephase/Kumbhaka schnell fällt. Ein niedriger Puls ist ein Zeichen tieferer Entspannung.

Beim Relaqua nutzt man eine Reihe von Übungen, die man zuerst an Land macht, um sich entweder auf das Wasser vorzubereiten oder um die an Land praktizierten Übungen im Wasser anzuwenden.

## *MACHT DER RUHE*

*»Ist die Atmung unruhig, so ist es auch die Seele. Steht die Atmung still, so steht auch die Seele, und so spürt der Yogi die echte Macht der Ruhe.«* (Hatha Yoga Pradipika)

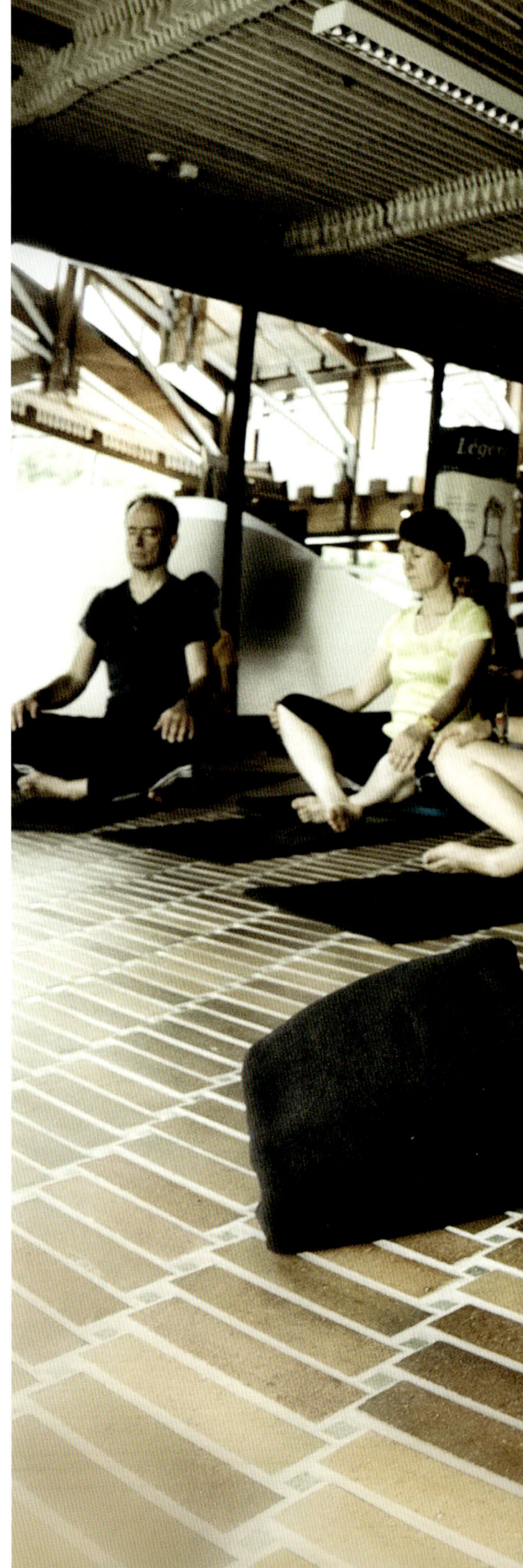

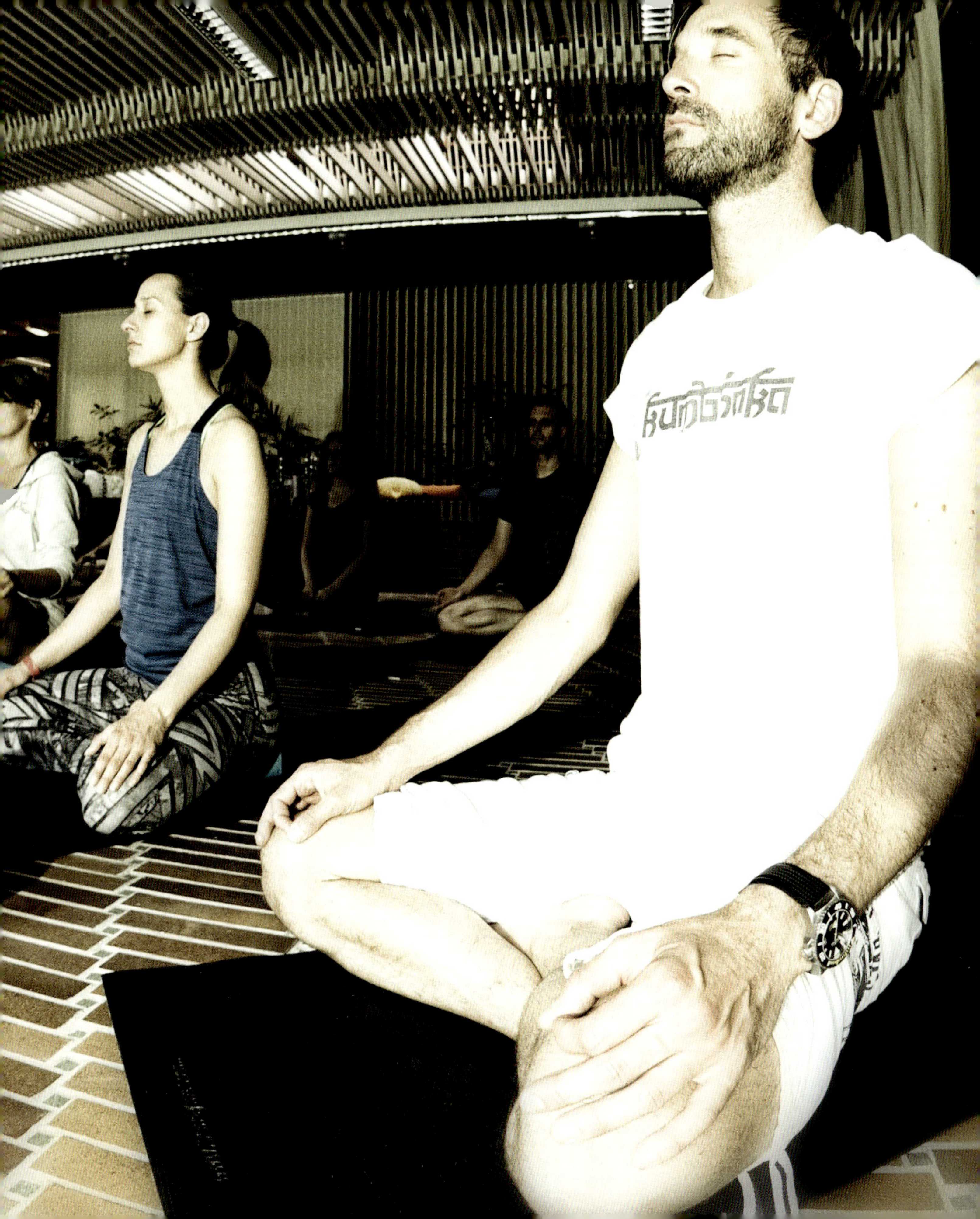

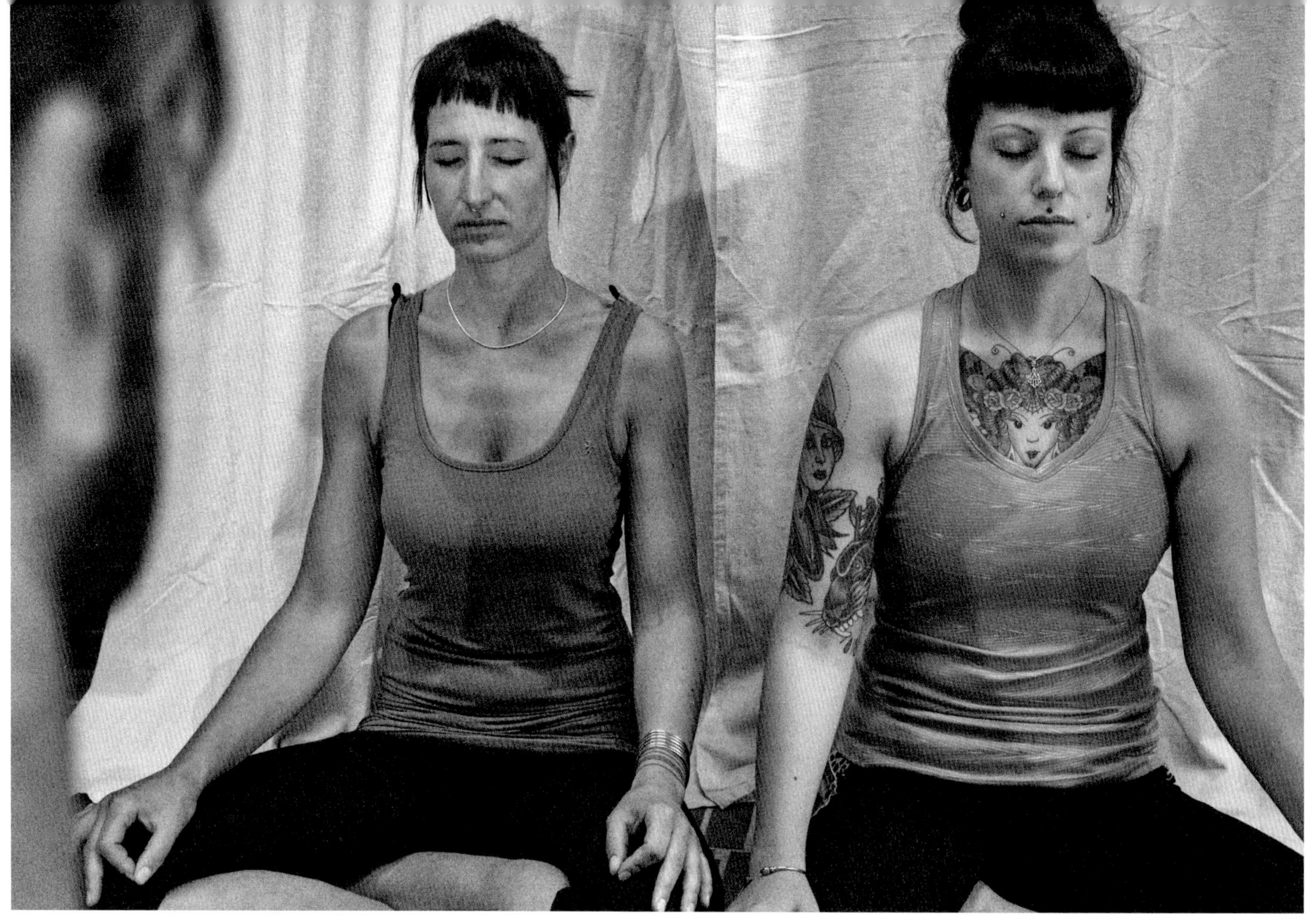

# DIE UJJAYI-ATMUNG

Die Atmung erfolgt ideal sitzend, mit einer geöffneten Haltung und kann mit einem Mudra kombiniert werden.
Man atmet durch die Nase ein. Während der Einatmung verengt man die Stimmritze. Es entsteht dabei ein »hauchendes«, manchmal ein »schnarchendes« Geräusch. Wer Probleme damit hat zu wissen, wie man die Stimmritze verengt, kann während der Einatmung das Luftholen »bremsen«. Das heißt, während der Einatmung immer wieder zu stocken. Die Stimmritzen bremsen dabei den Luftstrom. Wenn man die Einatmung unterbrechen kann, ist man auch in der Lage die Stimmritze so eng zu machen, dass man die Luft durch die enger gewordenen Stimmritze zunächst in den Bauch und dann in den Brustkorb einatmen kann. Wenn man komplett eingeatmet hat, folgt eine kurze Zeit der Atempause, bevor man normal und langsam durch die Nase wieder ausatmet. Ideal ist aber die Kombination aus Ujjayi und Brhamari, einer weiteren Pranayama-Übung.

### उज्जायी – *UJJAYI*

*Ujjayi bezeichnet eine der Haupt-Pranayama-Übungen, bei der die Stimmritze verengt wird, was zu einer kontrollierten Ein- und Ausatmung führt. Übersetzt heißt Ujjayi-Atmung »siegreicher Atem«.*

# UJAYI & BRHAMARI

Brhamari heißt übersetzt »Bienenatmung«. Nach der Ujjayi-Einatmung und dem folgenden Kumbhaka atmet man summend durch die Nase aus. Die Augen bleiben dabei geschlossen, sodass man die Vibration des eigenen Resonanzkörpers vor allem aufgrund der luftgefüllten Hohlräume, wie Nebenhöhlen, Stirnhöhlen, Mund und Rachenraum, spürt. Die summende Ausatmung erfolgt langsam und zum Schluss nutzt man das Zwerchfell als Stütze, um den Rest der Luft aus seinem Körper zu drücken. Anschließend kann eine Atempause bei leerer Lunge genommen werden, bevor man mithilfe der Ujjayi-Atmung wieder einatmet.

Diese Kombination kann beliebig oft wiederholt werden.

Die Ujjayi-Atmung beruhigt den Geist und erhöht die Vitalkapazität. Brhamari reinigt die Kehle und stärkt die Stimme, die Entspannung durch die Vibration des eigenen Körpers sorgt dafür, dass man nach einigen Runden der Kombination aus Ujjayi und Brhamari immer ruhiger wird.

### भ्रामरी – *BRHAMARI*

*Bhramari ist eine Atemübung, die das Summen einer Biene imitiert. Die Übung wird gerne mit der Ujjayi-Atmung zur Einatmung kombiniert. Nach einer kurzen Pause wird während der Ausatmung durch die Nase das Geräusch einer summenden Biene gemacht. Brahmari sorgt dafür die Stimme zu stärken und Freude zu empfinden. Die Vibration und das Schwingen durch das Summen beruhigen den Geist.*

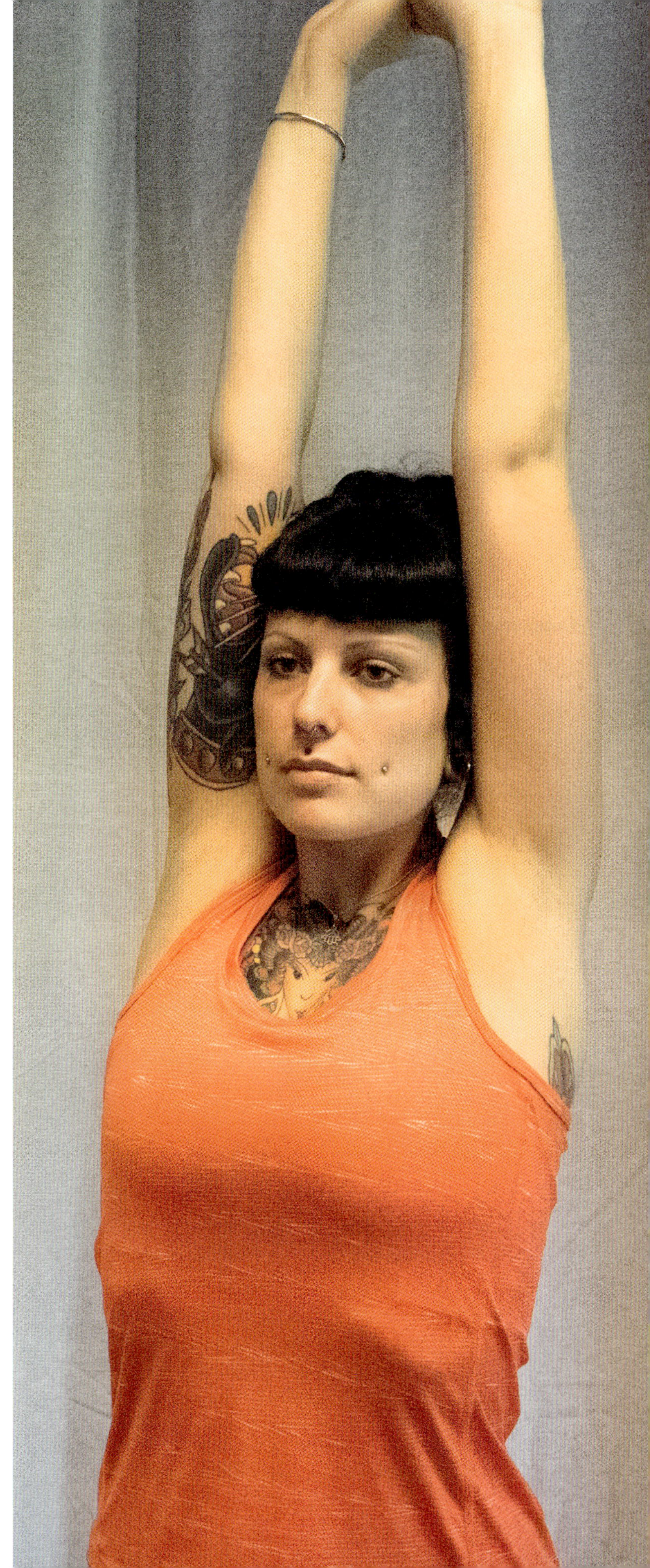

# KAPALABHATI UND KUMBHAKA

Die Übung erfolgt, wie es im Pranayama-Teil bereits besprochen wurde, und sie wird folgendermaßen kombiniert:

- ॐ Kapalabhati 20–30 Stöße.
- ॐ Mit dem letzten Stoß alles ausatmen und Uddiyana Bandha setzen und halten.
- ॐ Bequem ein- und ausatmen.
- ॐ Voll einatmen und den Atem so lange wie angenehm anhalten.

Zusätzlich zu den bereits angesprochenen Vorteilen von Kapalabhati gibt einem diese Übung eine verstärkte Konzentrationsfähigkeit und Energie. Doch die Vorteile von Kapalabhati sind vielfältig und nicht nur auf diese Effekte begrenzt.

### *GRUPPENENERGIE*

*Wir glauben, dass es wichtig ist täglich Atem- und Stretchingübungen zu machen. Nach einer Einweisung mit einem Lehrer sollte regelmäßig alleine geübt werden. Das hilft einen eigenen Rhythmus zu finden. Gelegentliche Gruppenworkshops verhindern, dass sich Fehler einschleichen und bringen Spaß und neue Energie in die eigene Praxis.*



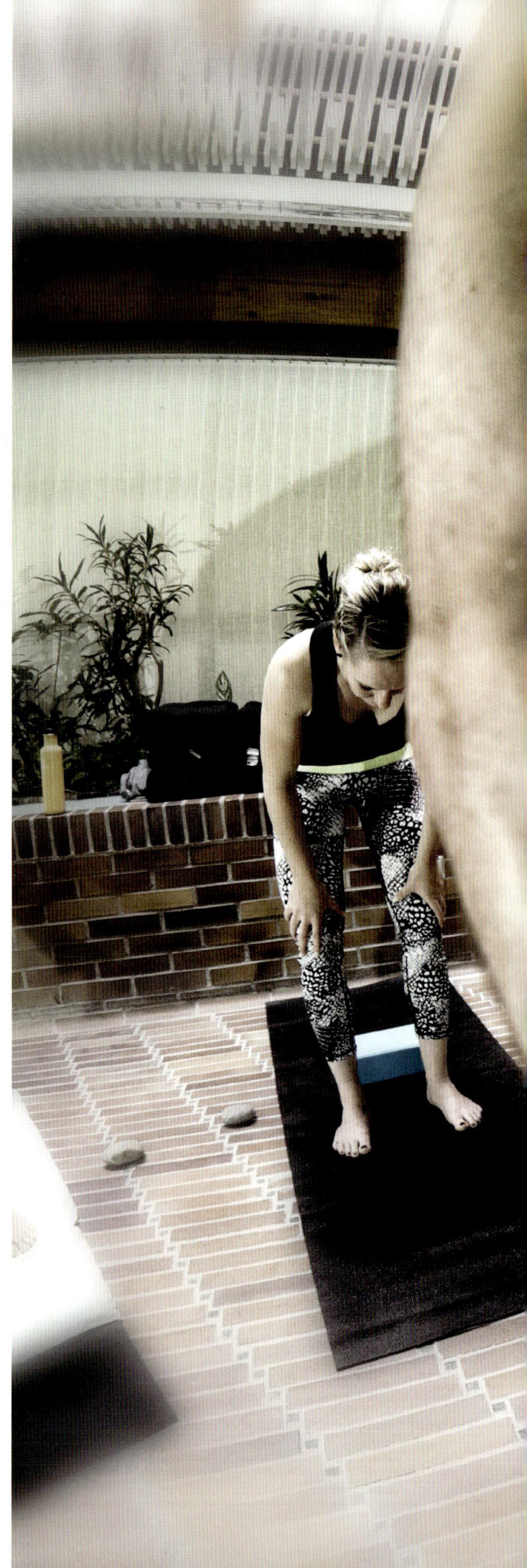

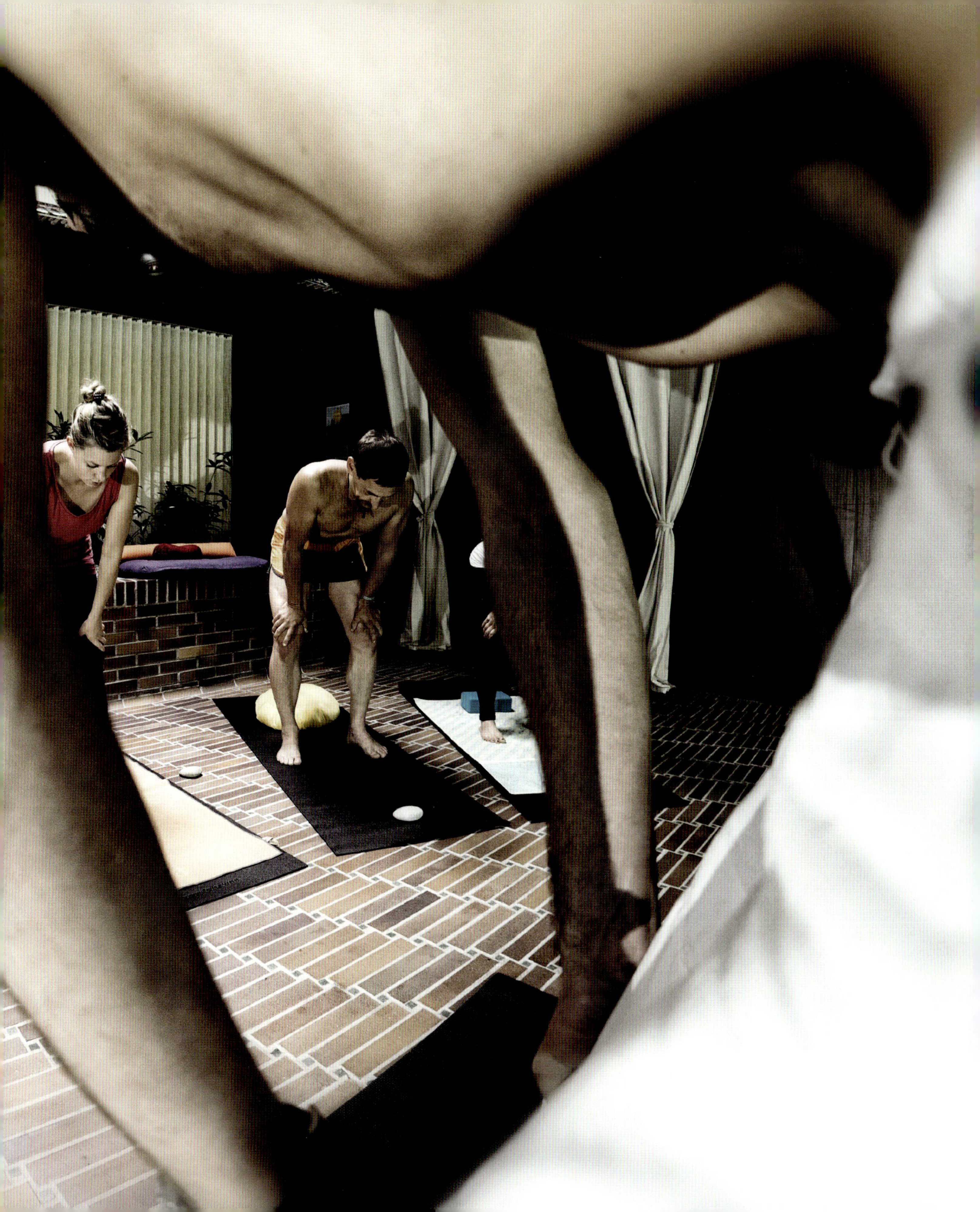

# VOR DEM WASSER

Und was ist, wenn keine gedankliche Leere auftaucht, wenn der Geist noch nicht ruhig ist und bespaßt werden will? Relaqua beginnt zuerst damit, dass man sich ca. eine Stunde mit der Atmung an Land beschäftigt. Es gibt Phasen der An- und Entspannung, Dehnungs- und Yogaübungen, bevor man sich langsam auf die Matte legt und z.B. eine Atemmeditation oder einen Bodyscan machen. Es ist schwierig, wenn man aus seiner Rolle im Job oder im Haushalt in eine schnelle, tiefe Meditation kommen möchte. Nach den Übungen an Land legt man sich ins Wasser. Dabei trägt man einen Neoprenanzug. Wenn die Beine oder der Kopf zu schwer sind, unterlegt man die Knie oder den Rücken mit einer Poolnudel. In den folgenden 10–15 Minuten liegt man treibend im Wasser und atmet ruhig in den Bauch. Dabei versucht man, schon möglichst wenig Körperspannung aufrecht zu erhalten und die Muskulatur locker zu machen.

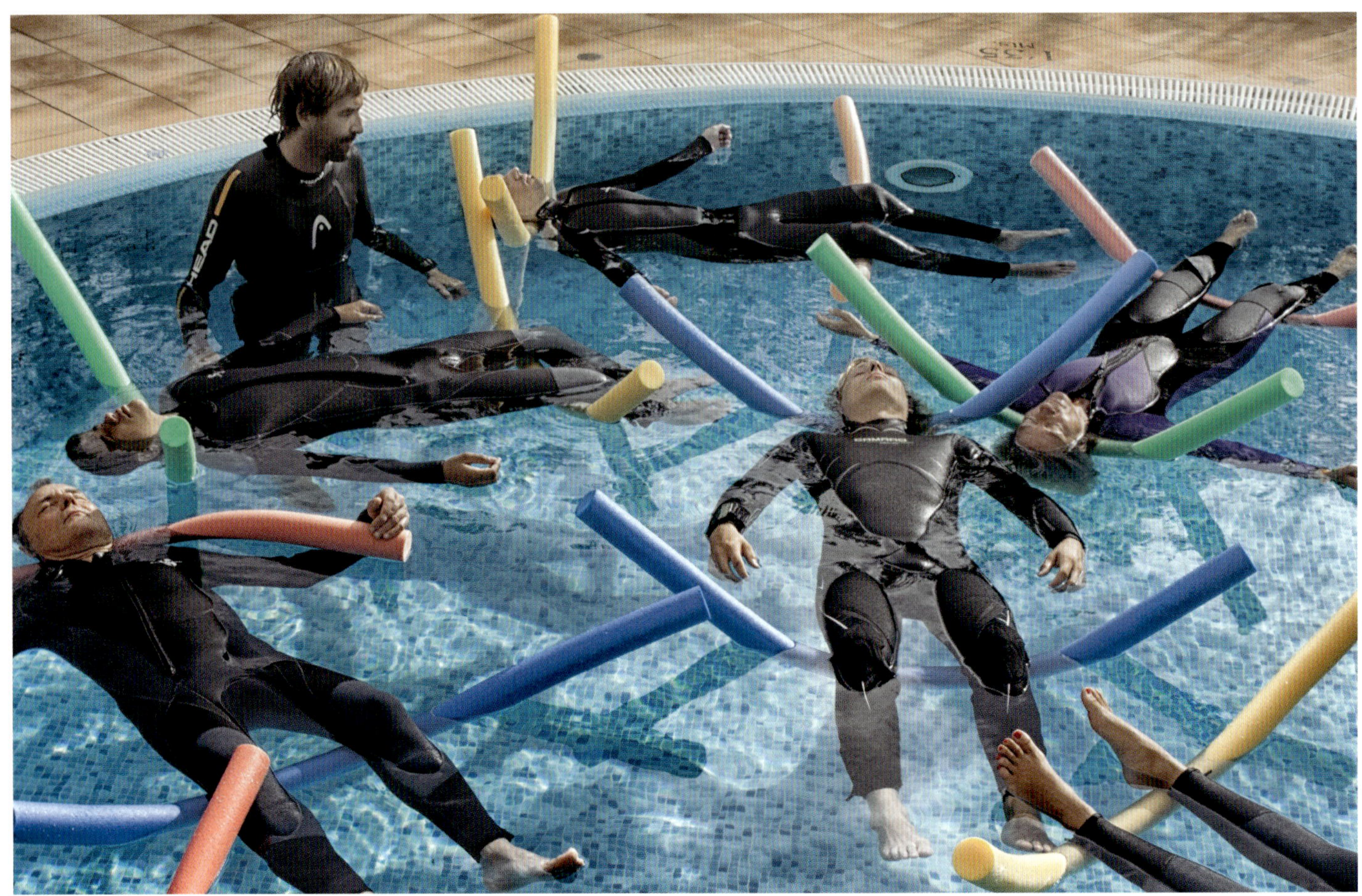


## *HIER UND JETZT*

*Vor dem Tauchgang wendet man das Gelernte an. Die Voratmung oder Vorbereitungsphase muss zur Entspannung dienen und sollte mit ruhigem Herzschlag einhergehen. Dabei sind die Bauchatmung, der Bodyscan und das Auflösen von Verspannungen unsere besten Freunde.*

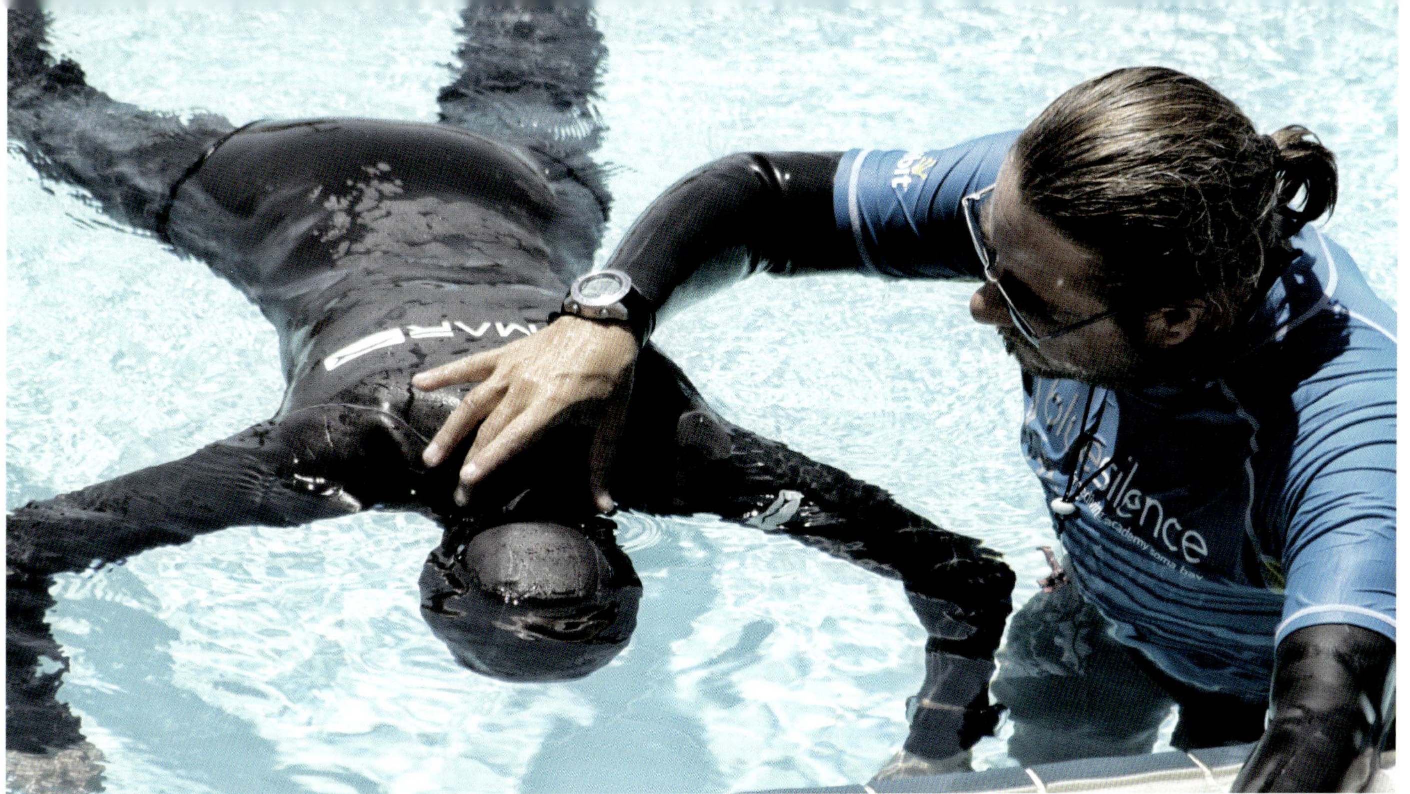

# WAS MACHE ICH UNTER WASSER?

Sobald die Übungen zum Treiben mit dem Gesicht im Wasser kommen, arbeitet man im Partnerteam weiter. Der Partner achtet auf die Sicherheit und dass man nicht mit einem anderen bei diesen Relaquaübungen kollidiert. Darüber hinaus gibt der Partner ein Feedback, wenn er erkennt, dass man nicht komplett entspannt ist. Man liegt mit dem Gesicht im Wasser und braucht eine gewisse Zeit, bis man so entspannt ist, dass man tief in sich hineinhören kann. In dieser Phase sind z.B. die Ruhe- und Schwereformel aus dem autogenen Training (siehe mentale Skills) sehr gut geeignet oder noch besser der Bodyscan. Hier führt man einen Dialog mit seinem Körper, in dem man im Hier und Jetzt bei sich ist. Jede Region des Körpers wird angesprochen und bewusst gelöst. Anders als beim Bodyscan an Land wird nicht jeder einzelne Muskel angesprochen, denn so lange taucht kaum jemand, aber bestimmte Bereiche. Mit jeder Runde wird man ruhiger und entspannter und kombiniert den Bodyscan mit der Ruheformel des autogenen Trainings, indem man zwischendurch oder am Ende sagt: »Ich bin ganz ruhig, ich bin ganz entspannt, mein Herz schlägt ruhig«.

Mit dieser Vorarbeit ist es einfacher, sein ruhig schlagendes Herz zu hören oder irgendwann an gar nichts mehr zu denken. In diesem Zustand hat man das Gefühl, dass man sich komplett aufgelöst oder sich sehr tief in den eigenen Körper zurückgezogen hat.

## *WIE LANGE IST LANG*

*Der Weltrekord im statischen Apnoe liegt bei 11,35 und nach Voratmung mit reinem Sauerstoff bei über 22 Minuten. Stephane Mifsud, der Weltrekordhalter in der Disziplin statisches Apnoe, erklärt: »Es ist eine Art Reise, weg vom Leben und zurück. Es geht nicht um die Gedanken, sondern gerade um das Nichtdenken.« Während der ersten vier Minuten befindet sich Mifsud in einem Schlafzustand mit einem Ruhepuls von weniger als 40 Schlägen pro Minute.*

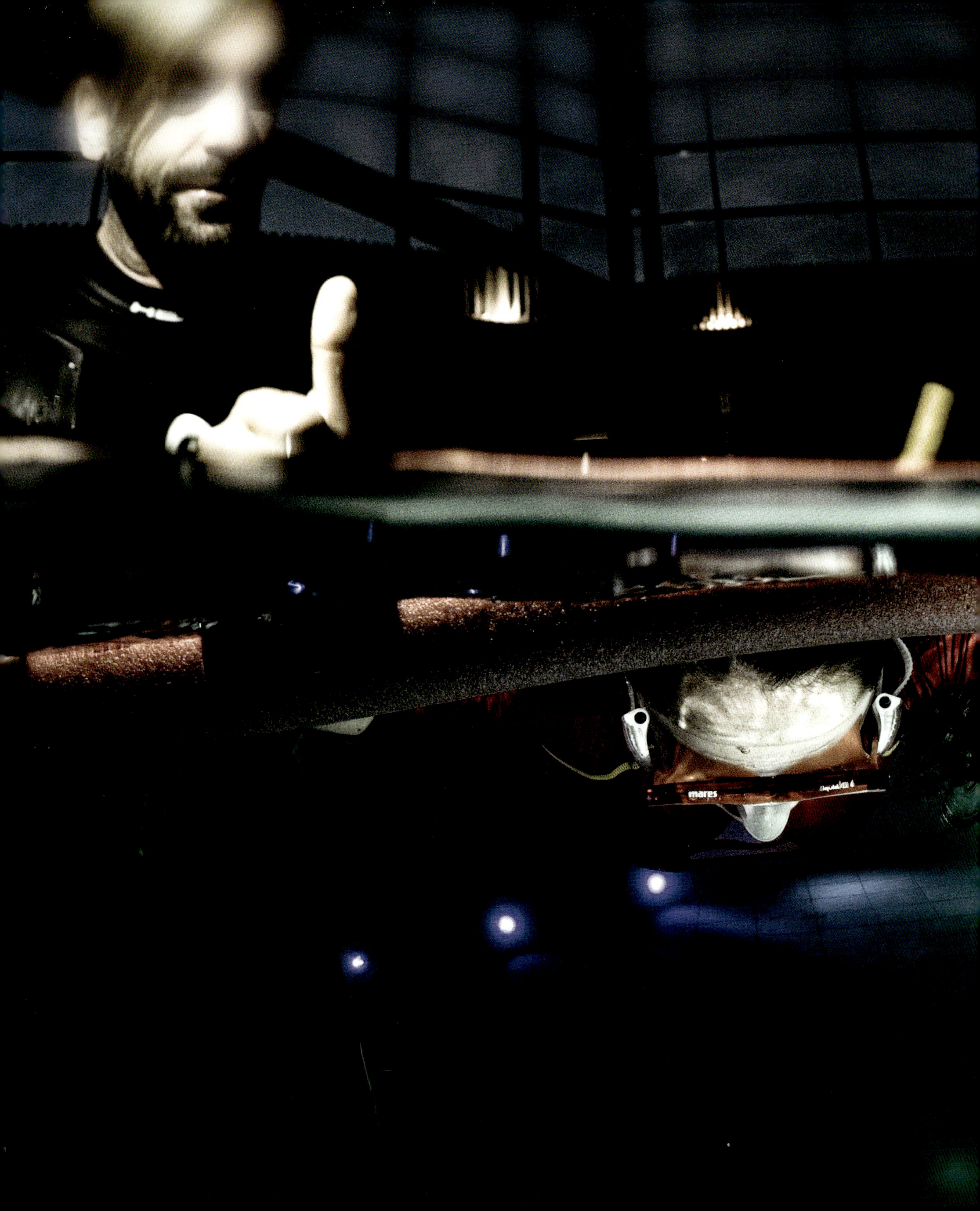
mares

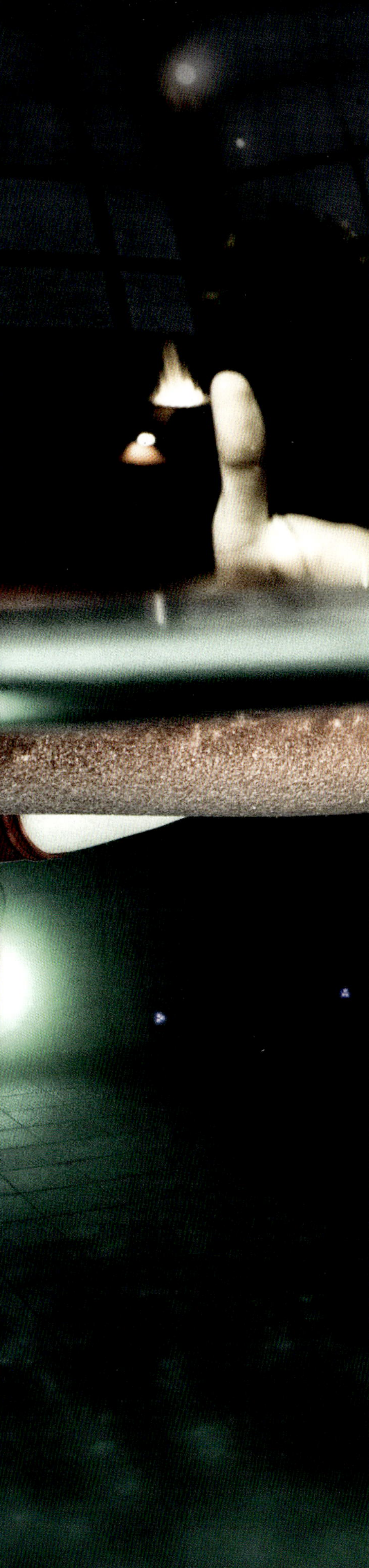

# DIE ROLLE DES PARTNERS

Um sich wirklich fallen lassen zu können und in sich hineinzuhören, ist ein Partner sehr wichtig. Darüber hinaus gibt die Anwesenheit eines Partners Sicherheit. Das Atemanhalten mit dem Gesicht im Wasser ist eine absolut sichere Angelegenheit, solang man dabei gesichert ist. Die einzige Gefahr beim Apnoetauchen liegt in der Möglichkeit einer Sauerstoffunterversorgung. Das kann entweder durch eine Falschatmung (Hyperventilation) vor dem Abtauchen geschehen oder durch eine zu lange Apnoephase.

Unter Hyperventilation versteht man eine schnelle, flache Atmung, die sich von der langsamen und tiefen Atmung in den Bauch, die man praktiziert, komplett unterscheidet. Der $CO_2$-Spiegel wird stark gesenkt und die Bindung zum $O_2$ zu stark, sodass das Gewebe nicht mit Sauerstoff versorgt wird. Darüber hinaus erhöht die schnelle, flache Atmung den Puls. Hyperventilation verursacht also einen höheren Sauerstoffverbrauch, versorgt den Körper aber schlechter mit Sauerstoff und der $CO_2$-Spiegel wird unnatürlich gesenkt. Der $CO_2$-Spiegel ist aber für den Atemreiz verantwortlich. Eine Hypoxie (Sauerstoffunterversorgung des Gehirns) kann also auch ohne das Warnzeichen Atemreiz auftreten.

Beim Apnoetauchen gibt es zwei Phasen, die Phase bis zum Atemreiz und die so genannte Strugglephase. Die Strugglephase beginnt mit dem ersten Atemreiz. Das heißt, wer ohne Hyperventilation eine Hypoxie erreicht, muss schon sehr lange den Atemreiz ausgehalten haben. Eine lange Strugglephase ist kein Ziel eines Relaqua-Kurses. Wer lange die Luft anhalten möchte, sollte einen Apnoekurs buchen. Dafür gibt es verschiedene Ausbildungsorganisationen wie SSI Freediving, Padi, den VDST e.V. oder den Verband zur Förderung des Apnoesports (AIDA). Hier ist die Entspannung mittels des Tauchreflexes nur Mittel zum Zweck, um bessere Leistungen zu bringen.

### *DER RICHTIGE COACH*

*Ein guter Coach muss kein toller Apnoeist sein. Er muss aufmerksam sein und sensibel beobachten, wie der Tauchgang des Partners abläuft. Dabei achtet er auf Warnzeichen einer Hypoxie und strahlt Ruhe und Sicherheit aus. Es ist wichtig, dass der Coach während des Tauchgangs nicht nervös ist, denn diese Unruhe strahlt auf den Taucher aus. Der Coach ist entspannt und atmet, während er den Partner sichert, ruhig und entspannt in den Bauch.*

# HYPOXIE

Eine Hypoxie ist eine Sauerstoffunterversorgung, die sich durch einen Verlust der körperlichen Fähigkeiten oder einen Blackout zeigt. Beim sogenannten Loss of Motor Control handelt es sich um die schwächere Form der Hypoxie. Anzeichen sind kurzzeitige Sprachstörungen oder Bewegungsstörungen, die maximal wenige Sekunden anhalten. Nach wenigen Augenblicken geht es dem Taucher wieder gut, es muss nur darauf geachtet werden, dass er sich während des Zuckens nicht am Beckenrand verletzt. Bei einem Blackout lässt der Taucher Luft ab. Er muss mit den Atemwegen über Wasser gebracht und eine Tauchmaske oder Nasenklemme müssen entfernt werden. Ansprechen, Anblasen der Atemweg und Antippen im Gesicht bringen den Taucher sehr schnell zurück. Im Notfall muss eine einmalige Beatmung durchgeführt werden. Ein körpereigener Schutzreflex schließt die Atemwege, sodass kein Wasser eingeatmet wird. Durch Anblasen oder Beatmen öffnen sich die Atemwege wieder.

## DEN SICHEREN COACH

*Die Gefahr einer Hypoxie in einem Relaqua Kurs ist sehr gering, weil die Entspannung im Vordergrund steht und der Atemreiz, der sich durch Kontraktionen des Zwerchfells zeigt normalerweise nicht erfahren wird. Trotzdem ist es wichtig, dass man die Rettungsgrundlage lernt und übt, da eine Hypoxie einfach zu vermeiden und nichts Gefährliches ist, solange der Partner weiß, wie zu reagieren ist.*

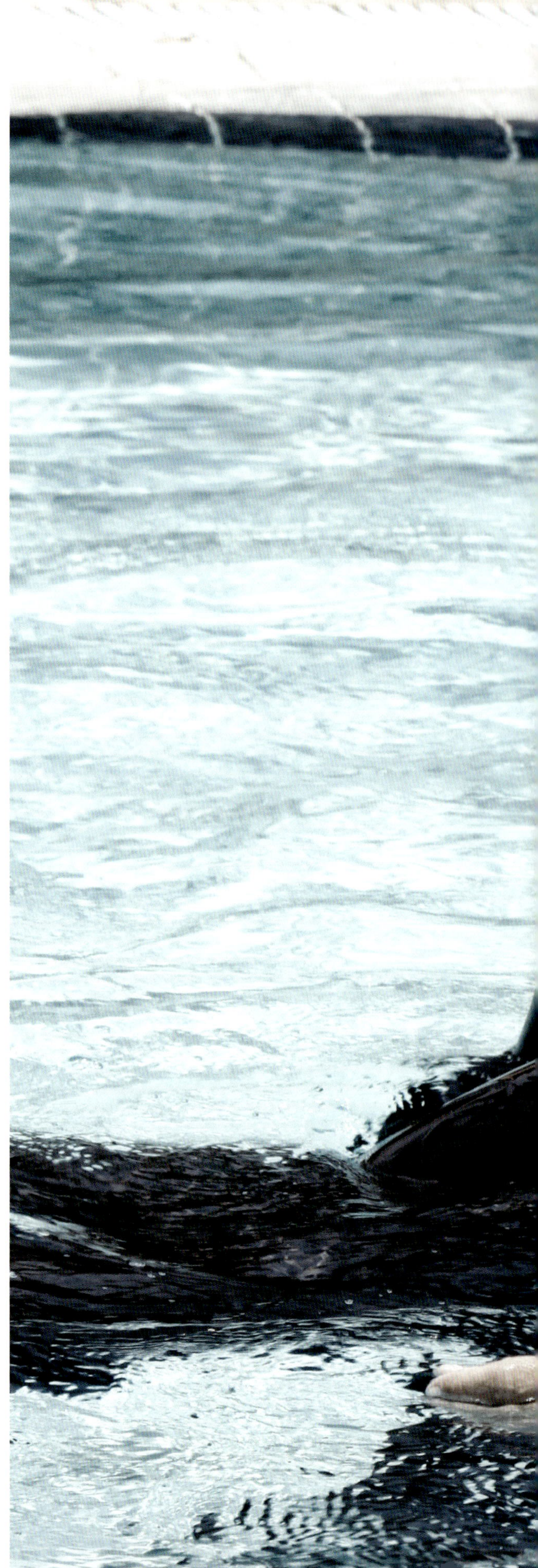

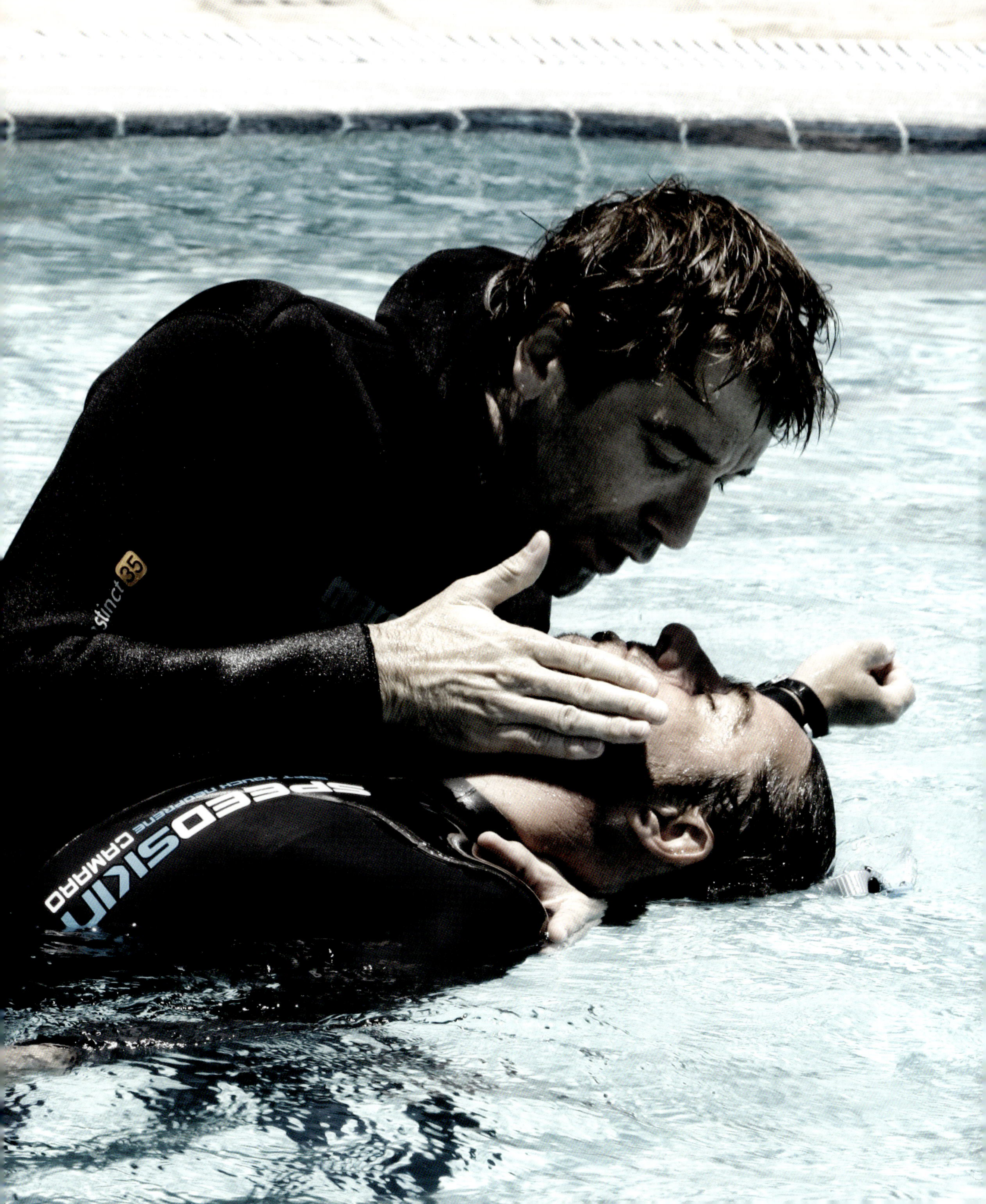
35
SPEEDOSKIN
CAMARO

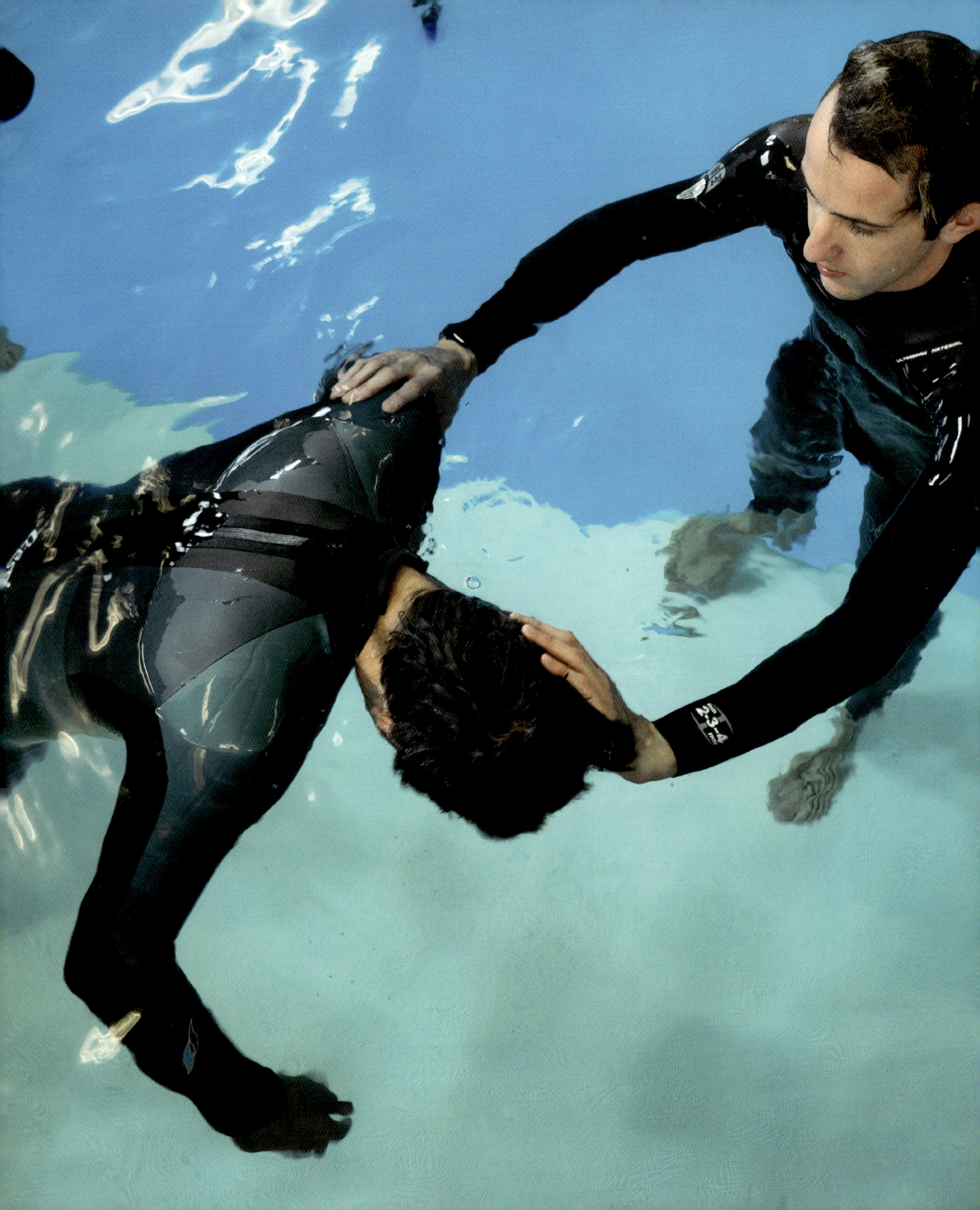
ULTRASPAN MATERIAL
2-3-4

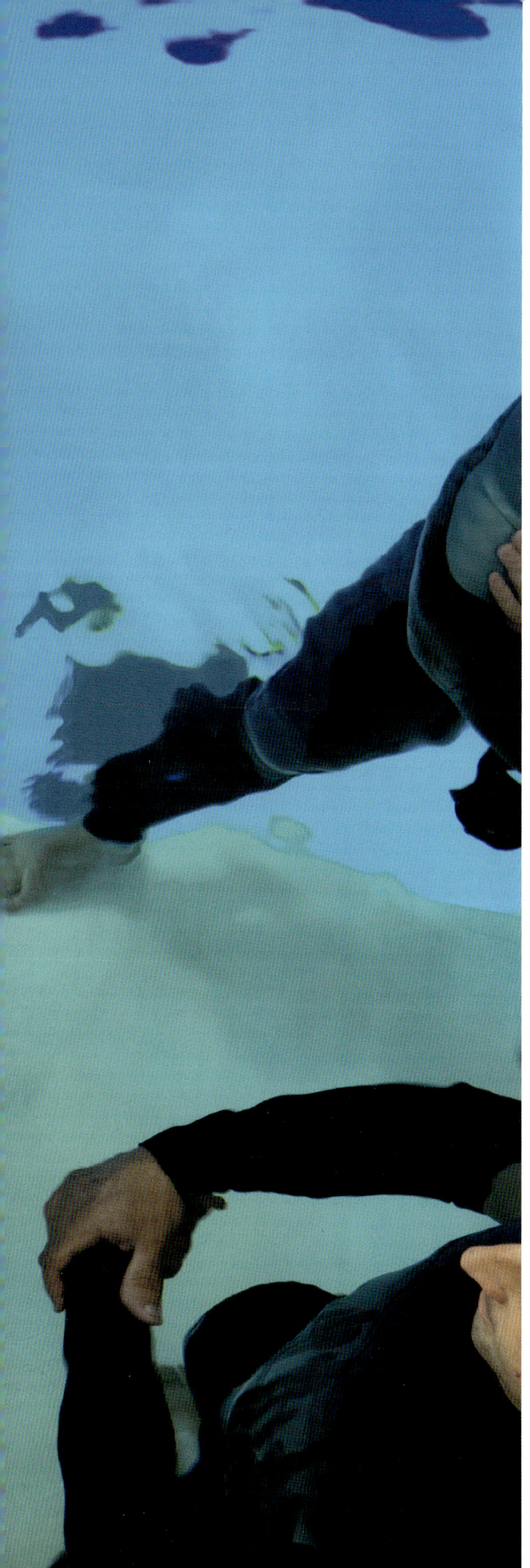

# WASSERMEDITATION

Der unwahrscheinliche Fall einer Hypoxie ist nur einer der Gründe, warum das Tauchen mit einem Partner wichtig ist. Entscheidend dafür, sich im Wasser wohl zu fühlen und das ganze Entspannungspotential abzuschöpfen, ist es sich sicher zu fühlen. Um sich richtig fallen zu lassen, hilft die Anwesenheit eines Partners. Die leichte Berührung der Hand auf dem Rücken oder das leichte Schaukeln gibt ein gutes Gefühl von Sicherheit. Die gelegentliche Berührung des Genicks erinnert einen daran, die Nacken-/Schulter-Region zu entspannen und den Kopf schwer nach unten fallen zu lassen. Gerade »Kontrollmenschen« haben den Zwang, den Nackenbereich nicht zu entspannen – für den Partner ist das untrügliche Zeichen dafür der immer wieder nach oben strebende Kopf. Nach und nach nimmt sich der Partner allerdings zurück, um den Effekt des In-sich-hinein-Hörens besser wahrnehmen zu können.

Mit dem Gesicht im Wasser zu treiben, ermöglicht sehr einfach in eine tiefe Meditation zu gelangen. Die Stufe der Leere, die an Land nur mit vielen Monaten der Praxis in der Meditation erreicht wird, gelingt durch die Schwerelosigkeit, die Reduktion der Sinne und den Tauchreflex sehr viel einfacher und schneller. Das Feedback des Partners, der neben einem steht, während man im Wasser treibt, gibt einem während dieser tiefen Meditation die Möglichkeit, seine Achtsamkeit zu schulen. An Land würde es einen stören, wenn man während einer tiefen Meditation angesprochen oder am Nacken berührt wird. Im Wasser sieht der Partner besser, ob man komplett entspannt ist oder der Nacken nach oben strebt.

### *DER ENTSPANNENDE COACH*

*Am Anfang eines Tauchgangs kann der Partner dem Taucher helfen seine Spannungen zu identifizieren. Den Kopf sollte man links und rechts bewegen können: Spürt man dabei einen Widerstand, so weiß man auch sofort, dass der Nacken noch nicht entspannt ist, was zur Spannung des gesamten Körpers führt.*

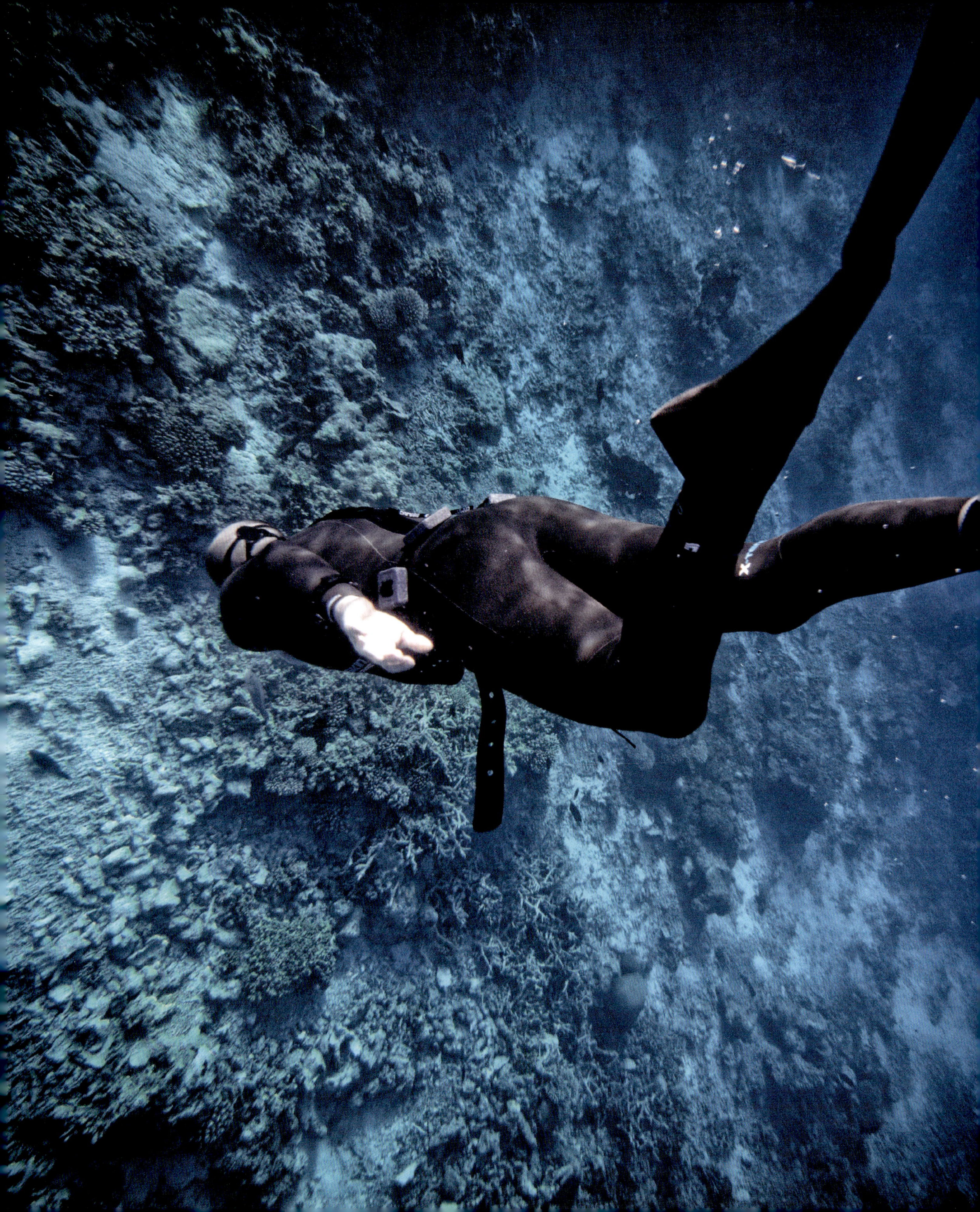

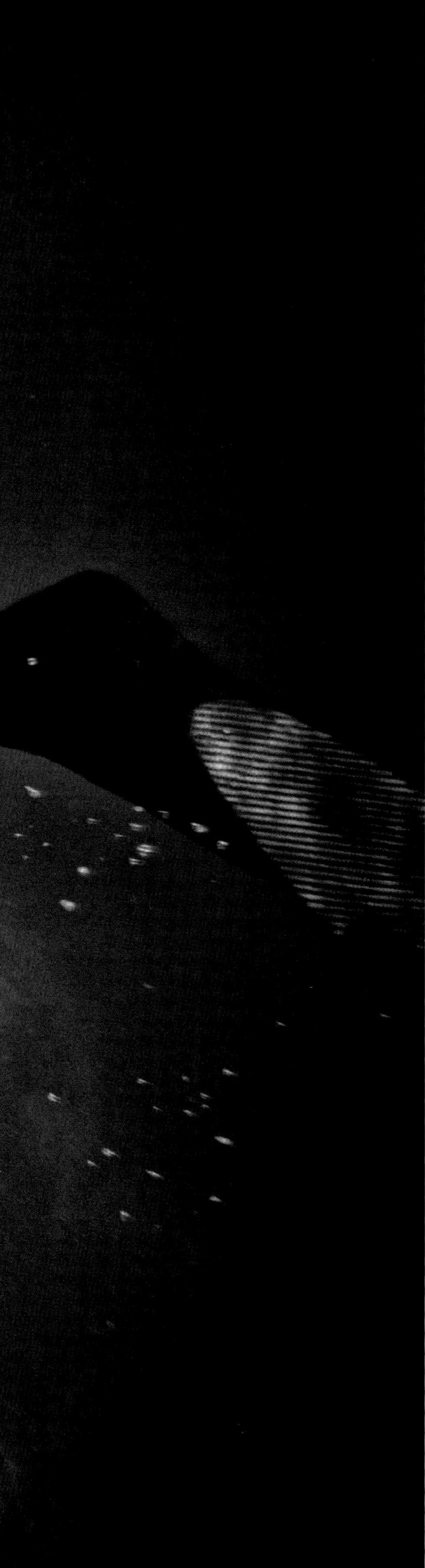

# VII. GEWOHNHEITEN

Es dauert eine Zeit, bis man eine Gewohnheit entwickelt. Einige Studien behaupten 21 Tage, andere sprechen von 66 Tagen. Daher versuchen wir das Ganze mit acht Wochen. Die Acht ist eine magische Zahl und beinhaltet eine der Absichten dieses Trainingsplans, die Achtsamkeit.

Wenn man es schafft, acht Wochen Atem-, Entspannungs- und Meditationsübungen in sein tägliches Leben zu integrieren, dann hat man eine gute Chance, dass man das als Gewohnheit wie z. B. das Zähneputzen übernimmt und weiter praktiziert.

Innerhalb von acht Wochen wird man merken, dass man entspannter wird, ausgeglichener, nicht mehr so emotional, nicht mehr so unzufrieden. Mann wird sich besser konzentrieren können, mehr bei sich sein, besser schlafen und mit möglichen Tiefschlägen des Lebens besser umgehen können.

Für eine Tauchzeitschrift habe ich einen achtwöchigen Trainingsplan geschrieben: »In acht Wochen von Zero to Hero – wie wird man in acht Wochen zum Apnoetaucher«. Es ging darum, mit den vier Probanden einen Plan acht Wochen lang einzuhalten undwöchentlich anzupassen. Am Ende sollten die Teilnehmer es schaffen, vier Minuten die Luft anzuhalten und 75 Meter Strecke zu tauchen. Nach und nach sind immer mehr Leute in diesen Plan mit eingestiegen und haben teilgenommen. Viele haben die Werte erreicht, aber alle haben danach erkannt, dass die Atem- und Entspannungsübungen sie ausgeglichener und glücklicher gemacht haben.

## FASSBARE FORTSCHRITTE

*Für Neulinge ist es erstaunlich, wie schnell man seine versteckten Körperfähgikeiten wecken kann: In kurzer Zeit taucht man länger oder tiefer. Dann kommt es zu dem Punkt, wo man mehr Geduld zeigen muss, um eine weitere Stufe zu erreichen. Wichtig ist, dabei zu bleiben. Zeit und Geduld sind die Schlüsselwörter.*

# RELAQUA IM ALLTAG

Der Acht-Wochen-Plan ist ein Beispiel, wie man Relaqua in den Alltag integrieren kann. Er enthält kurze und ausführliche Variationen. Nach acht Wochen sollte sich eine Verbesserung hinsichtlich mentaler Entspannung, Ausgeglichenheit, verbesserten Schlafs, allgemeiner Zufriedenheit und Konzentrationsfähigkeit einstellen. Er muss keine extreme Veränderung sein, man ist ja noch am Anfang. Wenn diese Übungen im Alltag integriert werden können, dann werden sich diese Aspekte noch verstärken.

Damit es jeder machen kann, gibt es jeweils eine Kurz- und eine Langversion. So kann man sich täglich entscheiden, ob man heute nur das Minimum macht oder die komplette Version. Denn wichtiger als gar nichts zu machen ist es, sich täglich wenigstens ein paar Minuten Aufmerksamkeit zu gönnen. Wichtig ist es, so früh wie möglich an einen Relaqua Workshop teilzunehmen, um vom Anfang an wichtige Yoga Übungen wie der Sonnengruß, und die verschiedene Atemübungen, richtig zu lernen. Die Webseite *www.dive-naturally.de*, die in Zusammenhang mit unserem ersten Buch (»Apnoe«, Delius Klasing, 2015) erstellt worden ist, beinhaltet in den Kapitel 4 und 5 viele der Übungen, die hier besprochen sind. Die Praxis im Wasser fehlt hierbei. Das Treiben im Wasser kann jederzeit integriert werden, um noch besser entspannen zu können, sich selbst etwas Gutes zu tun und die tiefe Meditation zu üben. Nicht jeder hat in seiner Nähe die Möglichkeit das zu probieren, und es ist für unseren Acht-Wochen-Plan auch keine Voraussetzung.

## *SEIN UND NICHT SEIN*

*Durch Relaqua lernt man, wie man sich von verschiedenen direkten und indirekten Störungen in seinen Umgebungen trennen kann. Das Leben rund um einen darf mit 200 km/h fahren: Wenn man entscheidet, dass man gemäß seinem eigenen Rhythmus leben will, dann kann man das auch.*

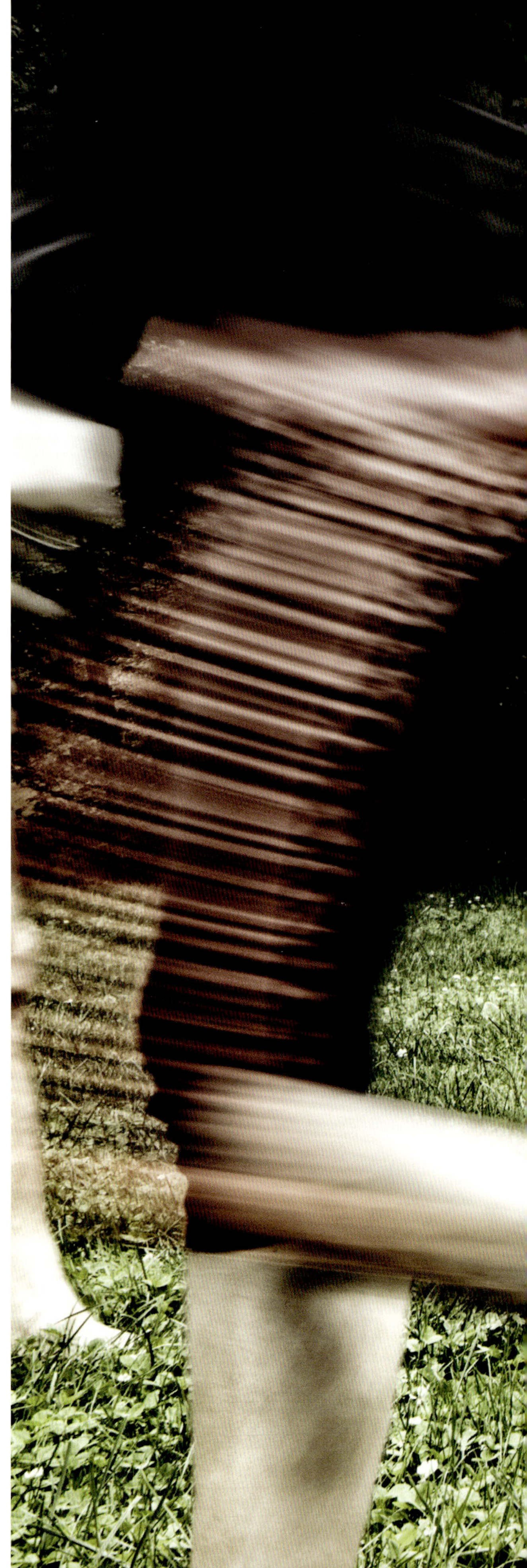

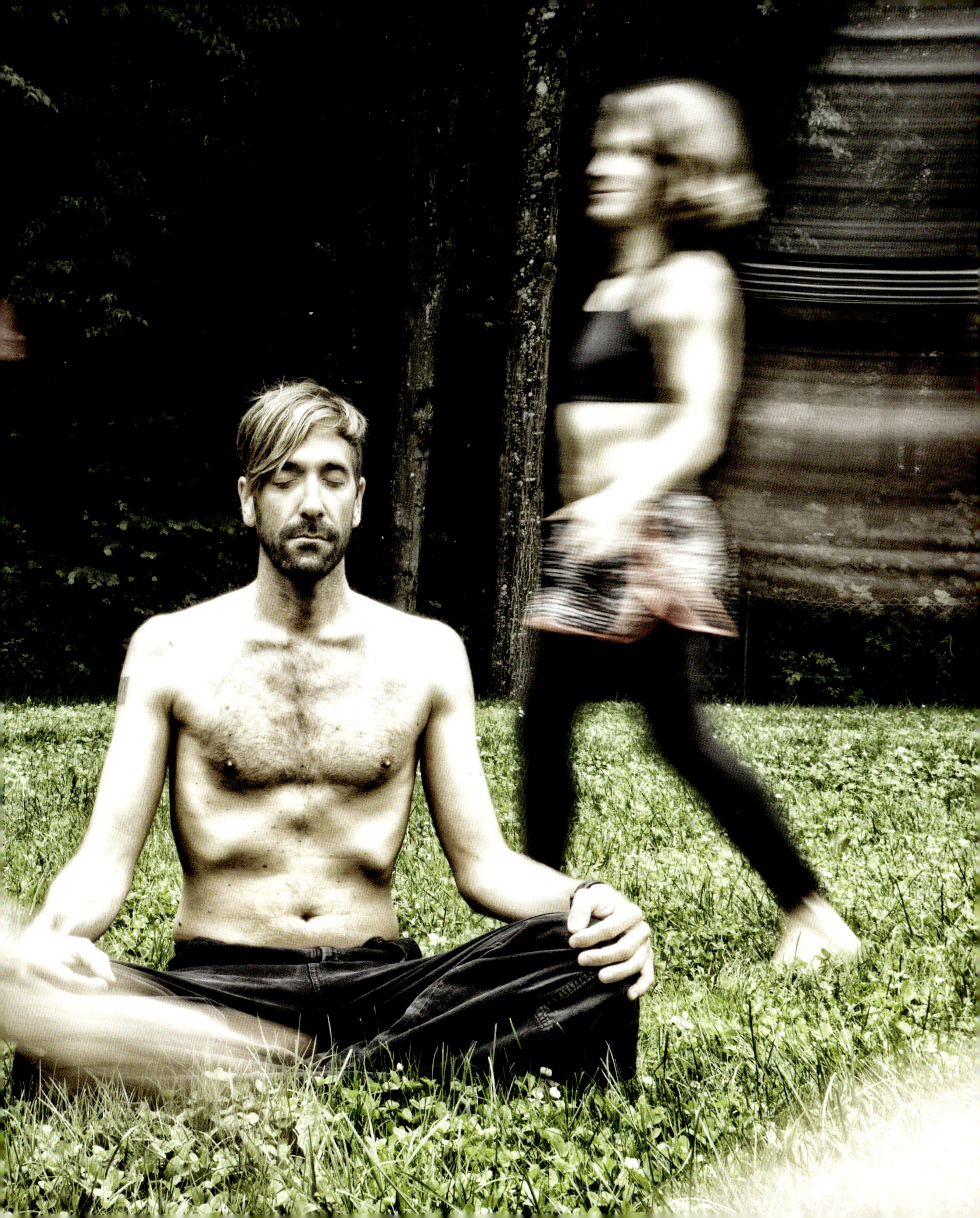

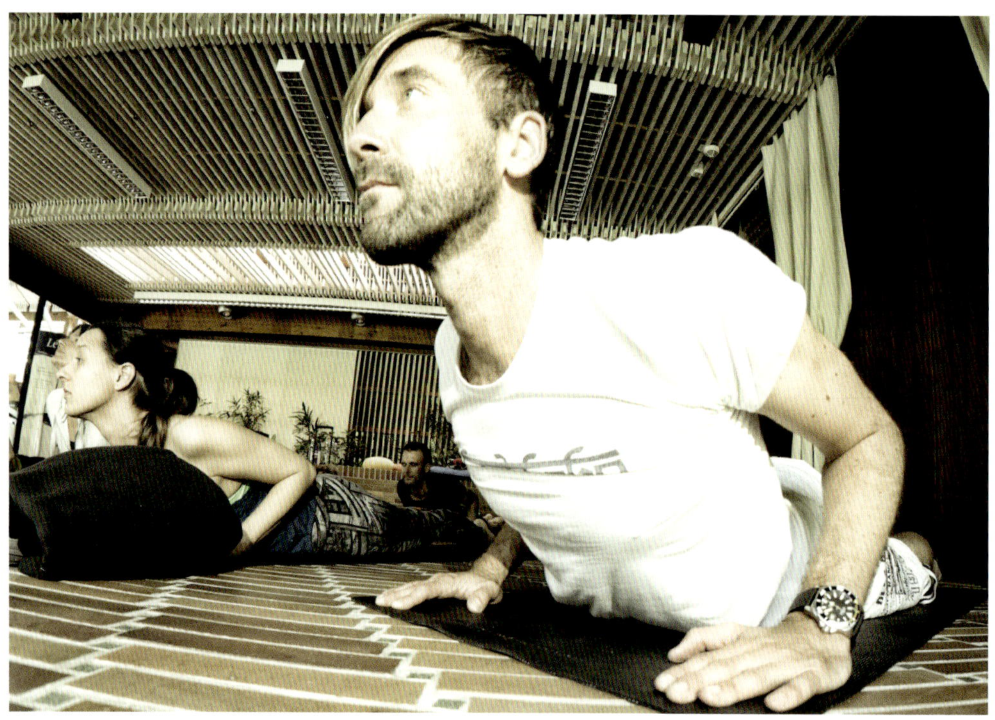

## भुजङ्गासन – *KOBRA*

*Die Kobra ist eine rückwärtsbeugende Übung, die den Brustkorb öffnet und einen besser atmen lässt. Außerdem soll sich die Übung vorteilhaft auf die Nieren auswirken und den Herzraum öffnen.*

Insgesamt gelten vorab ein paar Rahmenbedingungen:

- Die Übungen sind nicht in Stein gemeißelt. Zwar bauen sie aufeinander auf bzw. wurden Schritt für Schritt eingeführt. Die Idee dahinter war aber auch, möglichst viele Übungen in den acht Wochen zu machen. Man kann den Plan für sich so anpassen, dass er evtl. weniger unterschiedliche Übungen enthält.
- Es ist vor allem morgens wichtig, dass man die Übungen – vor allem Uddiyana Bandha – mit leerem Magen praktiziert. Auch die weiteren Übungen sollten nicht mit übervollem Magen gemacht werden. Man isst in diesen acht Wochen lieber öfters, isst aufmerksam (ähnlich der Rosinenübung) und überfüllt sich nicht.
- Man achte darauf, dass man ausreichend trinkt, vor allem Heilwasser oder Tee. Nur dann ist man konzentriert und ausgeglichen. Mit einer leichten Dehydration ist man ausserdem empfänglich für Krankheiten und Kopfschmerzen.
- Fast alle Yogalehrer/innen und viele Apnoetaucher ernähren sich weitgehend vegetarisch. Eine ausgewogene Ernährung, die auf Fleisch verzichtet, ist gesünder und überfüllt nicht. Man sollte achtsam und bewusst essen. Vielleicht versucht man in den acht Wochen einmal weitgehend auf Fleisch zu verzichten.
- Man macht gelegentlich Reinigungsübungen, wie man sie bereits kennengelernt hat, entweder Atemübungen, wie den brüllenden Löwen oder die Übung von Buteyko, auch gelegentliche Nasenspülungen. Gerade im Winter bei trockener Luft sollte mehrmals die Woche eine Nasenspülung gemacht werden. Ansonsten bei Beschwerden.
- Man macht sich einen Plan. Es gibt eine große Zufriedenheit, wenn man schwarz auf weiß sieht, was man täglich für Übungen gemacht und wieviel Zeit man dafür verwendet hat.

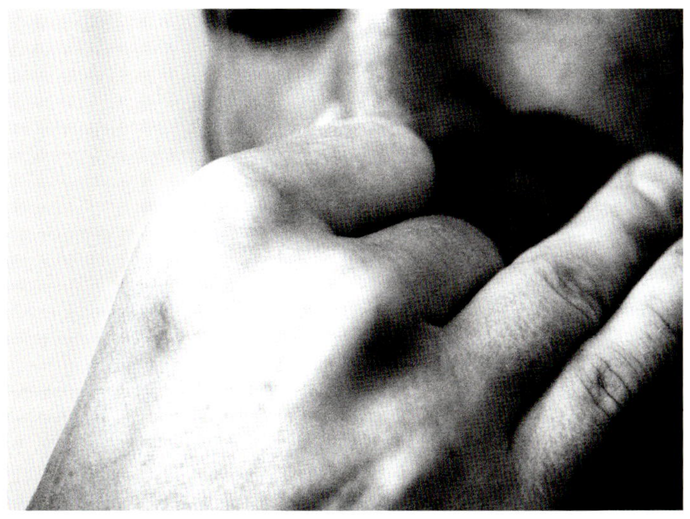

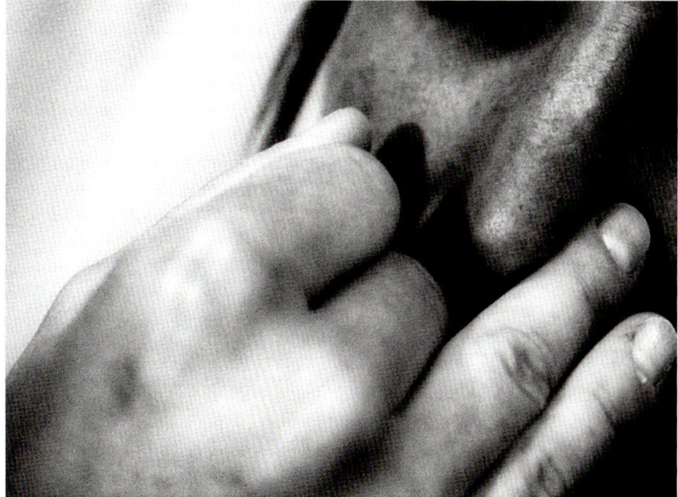

## BEISPIEL

| | | | |
|---|---|---|---|
| **MORGENS** | ▶ Nasenspülung<br>▶ Uddiyana Bandha + Aufladeübung ca. 5 Minuten | ▶ Nasenspülung<br>▶ Gorilla ca. 5 Minuten | ▶ Nasenspülung<br>▶ Kneippen, achtsames Barfussgehen, anschl. Gehmeditation ca. 10 Minuten |
| **TAGSÜBER** | ▶ Wechselatmung 5, 20, 10 ca. 6 Minuten | ▶ Ujjayi-Atmung und Brhamari ca. 5 Minuten | ▶ Aufladeübung ca. 5 Minuten |
| **ABENDS** | ▶ Bodyscan ca. 8 Minuten | ▶ Atemmeditation | ▶ Wechselatmung |

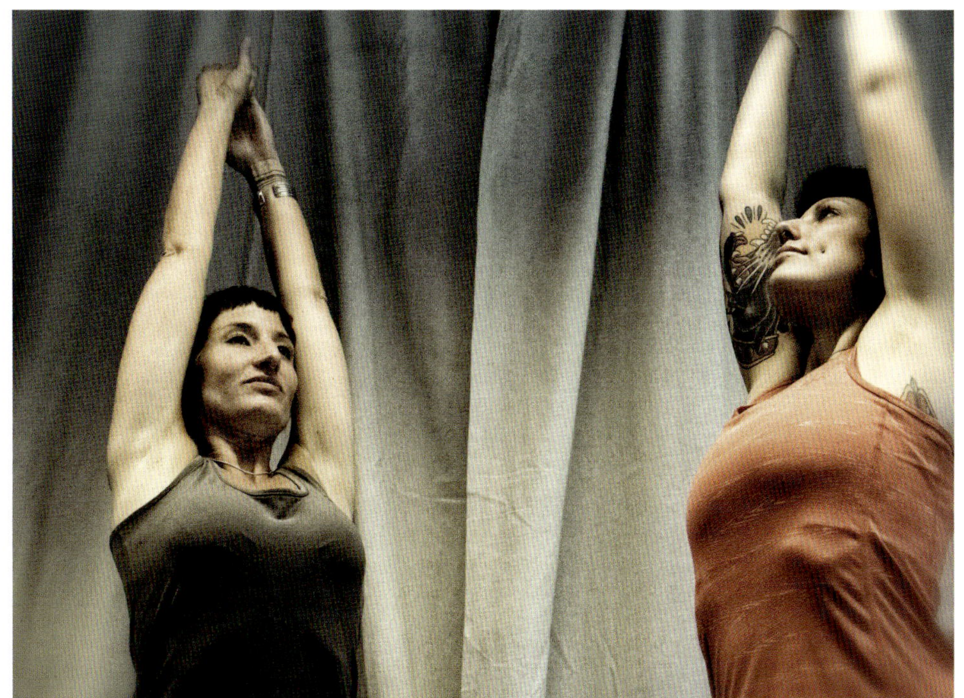

### ऊर्ध्ववृक्षासन – *URDHVA VRIKSHASANA*

*Urdhva Vrikshasana, der stehende Baum, ist die Eröffnung des Sonnengrußes. Aufgrund der stehenden und gestreckten Position kann man sie als eine Haltung in seine Atemübungen einbauen. Sie dient zur besseren Atmung und erweitert die Lungenkapazität. Durch die Kombination mit Ein- und Ausatmen verteilt sich die Energie im ganzen Körper.*

# WOCHE 1

(Zeitaufwand ca. 15 Minuten über den Tag verteilt)

## MONTAG BIS MITTWOCH

### ◈ MORGENS

- Focus auf Bergstellung und Rückbeuge.
- Vorwärtsbeuge Yoga Asanas.
- Aufladeübung 4 x.
- Pranayama.

### ◈ TAGSÜBER

- PMR (Progressive Muskelentspannung).
- Entspannung des Nacken durch PMR und Anspannung/Entspannung.

### ◈ ABENDS

- Bauchatmung vor dem Einschlafen.

### ◈ KURZVERSION

- **MORGENS:** 3 x Rückbeuge in die Aufladeübung integrieren.
- **TAGSÜBER:** PMR des Nackens.
- **ABENDS:** Bauchatmung vor dem Einschlafen.

## DONNERSTAG BIS SAMSTAG

### ◈ MORGENS

- Vorwärtsbeuge und Rückbeuge anschl. Kobra und herabschauender Hund.
- Aufladeübung 4 x.
- Pranayama.

### ◈ TAGSÜBER

- PMR (Progressive Muskelentspannung).
- Einmal pro Stunde oder pro zwei Stunden, 2–3 Minuten durch die Nase ruhig in den Bauch atmen.

### ◈ ABENDS

- Wechselatmung.

### ◈ KURZVERSION

- **MORGENS:** 3 x Rückbeuge in die Aufladeübung integrieren.
- **TAGSÜBER:** Bewusste Bauchatmung durch die Nase.
- **ABENDS:** Wechselatmung.

**SONNTAG:** Meditativer Spaziergang, Atemmeditation in der Natur, barfuß durch das Gras laufen etc.

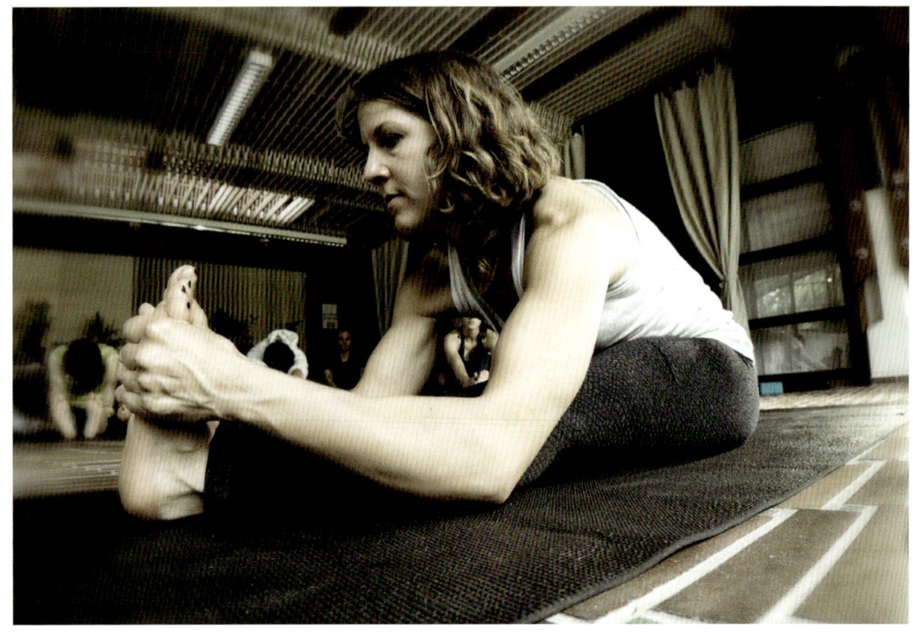

### पश्चिमोत्तानासन – *PASCIMOTTANASANA*

*Pascimottanasana ist eine Vorwärtsbeuge, die den Rücken streckt. Abgesehen von der positiven Auswirkung auf den Rücken soll die Streckung zu einer Weitung des Bewusstseins führen.*

# WOCHE 2

## MONTAG

### ◈ MORGENS

- Gorilla mit Uddiyana Bandha.
- Rückbeuge, Vorwärtsbeuge, Hund, Kobra und Zwischenentspannung (kleiner Hund?).
- 4 x Aufladeübung.

### ◈ TAGSÜBER

- Bei Anspannung – PMR des Nackens. Bodyscan, gedanklich durch den Körper gehen und prüfen, ob jeder Muskel entspannt ist, währenddessen ruhig und langsam durch die Nase atmen.

### ◈ ABENDS

- Atemmeditation.

### ◈ KURZVERSION

- **MORGENS:** 1 x Gorilla mit Uddiyana Bandha.
- **TAGSÜBER:** Bodyscan mit langsamer und bewusster Atmung.
- **ABENDS:** Wechselatmung ca. 6 Minuten.

## DIENSTAG BIS FREITAG

### ◈ MORGENS

- Sonnengruß vervollständigen und 10 x machen.

### ◈ TAGSÜBER

- Mache verschiedene Tätigkeiten bewusst (wie die Rosinenübung), entweder essen, gehen oder atmen. Versuche währenddessen keine anderen Gedanken zu haben.
- Vollatmungen – doppelt so lange ausatmen, die Lunge komplett leeren und Uddiyana Bandha setzen.

### ◈ ABENDS

- Ujjayi mit Brhamari – im Anschluss eine Atemmeditation.

### ◈ KURZVERSION

- **MORGENS:** 5 x Sonnengruß.
- **TAGSÜBER:** Bewusstes Essen, Gehen, Atmen.
- **ABENDS:** Ujjayi mit Brhamari ca. 5 Minuten.

## SAMSTAG & SONNTAG:

An beiden Tagen sollte die Natur eine Rolle spielen. Man trainiert seine Sinne während eines Spaziergangs an der frischen Luft, versucht die Gerüche zu erfassen, anschließend setzt man sich und nimmt die Geräusche mit geschlossenen Augen wahr. Man ändert seine Perspektive und betrachtet z. B. einen Baum, Strauch oder Ähnliches, indem man sich nach vorne beugt und durch seine Beine schaut. Man betrachtet Details, wie die Rinde eines Baumes, die Lamellen eines Pilzes oder die feinen Härchen an einem Grashalm oder Löwenzahn-Stängel. Mache in der Natur den Sonnengruß oder eine Aufladeübung, um Dich mit der sauerstoffreichen Luft aufzuladen. Mach Dir keine Sorgen um die perfekte Ausführung. Du kannst diese Übung auch im Gehen machen. Man schließt diese Tage mit einer Atemmeditation, in der man die Bilder aus der Natur vor sein Auge führt.

### उत्तानासन – *UTTANASANA*

*Die Sonnengruss kombiniert in der klassischen Form zwölf Haltungen, davon ist die zweite die berühmte Uttanasana. Sie ist morgens ideal, um Körper, Geist und Seele zu aktivieren. Durch den Alltag begleitend, ist sie hervorragend, um den Kreislauf anzuregen, neue Lebensenergien zu bekommen. Abends hilft sie, blockierte Energien wieder freizusetzen.*

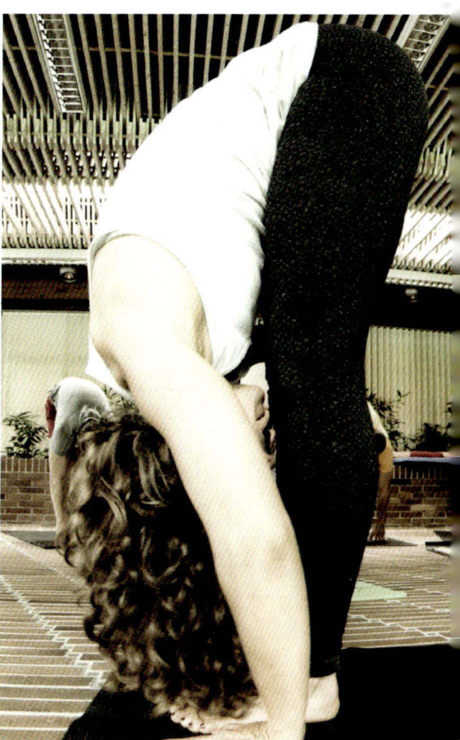

# WOCHE 3

**WICHTIG:** Erinnere Dich daran, dass Du jeder Stressphase mit der entsprechenden Atemübung entgegen treten kannst. Außerdem kannst Du heute im Verhältnis 1:4:2:1 atmen. Also ein Teil einatmen (z.B. 4 Sekunden, 16 Sekunden das Atmen sein lassen, 8 Sekunden ausatmen und 4 Sekunden das Atmen mit leerer Lunge sein lassen). (Es geht auch ein Verhältnis 1, 2, 2, 1, also 4 Sekunden einatmen, 8 Sekunden nicht atmen, 8 Sekunden ausatmen und 4 Sekunden nicht atmen mit leerer Lunge). Das Ganze kennst Du aus der Wechselatmung - hier atmest Du aber normal durch beide Nasenlöcher, sodass Du diese Übung leicht in Deinen Tagesablauf integrieren kannst, ohne dass die Kollegen komisch schauen.

## MONTAG BIS MITTWOCH

### ◈ MORGENS

- Aufladeübung, Gorilla mit Uddiyana Bandha.

### ◈ TAGSÜBER

- Atemübungen beide Nasenlöcher 1, 2, 2, 1/ 1, 4, 2, 1/ 1, 4, 2, 2.

### ◈ ABENDS

- Wechselatmung.

### ◈ KURZVERSION

- **MORGENS:** 4 x Aufladeübung.
- **TAGSÜBER:** 2 x 5 Min. über den Tag Atmung 1, 4, 2, 1.
- **ABENDS** Wechselatmung ca. 6 Minuten.

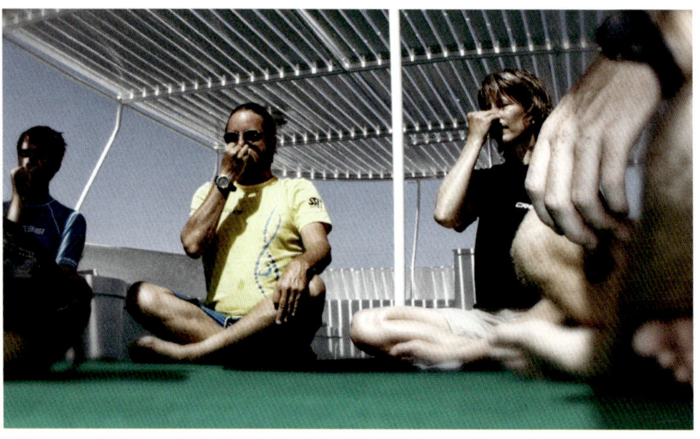

## DONNERSTAG BIS FREITAG

### ◈ MORGENS

- Kapalabhati mit Kumbhaka.

### ◈ TAGSÜBER

- 2 x 5 Min. über den Tag: Vollatmungen - doppelt so lange ausatmen, die Lunge komplett leeren und Uddiyana Bandha setzen.

### ◈ ABENDS

- Bodyscan.

### ◈ KURZVERSION

- **MORGENS:** 3 x Kapalabhati (10 Stoßatmungen) mit Kumbhaka.
- **TAGSÜBER:** Vollatmung wie in der Langversion.
- **ABENDS:** Bodyscan zum Einschlafen.

## SAMSTAG & SONNTAG

### ◈ MORGENS

- Gorilla.

### ◈ TAGSÜBER

- Schule Deine Sinne, wie letzten Sonntag.

### ◈ ABENDS

- Hol Dir Deinen Platz zurück, evtl. mithilfe des Diktiergerätes oder auch ohne. Beginne Dir Deinen Kraftort zu verankern, indem Du während dieser Meditation ein Mudra formst.

### *KEINE LANGWEILE*

*Du hast in den letzten vier Wochen verschiedene Atem- und Meditationsübungen ausprobiert. Dabei hast Du vielleicht schon eine Veränderung in Deinem Körper wahrgenommen. In den folgenden Wochen stehen Dir immer mehrere Übungen zur Auswahl, die Du so anpassen kannst, wie es am besten in Dein Leben passt. Aber Vorsicht, wenn Du immer die gleichen Übungen machst, wirst Du zwar routiniert, aber irgendwann schleicht sich Langeweile ein. Ab Seite 96 findest Du mehrere Atemübungen und deren Wirkungen: lerne wie Du diese verschiedenen Methoden anwenden kannst, ja nach wie Du Dich geistig und körperlich fühlst, um Deine Wohlgefühle zu erhöhen.*

# WOCHE 4

## MONTAG BIS MITTWOCH

### ◈ MORGENS

- Sonnengruß.

### ◈ TAGSÜBER

- Forme Dein Mudra und denke Dich in Deinen Kraftort.

### ◈ ABENDS

- Wechselatmung, anschließend die Hände in den Schoß legen und Deinen Kraftort hervorrufen.

### ◈ KURZVERSION

- **MORGENS** 5 x Sonnengruß.
- **TAGSÜBER:** Denke mithilfe des Mudras an Deinen Kraftort.
- **ABENDS:** Wechselatmung für 5 Minuten, anschließend Hände in den Schoß und für weitere 2 Minuten Deinen Kraftort hervorrufen.

## DONNERSTAG BIS FREITAG

### ◈ MORGENS

- Gorilla.

### ◈ TAGSÜBER

- Kapalabhati mit Kumbhaka und Uddyana Bandha.

### ◈ ABENDS

- Forme Dein Mudra und mache eine Atemmeditation, welche Gedanken kommen? Sind schon Bilder Deines Kraftortes präsent? Wenn nicht, leite Deine Gedanken dorthin.

### ◈ KURZVERSION

- **MORGENS:** Gorilla.
- **TAGSÜBER:** 3 x Kapalabhati (10 Stoßatmungen) mit Kumbhaka.
- **ABENDS:** Atemmeditation wie in der Langversion.

## SAMSTAG

### ◈ MORGENS

- Aufladeübung.

### ◈ MITTAGS

- Besuche Deinen Kraftort in der Natur und suche nach Details, die Dir noch nicht aufgefallen sind. Ziel ist, im täglichen Leben immer wieder die Möglichkeit zu haben, Dich in Deinen Kraftort zu denken und somit einen Kurzurlaub zu erleben. In den ersten Tagen genügt die oberflächliche Betrachtung, aber nach ein paar Wochen solltest Du Dein Gehirn mit neuen Details füllen, um Deinen Kraftort immer wieder aufzufrischen.

### ◈ ABENDS

- Forme Dein Mudra und versuche den Kraftort hervorzurufen.
- Lache, sei stolz auf das, was Du in den Wochen geleistet hast.

## SONNTAG

Glückwunsch: Heute hast Du vier Wochen lang achtsam gelebt, Deine Sinne geschult, Du hast viel für Dich getan, auch wenn Du nur ein paar Minuten am Tag dafür verwendet hast. In den kommenden Wochen wirst Du mehr eigenverantwortlich machen und Übungen so in Deinen Alltag integrieren, wie es Dir gefällt. Hast Du eine Veränderung wahrgenommen? War es schwierig, die ersten vier Wochen durchzuhalten? Feiere Deinen Erfolg, wenn Du vier Wochen täglich etwas für Dich gemacht hast. Vielleicht kochst Du Dir etwas Besonderes und genießt das Essen mit allen Sinnen!

### *KEINE ROUTINE*

*Variiere alle Übungen, sodass Du nicht jeden Tag die gleiche Übung machst. Setze immer wieder etwas ein, was Du schon eine Weile nicht mehr gemacht hast, damit Dir die Übung nicht verlorengeht. Wenn Du einen Tee machst oder isst, dann mache das wie bei der Rosinenübung langsam und achtsam. Versuche alles sehr bewusst wahrzunehmen und im Augenblick zu sein.*

# WOCHE 5

## MONTAG BIS FREITAG

### ◈ MORGENS

- Uddiyana Bandha oder Gorilla mit Uddiyana Bandha.

### ◈ TAGSÜBER

- Kapalabhati mit Kumbhaka und Uddiyana Bandha – Setze Dir auch in sehr stressiger Zeit immer wieder eine Pause, in der Du ruhig und gleichmäßig in den Bauch atmest. Du wirst sehen, dass diese Pausen, Dich ausruhen eine Art »Powerentspannung« sind, die es Dir ermöglichen, Deine Aufgaben besser und konzentrierter zu erledigen.

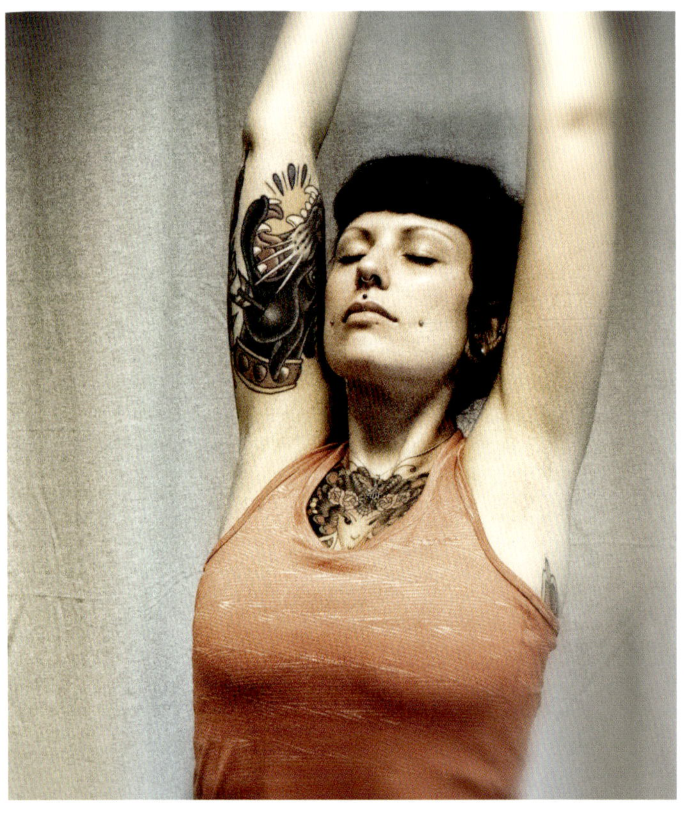

### *ATEMENERGIE*

*Die richtige Art der Atmung ist nicht anstrengend. Nimm die Arme mit der Einatmung nach oben und mit der Ausatmung nach unten und nutze das volle Potenzial Deiner Lunge.*

### ◈ ABENDS

- Seins Orientierung – Vergegenwärtige Dir, was Du bereits alles geschafft hast, an diesem Tag, in diesem Jahr, in Deinem Leben. Setze dazu Dein beliebtestes Mudra.

### ◈ KURZVERSION

- **MORGENS:** 3 x Uddiyana Bandha.
- **MITTAGS:** 3 x Kapalabhati (10 Stoßatmungen) mit Kumbhaka.
- **ABENDS:** wie in der Langversion.

## SAMSTAG & SONNTAG

### ◈ MORGENS

- Starte den Tag, indem Du eine Aufladeübung auf folgende Art, abänderst:
  - Atme durch die Nase in den Bauch.
  - Fülle danach den Brustkorb, nimm die Arme (die Hände sind nach oben geöffnet) mit nach oben.
  - Voll eingeatmet und mit angehaltenem Atem, stretche Dich einmal nach links und einmal nach rechts.
  - Anschließend lachst Du Dich leer, indem Du laut »hahahahahaha« lachst und dadurch die Luft aus dem Körper ausstößt. Dazu beugst Du Dich vornüber in die Vorwärtsbeuge und lachst so lange, bis Du komplett leer bist. Dazu musst Du ganz zum Schluss die Bauchdecke als Stütze einsetzen, um alles rauszuschütten.

### ◈ TAGSÜBER

- Nimm die Kraft der Natur in Dir auf, indem Du eine Atemmeditation machst und währenddessen Dein Mudra setzt.

Du wirst sehen, diese Übung ist perfekt, denn nach zwei bis drei Runden kommt das Lachen aus vollem Herzen. Ideal für Menschen, die das Leben nicht mehr ganz so ernst nehmen möchten.

# WOCHE 6

## MONTAG BIS SONNTAG

### ◈ MORGENS

- Nimm Dir diese Woche mindestens dreimal Zeit, um barfuß durch das Gras zu gehen. Dabei spielt die Temperatur keine Rolle. Es ist eine Form der Hydrotherapie von Sebastian Kneipp, in der die kurzzeitigen Temperaturunterschiede heilsam sind. Dabei kannst Du die Aufmerksamkeit schulen, im Jetzt und Hier zu sein und jeden Fuss bewusst aufzusetzen, abzurollen, zu heben und den Untergrund wahrzunehmen.
- Du kannst diese Übung nach ein paar Schritte mit der Atmung kombinieren und während zweier Schritte einatmen und während der nächsten vier Schritte ausatmen.
- Wenn es Schnee hat oder einfach keine Zeit für diese Übung gibt, dann kannst Du diese auch mit Schuhen machen.

### ◈ TAGSÜBER

- Wenn Du einen Tee machst oder isst, dann mache das wie bei der Rosinenübung langsam und achtsam. Versuche alles sehr bewusst wahrzunehmen und im Augenblick zu sein.
- Nutze natürliche Pausen, wie Wartezeiten, Aufzug fahren oder Ähnliches als Möglichkeit um tief in den Bauch zu atmen, Ujjayi oder Wechselatmung zu praktizieren.

### ◈ ABENDS

- Beende den Tag mit einem Bodyscan, evtl. einem angesagten Scan von einer CD oder einem Youtube-Video oder Du sprichst davor selbst auf ein Diktiergerät oder Handy.

## ◈ KURZVERSION

- **MORGENS:** Kombiniere den Weg zur Arbeit mit dem achtsamen Gehen. Achtung, Du kannst hier nicht hetzen, solltest also mehr Zeit für den Weg zur Straßenbahn, zum Parkplatz, zum Bus einplanen
- **TAGSÜBER:** Wie in der Langversion – Tätigkeiten, die Du ohnehin machst, machst Du nun aufmerksam und achtsam
- **ABENDS:** Bodyscan.

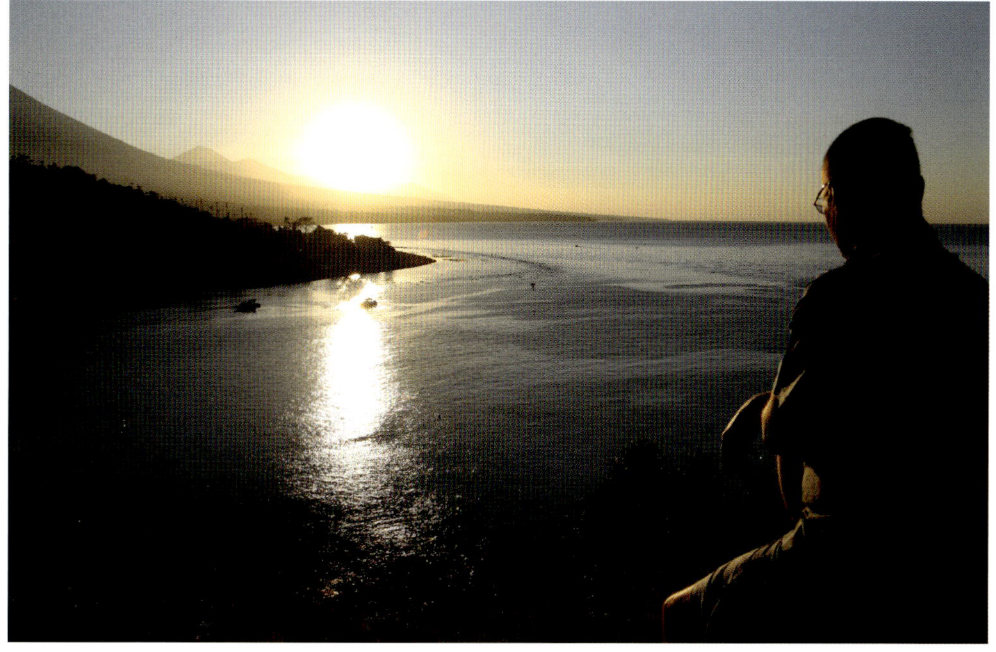

### *DIE KRAFT DER SONNE*

*Folge dem natürlichen Rhythmus der Sonne, indem Du mit dem Sonnenaufgang aufstehst und mit dem Sonnenuntergang zur Ruhe kommst. Der Sonnenuntergang ist der richtige Zeitpunkt, um in einer Meditation noch einmal über den Tag nachzudenken. Man konzentriert sich dabei auf die positiven Aspekte seines Lebens und negative Gedanken dürfen einen verlassen.*

# WOCHE 7

## MONTAG BIS SONNTAG

### ◈ MORGENS

- Mache den Sonnengruß, Kapalabhati, Gorilla, Uddiyana Bandha, die Aufladeübung oder die Aufladeübung mit Lachen.

### ◈ TAGSÜBER

- Aufladeübung, Ujjayi mit Brhamari oder Wechselatmung.

### ◈ ABENDS

- Bodyscan, Atemmeditation oder Bauchatmung mit Gewicht.

### ◈ WOCHENENDE

- Gehe in die Natur, um Deine Sinne zu trainieren.

### ◈ KURZVERSION

- Siehe oben, aber mache jede Übung nur für 5 Minuten, sodass Du einen täglichen Zeitaufwand von insgesamt 15 Minuten hast. Auch an diesem Wochenende gibt es keine Kurzversion.

# WOCHE 8

In den letzten sieben Wochen wurden viele Übungen gemacht. Dabei wurden zunächst bekannte Übungen gemacht und andere langsam eingeführt und praktiziert. Diese hatten das Ziel, ein Bewusstsein für die Atmung zu schaffen und die Achtsamkeit, immer wieder im Hier und Jetzt zu sein. Die Meditation sollte diese Aufmerksamkeit schulen und helfen, sich nicht zum Opfer seiner eigenen negativen Gedanken zu machen. Nach fünf Wochen regelmäßigen Trainings wirst Du erkannt haben, dass sich einiges verbessert hat. Wenn nicht, hat sich auf jeden Fall nichts verschlechtert. Wer eine gewisse Zeit dazu verwendet, sich selbst etwas Gutes zu tun, wird ein zufriedenerer Mensch. In Deiner achten Woche kannst Du Deine Übungen selbst bestimmen und integrieren, wann es Dir passt. Suche weiterhin Zeiten, in denen Du jeden Tag ein paar dieser Pausen als Oasen in Dein tägliches Leben integrieren kannst. Bleibe verbunden mit der Natur, die Dir zeigt, was im Leben wirklich wichtig ist. Nutze vor allem Deinen Atem, denn er ist der Schlüssel zum Glück.

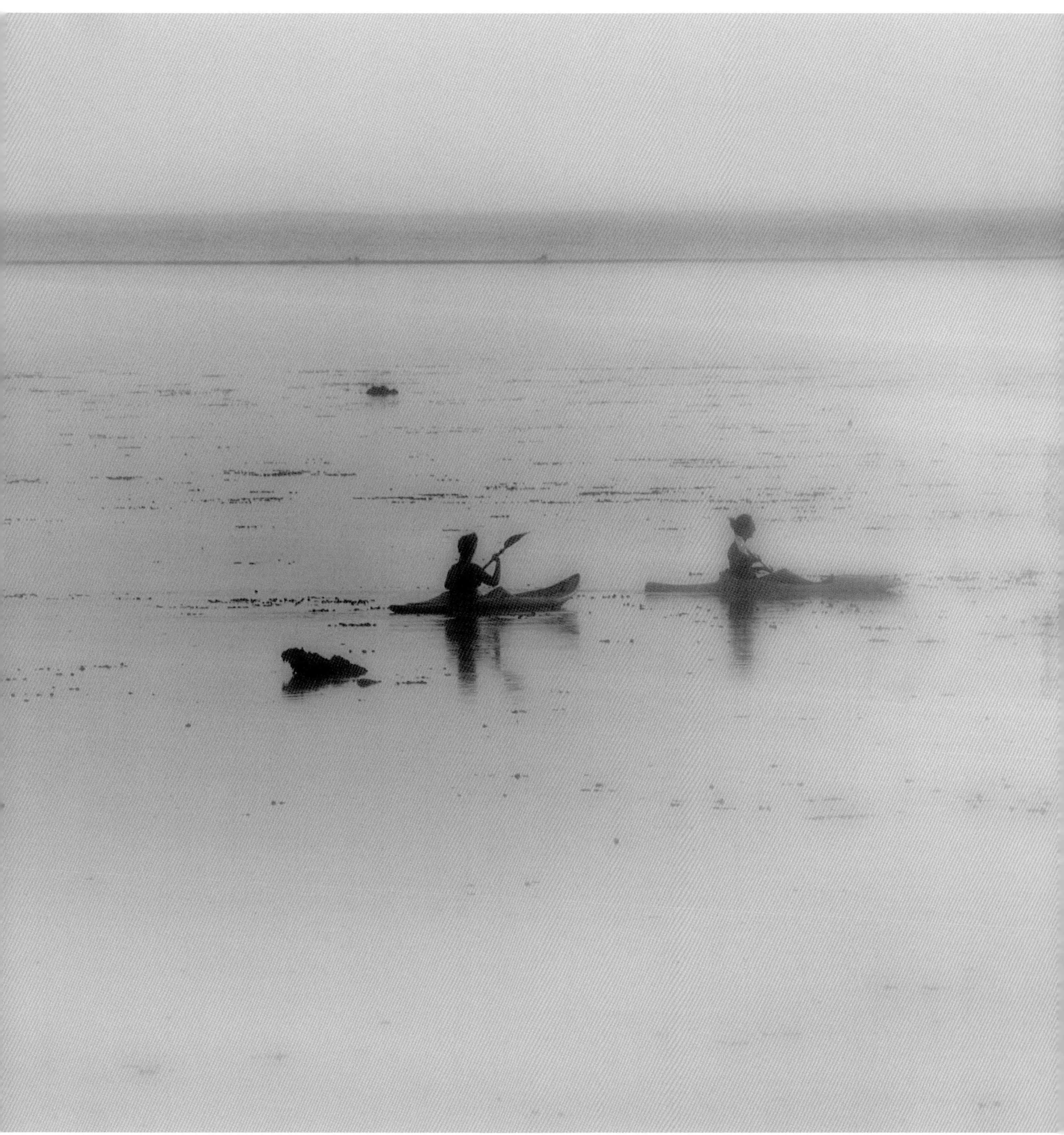

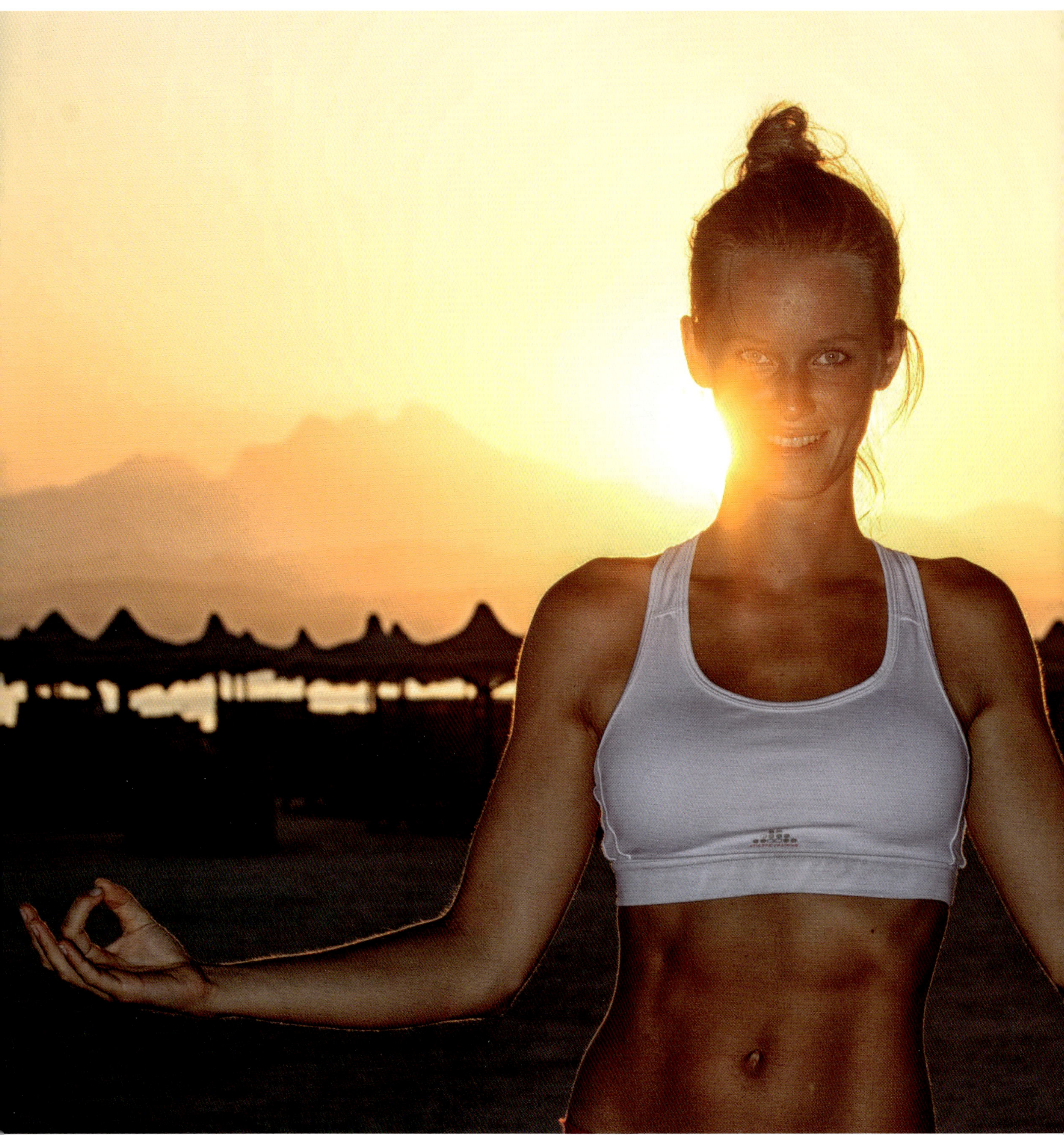

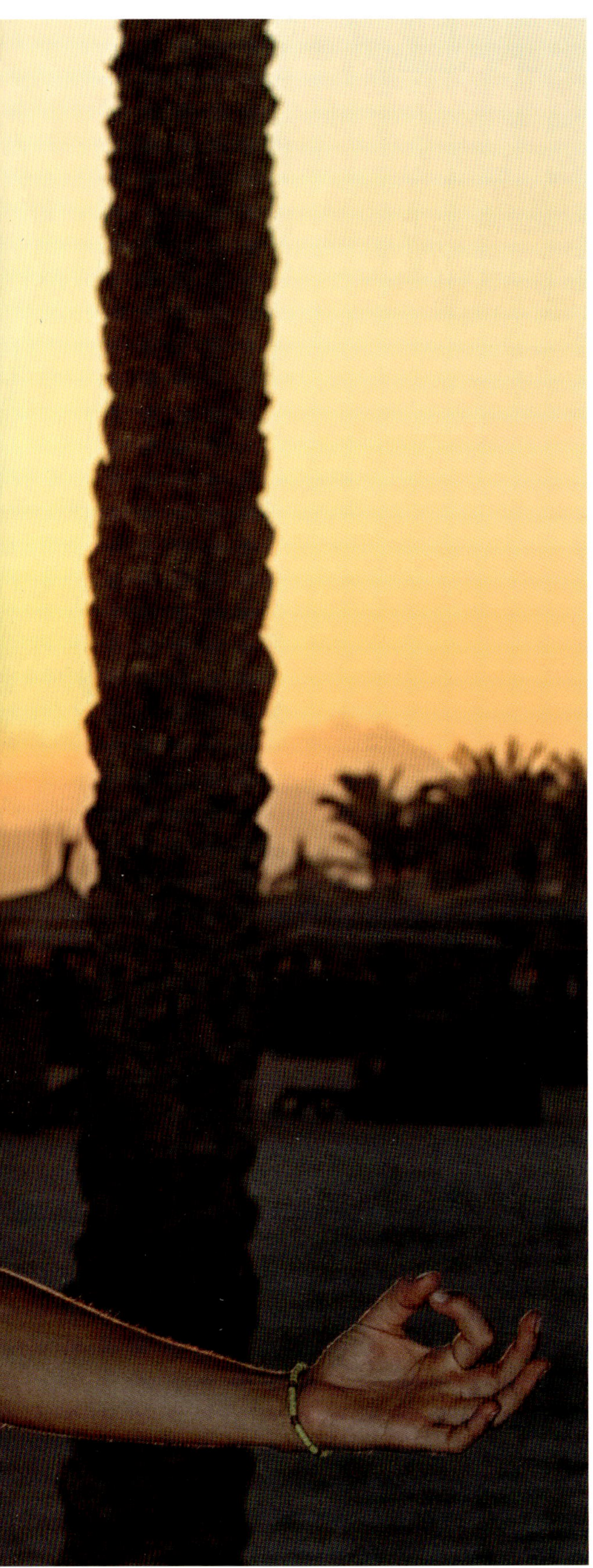

# VIII. DEIN KÖRPER, DEIN HAUS

*»Du atmest ein, Du atmest aus – dieser Körper ist ein Haus, und darin kennst Du Dich aus«.*

(aus dem Lied *»Tag am Meer«* von den Fantastischen Vier)

Ich stelle mir sehr gerne vor, dass mein Körper ein Haus ist. Wenn mir der Lärm zu groß ist, dann schließe ich die Fenster. Wenn mir zuviel wird, was sich um mein Haus abspielt, dann schließe ich den Rolladen, und wenn es stickig wird, dann lüfte ich. Es ist doch eine fantastische Vorstellung, die Fähigkeit zu haben, Sinne einzusetzen und nach Belieben auszublenden. Die Atmung einzusetzen, um zu entspannen oder wacher zu werden. Oder mit gezielten Übungen die Aufmerksamkeit zu schulen.

Dieses Buch enthält wichtige Messages, die im Folgenden noch einmal deutlich beschrieben werden.

### FÜR DIE EWIGKEIT

*Es gibt keine Maschine, die so komplex wie unser Körper ist. Du kannst davon ausgehen, dass Du nur einen Körper für Dein ganzes Leben zur Verfügung hast. Wenn Du 100 Jahre alt werden und immer noch fit sein willst, dann kümmere Dich um Deinen Körper.*

# GEWOHNHEITEN SCHAFFEN

- Es ist auffallend, dass in sehr vielen Wegen der Entspannungs- und Stressreduktion der Atem eine ganz entscheidende Rolle spielt. Mithilfe des Acht-Wochen-Plans, der auf den eigenen Rhythmus angepasst werden muss, schafft man Gewohnheiten. Es ist sehr wichtig, zu Beginn jedes Tags Atemübungen in sein Leben zu integrieren. Sein Leben zu ändern ist nicht besonders anstrengend, vermutlich reichen einige Minuten Atem- oder Meditationsübung am Tag, doch diese Zeit muss unbedingt investiert werden. Wer sich jeden Tag einige Minuten mit seinem Atem auseinandersetzt, der schult auch seine Aufmerksamkeit sich selbst gegenüber. Das bedeutet, dass nur, wer den Atem bewusst einsetzt, erkennt, wenn er in eine Phase kommt, in der er nicht mehr Herr im eigenen Haus ist und sich wieder getrieben in einer Opferrolle befindet.

- Der Stress kann durch viele Methoden verarbeitet werden, die Atmung ist sicherlich die Effektivste. Das setzt aber voraus, dass man den Stress zunächst erkennt.

### *STRESSABBAU*

*Jeder Apnoetaucher taucht so tief wie er will, kann, oder mag. Wichtig dabei ist, dass der Anfänger sich genauso gut fühlt auf 20 Meter, wie der Fortgeschrittene auf 40 oder der Weltmeister noch auf 100 Meter. Die Tiefe der Entspannung ist von den Zahlen unabhängig.*

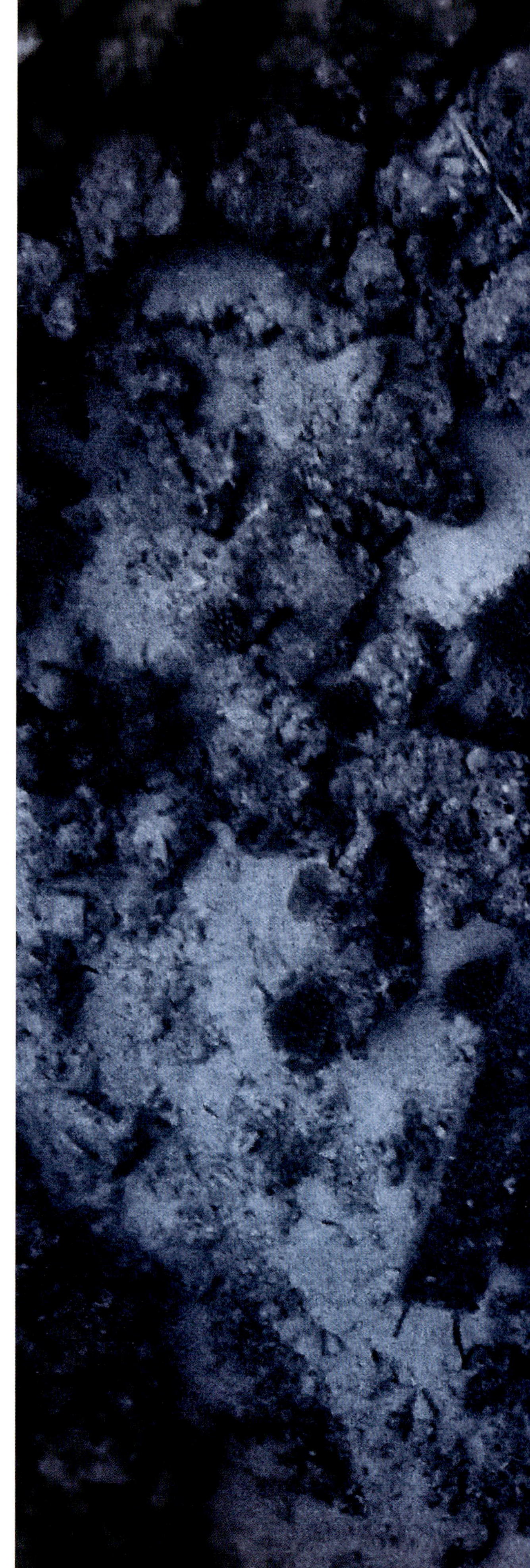

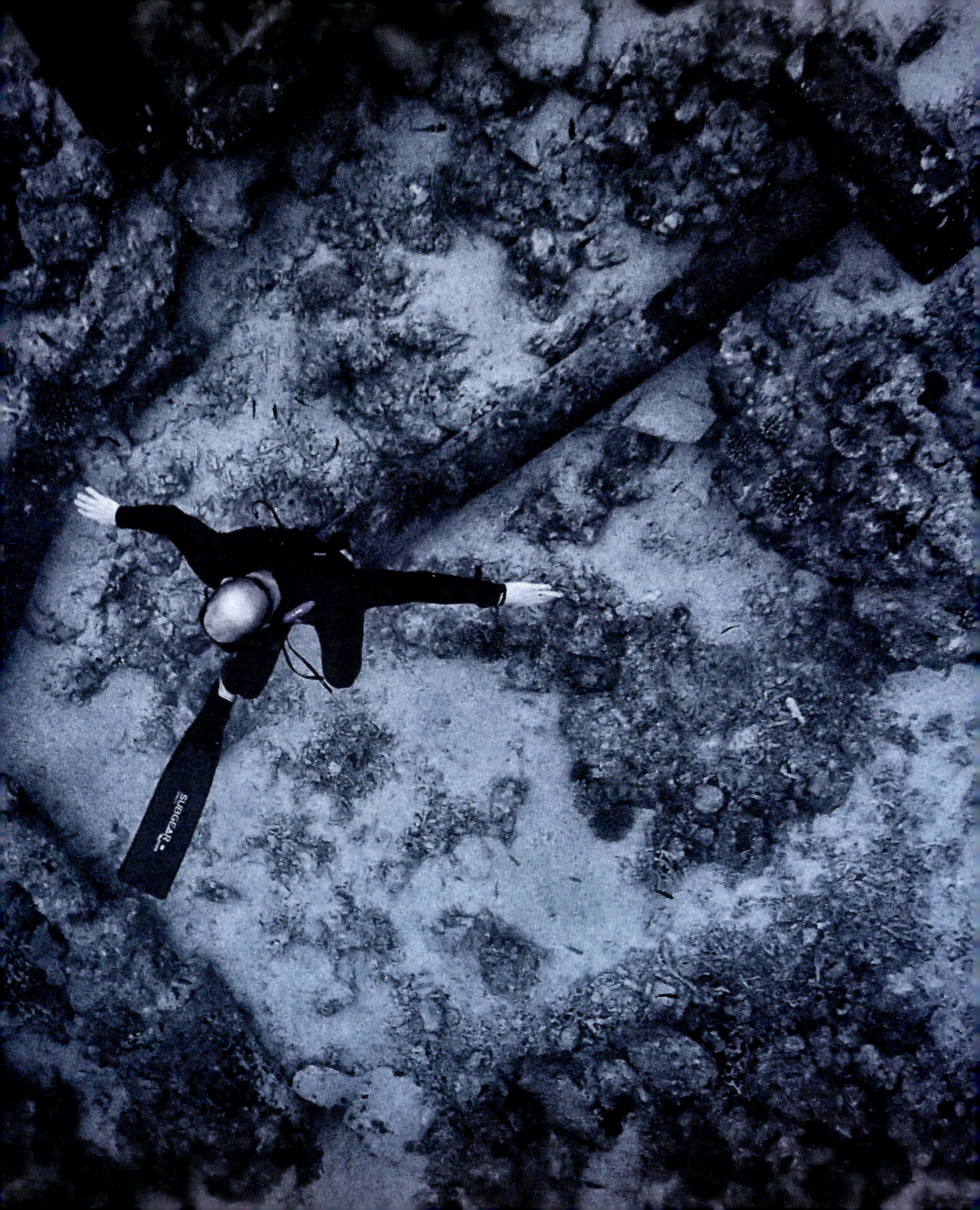
SUBGEAR

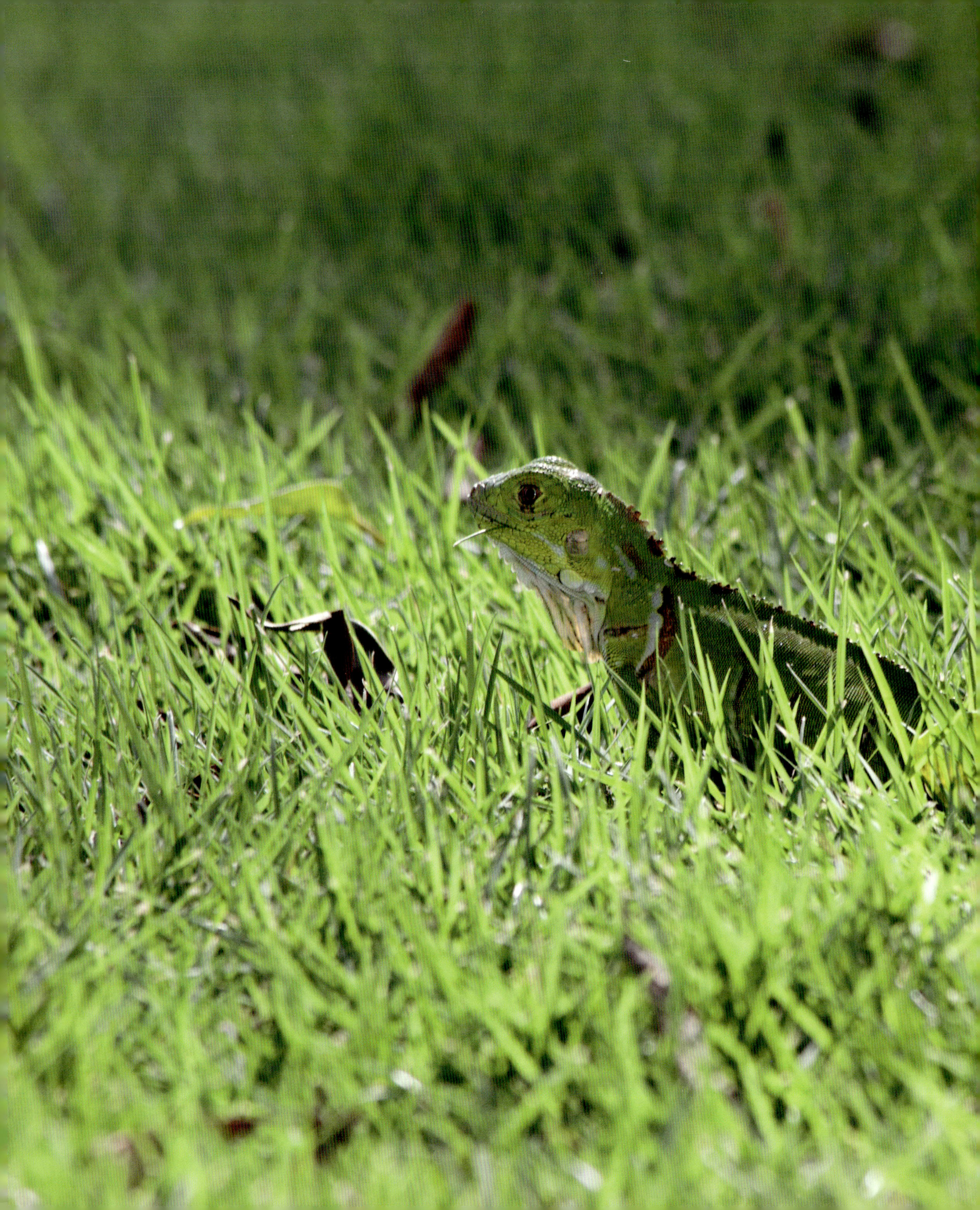

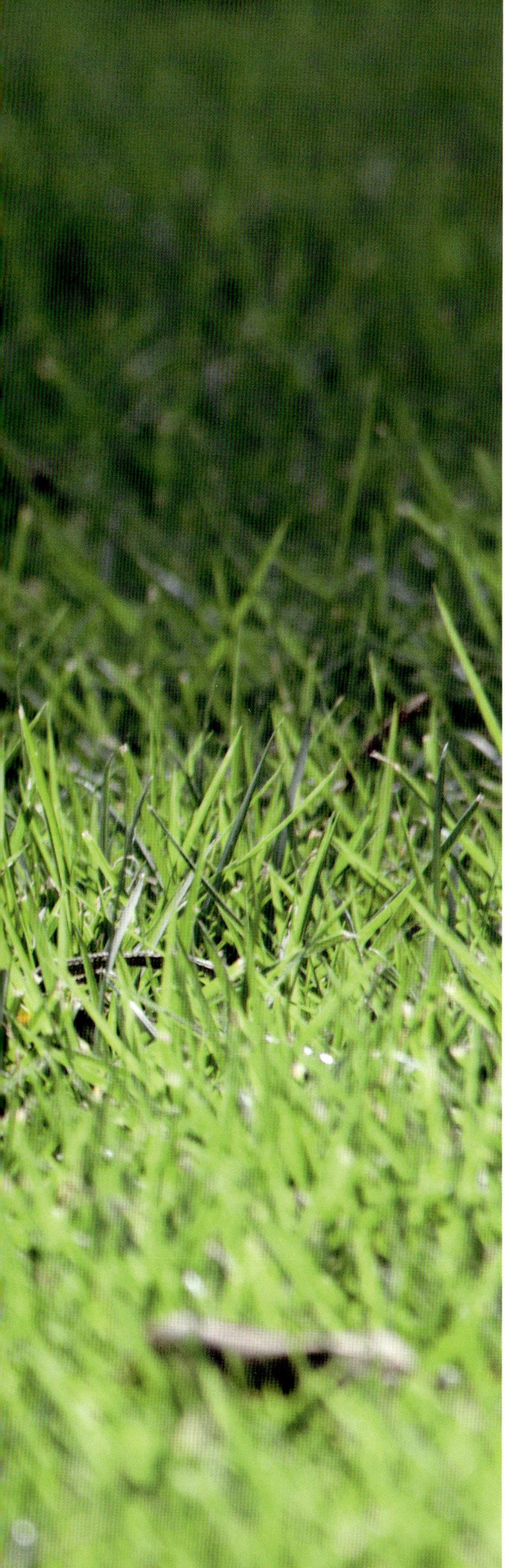

# SCHULE DEINE SINNE

Ein Spaziergang in der Natur oder im Wald kann auf komplett unterschiedliche Arten wahrgenommen werden. Wie klingt der Wald? Wie riecht der Wald? Wie fühlt sich das feuchte Gras an, wie sieht ein Blatt oder ein Pilz im Detail aus?

Wenn ich durch einen Wald jogge oder mich bei einem Spaziergang unterhalte, dann nimmt man nur einen groben Eindruck mit. Die Feinarbeit, die durch die bewusste Filterung entsteht, führt dazu, dass man in der Lage ist, auch wenn die eigenen Sinne überreizt werden, man nur in sein Inneres lässt, was man auch wahrnehmen möchte.

Ich habe eine ganze Zeitlang ein Diktiergerät mit in den Wald genommen und mich auf eine Bank gesetzt und die Geräusche aufgenommen. Vor mir lag ein kleiner Waldsee und darin paddelten ein paar Enten. Zuhause habe ich mich hingesetzt, die Augen geschlossen, ruhig durch die Nase in den Bauch geatmet und das Diktiergerät abgespielt. Dabei habe ich meinen Sehsinn bewusst ausgeschalten.

Obwohl ich bereits auf der Bank sitzend eine erhöhte Aufmerksamkeit hatte, habe ich dann doch erheblich mehr Geräusche wahrgenommen. Als ich dann so saß und den Geräuschen gelauscht habe, projizierten sich dazu passende Bilder vor meinem geistigen Auge. Eine schöne Übung, um mit den Sinnen zu spielen und die Natur mit nach Hause zu nehmen.

## *SINNVOLL*

*Wenn Du die Augen schließt und Deine natürliche Umgebung hörst, wenn Du das feuchte Gras auf Deinen Füßen spürst. Öffne die Augen und sehe, wieviel unterschiedliche Grüntöne es gibt. Suche Insekten und betrachte die Details ihrer Tarnung. Erkenne, wozu Deine Sinne fähig sind, wenn Du sie bewusst einsetzt.*

# DIE ROSINENÜBUNG

( MBSR von Jon Kabat-Zinn).

- Nimm eine einzelne Rosine.
- Betrachte die Rosine, als ob Du noch nie im Leben eine Rosine gesehen hättest. Beschreibe die Rosine in allen Details (Farbe, Form, Oberfläche ...).
- Schließe die Augen und spüre die Rosine, wie sie auf Deiner Hand liegt (schwer oder leicht). Nimm die Rosine zwischen Daumen und Zeigefinger und spüre die Konsistenz der Rosine (weich oder hart, wie fühlt sich die Oberfläche an ...)?
- Woher kommt diese Rosine wohl? Welche und wie viele Menschen waren an ihrem Entstehungsprozess beteiligt?
- Rieche an der Rosine. Welche Gedanken und Gefühle kommen auf?
- Lege die Rosine auf Deine Zunge - ohne gleich zu kauen - einfach nur auf die Zunge legen. Wie fühlt sich die Rosine an? Gibt es schon einen Geschmack?
- Und nun kaue genau ein Mal und spüre dann nach. Was verändert sich?
- Kaue die Rosine nun mindestens 10-20-mal und bleibe achtsam. Lege eine Pause ein und nimm Deine Sinne wahr. Was schmeckst Du, wo genau im Mund schmeckst Du was ?
- Und nun schluck die Rosine - beobachte was weiter passiert ...

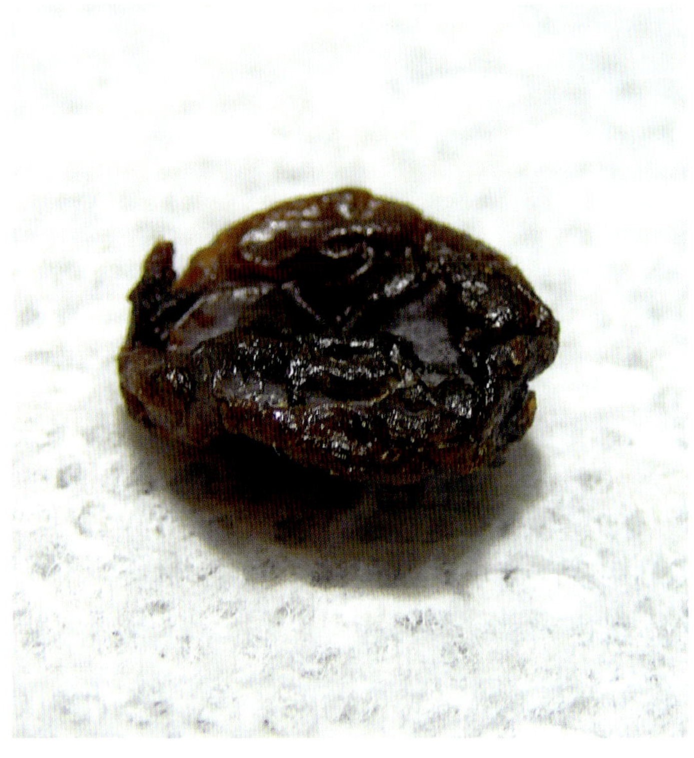

### *ACHTSAMKEIT*

*Die Rosinenübung ist eine Möglichkeit achtsam - also nicht einfach zu verbrauchen oder zu konsumieren - Nahrung zu sich zu nehmen. Das funktioniert, indem man sich bewusst und nacheinander mit einzelnen Sinnen beschäftigt.*

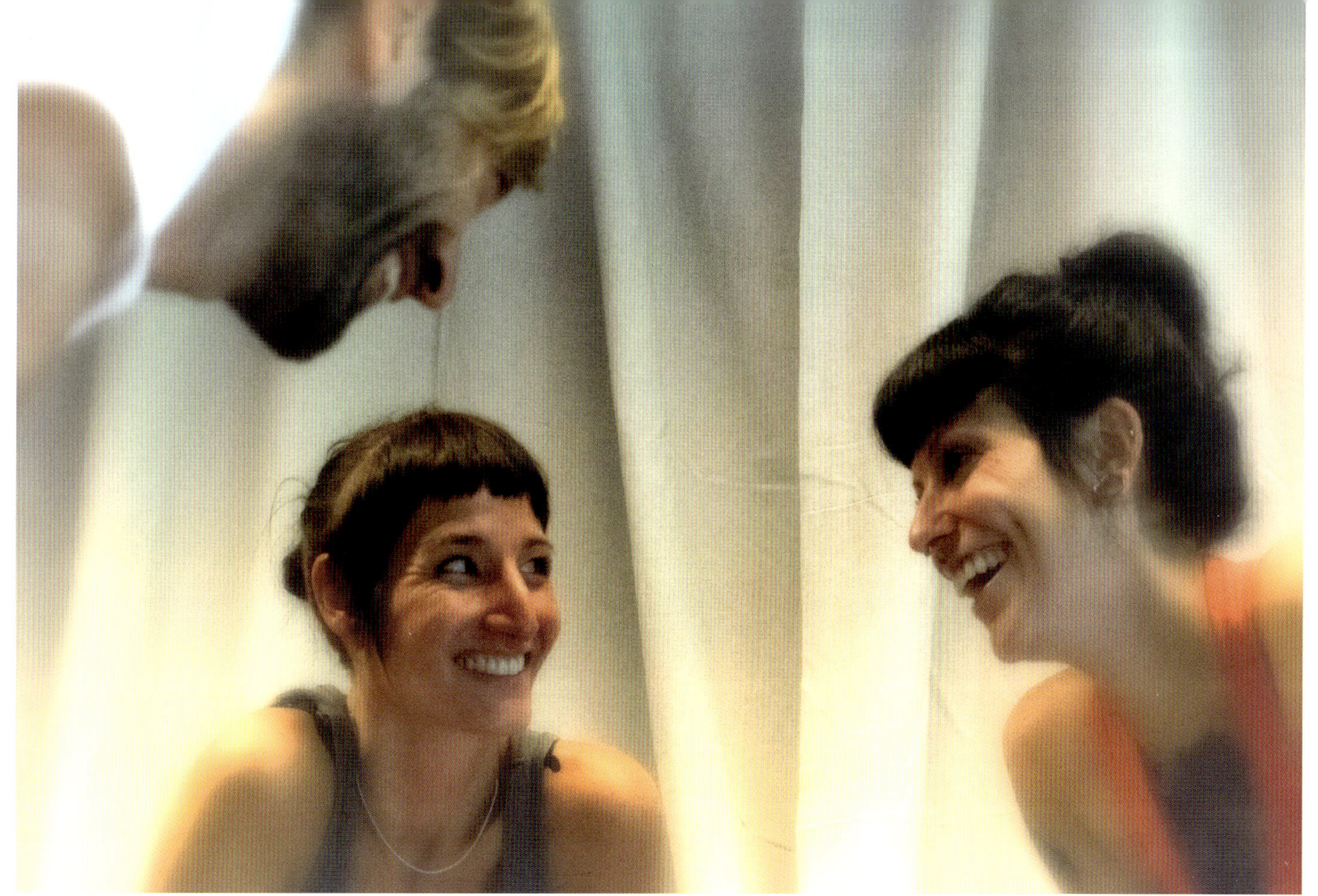

# GLÜCKLICH SEIN

Das Treiben im Wasser und die Schwerelosigkeit, sowie das leichtere Abschalten der Sinne aufgrund der beschriebenen Vorteile der im Yoga verwurzelten Kumbhakas sowie des von Medizinern beschriebenen Tauchreflexes ermöglichen eine sehr tiefe Meditation.

Michael Hutchison beschreibt in seinem Text »Treiben auf dem großen See des Nichtwissens« Folgendes: »Während des Treibens registriert man ein starkes Ansteigen von Thetrawellen, die im Frequenzbereich von 4–7 Hz liegen und meditative Entspannung, gesteigerte Kreativität und das Gefühl des Eins seins mit dem Universum fördern.«

Um das eigene Setting zu verbessern und Chef im eigenen Haus zu werden, braucht man das Wasser nicht. Jedoch schult uns diese reizarme Umgebung, was tiefe mentale Entspannung, bewusstes Ausblenden von einzelnen Sinnen und das völlige körperliche Loslassen in der Schwerelosigkeit angeht. Außerdem erschafft man sich eine Belohnung, die wirklich gut tut und nichts mit Konsum oder Shopping zu tun hat. Wenn ich dazu keine Möglichkeit habe, dann sind die die anderen Aspekte wie mentale Skills, Achtsamkeit, Atemübungen und so weiter, die beste Möglichkeit entspannter mit dem Leben zu tanzen.

Wenn ich lache, atme ich tiefer und lüfte meine Lunge dadurch. Außerdem werden dabei Glückshormone (Serotonine) freigesetzt, welche die Entstehung von Depressionen verhindern. Stresshormone wie Kortison und Adrenalin werden gebremst. Positive Auswirkungen kommen schon durch Anspannung der beim Lachen betroffenen Muskulatur. Das heißt, dass wir auch »aufgesetzt«, also ohne Grund lachen können und uns das trotzdem glücklicher macht.

## DANKSAGUNG

*Nik und Phil bedanken sich bei allen, die sie bei diesem Buchprojekt unterstützt haben.*
*Ein besonders großes Dankeschön geht dabei an die Robinson Clubs Soma Bay und Mallorca sowie an MonteMare Rheinbach und das Keidel Bad Freiburg für die langen Foto-Shootings, die sie ermöglicht haben.*
*Außerdem vielen Dank an die Models Tina, Yvonne, Irina und alle unsere anderen Keidelbad Models, die für uns stundenlang im und ums Wasser geblieben sind. Ein Riesendankeschön geht an Manou Maier, die nochmals geholfen hat unsere Arbeit zu einem lesbaren Buch zu bringen. Grazie mille an Umberto Pelizzari für sein Vorwort, welches unsere Idee so wunderbar zusammenfasst. Nik dankt außerdem Bianka, Lou und Lenni, immer dabei, auch wenn er ständig rund um die Erde fliegt.*
*Letztendlich möchten sich und Nik und Phil bei ihren Sponsoren bedanken. Vieles von dem, was wir machen, würde ohne ihre Unterstützung einfach nicht möglich sein: wir sind froh und stolz euch repräsentieren zu dürfen.*





Bibliografische Information der Deutschen Nationalbibliothek
Die Deutsche Nationalbibliothek verzeichnet diese Publikation in der Deutschen Nationalbibliografie; detaillierte bibliografische Daten sind im Internet über http://dnb.dnb.de abrufbar.

1. Auflage
ISBN 978-3-667-10959-0



Herausgegeben in der EDITION NAGLSCHMID

Herausgeber: Dr. Friedrich Naglschmid
Titelfoto: Phil Simha
Fotos: Alle Fotos stammen von Phil Simha mit Ausnahme von Seite 56 (Nik unter Eis) ©Holger Hambrecht, Seite 72 (Nik bei Atemübungen auf einem Stein) ©Cedric Schanze, Portät von Phil ©Jim Bowden, Porträt von Nik ©Alena Zielinski
Lektorat: Dr. Friedrich Naglschmid
Umschlaggestaltung: Phil Simha/SUNFISH productions und Buchholz.Graphiker, Hamburg
Layout: Phil Simha/SUNFISH productions und Gabriele Engel
Lithografie: Mohn Media, Gütersloh
Gesamtherstellung: Print Consult, München
Printed in Slowenia 2017





FSC
www.fsc.org
MIX
Papier aus verantwortungsvollen Quellen
FSC® C084279

Delius Klasing Verlag, Siekerwall 21, D - 33602 Bielefeld
Tel.: 0521/559-0, Fax: 0521/559-115
E-Mail: info@delius-klasing.de
www.delius-klasing.de